뷰티테라피스트를 위한

SEMI PERMANENT MAKE UP

반영구화장 실전 스킬

김윤희, 전연홍 공저

다락원

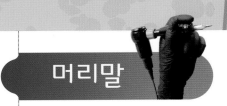

머리말

　요즈음 자기만의 개성 표현 방법인 외적 이미지 추구와 신체적 약점을 보완하기 위한 방안으로 반영구화장에 대한 수요가 점차 증가하고 있습니다.

　우리나라는 수십 년 전부터 성행해오던 영구적인 문신에서 유지 기간이 1~2년으로 트렌드에 따라 변경이 가능한 반영구화장 기술로 발전하고 있습니다. 특히, 2,000년대 이후 메이크업 트렌드와 라이프 스타일에 맞추어 자연스럽고 내추럴한 반영구화장 기술이 큰 관심을 받고 있습니다.

　통계에 따르면 우리나라 반영구화장 시술은 인구의 1/4이 유경험자이며, 연 100만 명 이상 반영구화장 시술을 받고 있다고 합니다. 또한, 국내뿐 아니라 세계적으로도 인기가 나날이 높아져 수요가 급증하고 있습니다. 이에 발맞추어 한해 배출되는 반영구화장 시술 전문가도 수만 명에 이릅니다.

　이번에 출간되는 〈뷰티테라피스트를 위한 반영구화장 실전 스킬〉은 반영구화장 입문자부터 전문가까지 누구나 쉽게 이해할 수 있도록 다양한 반영구화장 기법에 대해 기술한 전문 기술서로 특징은 다음과 같습니다.

뷰티테라피스트를 위한 반영구화장 실전 스킬 특징

1. 다양한 반영구화장 시술 부위와 패턴에 대한 상세한 설명 수록

2. 각 신체기관의 특징과 기능을 이해할 수 있도록 상세한 설명 수록

3. 반영구화장에서 중요한 위생 및 시술 환경에 대한 의식개선 방향 제시

4. 직접 피부에 사용되는 도구 및 도구 사용방법 설명 수록

5. 반영구화장 시술 시 중요한 색소에 대한 상세한 설명 수록

지금까지 한국뿐 아니라 전 세계를 무대로 12년 동안 'K-반영구화장 시술 전문가'로 활동하면서 K-Beauty에 대한 위상이 점점 높아지고 있는 것을 직접 경험할 때 한국 반영구화장 기술력이 최고 수준임을 인정받고 있다는 사실에도 뿌듯함을 느끼고 있었습니다. 이 같은 소중한 현장 경험을 바탕으로 K-Beauty 트렌드에 맞는 반영구화장의 체계화된 기술과 교육에 대해서도 끊임 없이 연구를 하고 있습니다.

또한, 세계화에 발맞추어 반영구화장 분야에서 다양한 인종에 맞는 여러 기법과 패턴이 개발되어야 한다고도 생각하고 있습니다. 이에 더욱 전문적인 반영구화장 시술자가 되기 위해 반영구화장의 트렌드를 이해하고 개발해야 한다는 생각을 항상 간직하고 있습니다.

끝으로 〈 뷰티테라피스트를 위한 반영구화장 실전 스킬 〉을 보시는 모든 독자님들이 단순한 반영구화장 시술자가 아닌 '최고의 반영구화장 전문가'로 거듭나기를 소망합니다.

저자일동

반영구화장 시술 전·후 문의 및 주의사항

눈썹

👁 엠보 기법과 머신 페더링 기법
엠보 기법, 머신 페더링 기법은 대표적인 눈썹 결 시술 방법으로 두 기법 모두 한 올 한 올 눈썹 결을 만드는 것은 동일하나 어떤 기구를 사용하는지에 따라 구분된다.
1. 엠보 기법 – 마이크로 나노 니들을 사용하여 본인의 눈썹 결 방향으로 작업하는 시술로 깔끔하면서도 자연스러운 연출이 가능하다.
2. 머신 페더링 기법 – 디지털 머신을 이용한 시술로 다른 기법에 비해 피부에 상처를 최소화하는 장점이 있으며 자연스럽고 부드러운 연출이 가능하다.

👁 반영구화장 시술 후 진하고 강한 눈썹
마이크로 나노 니들을 이용하여 시술하기 때문에 시술 직후에도 자연스럽고, 일상생활에도 지장이 없지만 처음 받는 분들의 경우 시술 후 2~3일 정도는 다소 어색해 보일 수 있다.
피부 타입에 따라 개인적인 차이는 있을 수 있지만, 붉은 기가 살짝 보이는 경우 3일 정도 후에는 자연스러워진다.

👁 반영구화장 시술을 받을 때 통증 정도
마이크로 나노 니들을 사용하기 때문에 통증이 약하지만, 통증은 개인마다 느끼는 정도의 차이가 있다. 보통의 경우 통증이 없으며 주무시는 분들도 있다. 전날 음주, 생리 중, 컨디션이 저조한 상태에서는 평소보다 약간의 통증을 더 느낄 수 있다.

👁 눈썹 반영구화장 후 염색 또는 브로우 펌을 할 수 있는 시기
눈썹 반영구화장 시술 약 3주 전이나 시술 후 약 3~4주 후에 하는 것을 권장한다.

👁 눈썹 반영구화장 유지기간
개인 피부 상태와 생활환경에 따라 착색 정도가 다르기 때문에 유지기간은 차이가 있을 수 있다. 자외선을 많이 받는 외부활동이 많은 직업, 지성피부, 화장품을 많이 사용하는 피부는 유지기간이 조금 더 짧아질 수 있다.

> **지성피부** : 6개월 ~ 1년 이상, **중성피부** : 1년 이상, **건성피부** : 1년 ~ 1년 6개월 이상

👁 반영구화장 시술 시 부작용
100% 안전성이 검증된 환경부 인증을 받은 안료를 사용하고 있으며, 멸균 소독된 1회용 제품을 사용하고 있다. 시술 후 일주일 동안 음주, 흡연, 수영, 사우나를 비롯한 각질 탈각을 유도하는 물리적인 행위를 자제한다면 특별한 부작용은 없다.

기존 반영구화장 시술 흔적이 남아 있을 경우

남아있는 윤곽을 살려 보완, 커버 업 해 주는 방식으로 시술하거나 기존의 문신을 완전히 제거한 후 다시 새로운 디자인으로 시술할 수 있다. 레이저 제거 후에는 피부가 재생하는 기간인 최소 6주 이후 반영구화장 시술이 가능하다.

흉터가 있는 눈썹 커버

사고로 인한 외상으로 눈썹에 흉터가 있는 분들은 부분적인 반영구화장 시술로 자연스럽게 커버가 가능하다. 흉터 부위는 피부가 단단하게 굳어져 있고, 살성이 불규칙하게 유착되어 있어 아주 가볍게 터치해야 깔끔한 발색과 고른 결을 만들 수 있다. 흉터에 따라 2~3회 진행될 수 있다.

붉은색 또는 푸른 색 잔흔이 남아 있는 눈썹 교정

심한 상태를 제외하고는 기존 반영구화장 시술 흔적(자국) 중화 후 교정이 가능하며, 경우에 따라 기존 반영구화장 잔흔을 제거하고 6주 후에 교정이 가능하다.

반영구화장 시술 후 일어나는 각질

각질은 시술 후 2~3일 뒤부터 생기며 5일 정도부터 미세하게 탈각되기 시작한다. 억지로 문지르거나 떼어내지 않고 자연스럽게 탈각되도록 하는 것이 좋다.

반영구화장 시술 후 붓기

1. 아이라인과 입술 시술 시 당일과 다음 날까지 붓기가 살짝 있을 수 있다. 특히, 아이라인의 경우 시술 과정에서 눈물이 많이 흐를 경우 눈이 많이 부을 수 있다. 일상생활에 지장이 있을 정도는 아니며 붓기는 부작용이 아니다. 시술 후 가벼운 산책이나 냉찜질을 하면 붓기가 더 빨리 가라앉는다. 또한, 시술 전·후 소염제를 복용하면 붓기는 많이 가라앉는다.
2. 시술 후 외부일정으로 붓기가 걱정될 경우 평소보다 1~2시간 일찍 일어나서 앉아있으면 붓기 제거에 많은 도움이 된다.

반영구화장 시술 후 리터치 시기

선명하게 오래 유지하기를 원한다면 리터치를 권장한다. 리터치는 눈썹 결, 디자인, 컬러 등에서 1차 때 부족했던 부분을 보완하는 것이기 때문에 보다 높은 완성도를 만들 수 있다. 리터치 기간은 피부가 재생되는 1개월 이후부터 가능하며 2개월 이내에 마무리해야 한다.

미성년자 시술 여부

미성년자는 학교생활에 지장이 없다면 부모님 동의 하에 시술할 수 있다.

상처에 항생제 연고 사용

마데카솔, 후시딘 제품들은 항생제 성분이 함유된 연고로써, 피부 상처를 빠르게 아물게 하는 장점이 있다. 반영구화장에서는 색소와 함께 빠른 탈각을 유도하기 때문에 바르면 피부가 재생하려는 성향이 강해져 결과적으로 색소의 탈각률이 높아진다.

금속 알러지가 있는 경우의 시술
의사 소견에 의해 시술 여부를 결정한다. 아주 심하지 않은 경우, 알러지 약 복용 후 시술이 가능하다.

반영구 시술 후 음주
음주는 염증 발생률을 높이기 때문에 눈썹, 아이라인, 헤어라인, 두피문신(SMP) 시술 후 최소 3일, 입술 반영구화장 시술 후 최소 1주일 동안은 금주해야 한다.

성형수술 전·후 반영구 화장 시술 가능 여부
라식 및 라섹 등 시력 교정술, 쌍꺼풀 및 상안검 브로우 리프트 등 성형수술을 한 후에는 피부가 완전히 재생되는 기간인 최소 2개월 이상 경과 후에 시술이 가능하다.

필러, 보톡스 등 시술 전·후 반영구화장 시술 가능 여부
필러, 보톡스 시술 후 눈썹은 2주 정도 경과 후 가능하며, 입술 필러는 4~6주 이후 시술이 가능하다.

반영구화장 시술 시 사용되는 제품
반영구화장 시술 시 모든 재료는 프리미엄 반영구 재료인 '브리헨' 제품을 사용하며, 니들을 포함한 부자재는 철저히 멸균 소독 처리된 일회용 제품을 사용한다.

반영구화장 시술 시 사용되는 색소의 안전성
1. 브리헨 색소는 색소 하나하나 환경부 자가인증번호를 획득하였다. MP 품질관리 시스템 ISO 5등급 의료기기 클린룸 관리기준에 따라 만들어진 최상급 Food & Cosmetics 원료의 안전한 성분으로 Ph가 유지된다.
2. 17개 검사 항목을 모두 통과한 중금속이 없는 색소로 (포름알데히드 불검출, 파라벤 불검출, 페놀 불검출) 색분리, 층분리가 없는 균일한 품질의 안전한 색소이다.
3. 국내 반영구화장 색소로는 처음으로 EU REACH(신화학물질 관리제도) 테스트에 통과되었다.

눈썹 반영구화장 시술 시 얇은 니들 사용 이유
피부의 손상을 최소화시켜, 더욱 가늘고 또렷한 결 표현을 위해 국내에서는 유일하게 가장 얇은 두께인 0.15mm 니들을 사용한다.

아이라인

👁 아이라인 반영구화장 시술 후 붓기
붓기는 피부 타입에 따라 개인차가 있다. 시술 후 약간의 붓기는 있으며, 아이라인 시술 후 냉찜질을 하면 대부분 반나절에서 하루 정도 지나면 붓기가 빠진다.

👁 속눈썹 연장을 받았거나, 아이라인 시술 후 속눈썹 연장을 받을 수 있는 시기
시술 시 방해가 될 수 있기 때문에 아이라인 시술 전 속눈썹 연장은 제거하고 와야 한다. 아이라인 시술 후 속눈썹 연장 및 아이 메이크업은 약 2주 후부터 하는 것을 권장한다.

👁 아이라인 반영구화장 시술 후 푸르게 변색되는 이유
1. 우리 신체 중 가장 얇은 곳이 눈꺼풀이며 아이라인의 경우 카본블랙 성분의 안료를 사용한다.
2. 아이라인은 반영구화장이 아닌 문신에 속하며 두께감 있는 아이라인의 경우 시술자의 테크닉이나 색소의 영향으로 색이 지워지는 것이 아니고 시간이 지남에 따라 컬러의 변색이 올 수 있다. 사용된 컬러와 개인의 피부에 따라 푸르게 또는 회색으로 변색이 올 수 있으며 변색 전 재시술을 받으면 변색을 방지할 수 있다.

👁 아이라인 반영구화장 유지기간
평균 2~3년 정도 유지되며, 완전히 색이 빠지는 것이 아닌 옅은 회색 톤으로 변색이 올 수 있다. 얇은 점막 아이라인의 경우 1년~1년 6개월 정도로 보면 된다.

👁 화장품 알러지가 있는 경우 아이라인
반영구화장 색소 성분 중 화장품과 동일하게 들어가는 성분이 있으므로, 평소 화장품 알러지가 심한 경우에는 하지 않는 것이 좋다.

헤어라인

👁 헤어라인 반영구화장 시술 후 머리 감는 시기
1. 시술 당일 샴푸 후 방문해서 시술받는 것을 추천한다. 시술받은 당일 샴푸는 피하고, 반영구화장 시술 부위를 비비거나 긁는 행위는 착색을 방해하기 때문에 자제하는 것이 좋다.
2. 샴푸는 이틀 후부터 가능하지만 헤어라인 시술 부위를 억지로 문지르거나 비비는 것은 피해야 한다.

👁 헤어라인 반영구화장 시술 후 염색 가능 시기
염색과 펌은 되도록 시술 전에 하는 것을 권장한다. 보통 헤어라인 시술 후 리터치까지 한달 이상 소요되므로 염색은 헤어라인 시술 약 3주 전 또는 헤어라인 시술 후 약 3~4주 후에 하는 것을 권장한다.

👁 헤어라인 반영구화장 유지 기간
헤어라인은 유분기가 많은 부위이므로 유지 기간이 다른 부위에 비해 많이 짧을 수 있으며 두피 상태에 따라 6개월~1년 6개월 정도 유지된다.

👁 헤어라인 반영구화장 시술 후 일상생활 가능 시기
바로 일상생활은 가능하나, 시술 시 모발이 젖거나 눌리게 되어 스타일이 자연스럽지 못하게 된다.

입술

👁 헤르페스 바이러스
헤르페스 바이러스 보균자일 경우에는 시술 후 수포가 발생할 수 있다. 따라서, 평소 입술에 수포가 자주 발생하는 사람은 시술 전 항바이러스 약을 꼭 복용해야 한다.

👁 켈로이드성 피부 입술 반영구화장 시술 가능 여부
켈로이드성 피부인지 또는 비후성 반흔인지를 정확히 알고 시술받는 것이 좋다. 켈로이드성 피부는 상대적으로 얼굴 부위에는 시술이 잘 되지 않는 경향이 있어 의사, 시술자와 충분히 상담을 한 후 진행 여부를 결정하는 것이 좋다.

👁 입술 반영구화장 시술 시 본인이 원하는 컬러 선택 가능 여부
입술 반영구화장 컬러는 개인의 피부 톤과 입술색, 니즈를 파악하여 다양한 색상으로 블랜딩이 가능하다. 단, 기존 입술의 색상이 너무 칙칙하거나 보라색을 띤다면 입술색을 보정하여 톤 업 시킨 후 희망하는 컬러를 주입하는 것이 입술 발색에 도움이 된다.

👁 입술 반영구화장 시술 시 수포 방지 방법
시술 전·후 아시클로버(항바이러스) 약을 병원에서 처방받아 시술 하루 전부터 복용하면 더욱 효과적이다.

👁 입술 반영구화장 시술 시 금지 음식
입술 반영구화장 시술 후 맵거나 뜨거운 자극적인 음식은 피한다.

👁 입술 건조 시
투명한 입술 보습제를 자주 발라 주면 입술 주름과 건조함을 예방할 수 있다. 입술 반영구화장 시술 후 1주일 동안 음주는 삼가야 한다. 음주 시 100% 염증이 발생할 수 있다.

두피문신(SMP)

👀 두피문신(SMP) 통증
따끔거리는 정도의 자극이며 마취가 필요할 정도로 아프거나 통증이 크지는 않다.

👀 전체 탈모가 아닌 부분적으로 머리가 자랐을 경우
머리가 자랐을 경우 자연스럽게 밀도 처리를 한다. 단, 삭발 상태에서 시술받는 경우에는 짧은 머리로 관리해야 효과적이다.

👀 두피문신(SMP) 시술 부위 가능 여부
정수리 부분, 앞머리 부분, 비절개나 절개식 모발이식 등 부분 흉터 커버도 충분히 가능하다.

👀 두피문신(SMP) 후 색소 퍼짐 또는 변색 여부
색소의 변색은 잘못된 시술 깊이나 인증되지 않은 저가의 색소 때문에 생기는 것이며, 제대로 된 시술을 받으면 시간이 지나면서 흐려질 수는 있어도 퍼지거나 변색되지 않는다.

👀 두피문신(SMP)의 어색함이나 부자연스러움
고객의 모낭 크기, 두피 색깔 등에 맞는 니들과 색소 선택을 하면 자연스러운 연출이 가능하다.

👀 두피문신(SMP) 지속 기간
개인의 관리 여부에 따라 차이는 있지만 2~5년 이상 지속된다. 처음과 같은 발색을 지속하고 싶다면 2~4년에 한 번씩 리터치 하는 것을 권장한다.

👀 두피문신(SMP) 시술 시간
민머리 기준으로 두피문신(SMP) 첫 번째 시술 시 2~3시간 정도 소요된다.

👀 전체적으로 숱이 없는 경우
전체적인 모낭 표현으로 숱이 많아 보이도록 하는 시술이 가능하다.

👀 모발이식 전·후에 두피문신(SMP)
모발이식 전이나 후 모두 가능하다. 단, 모발이식 후에는 최소 5개월 이후에 시술받는 것이 좋다.

👀 두피문신(SMP) 시술 후 머리카락 성장
두피문신(SMP)은 피부 표피 가장 바깥 쪽에 시술하며, 모낭은 피부 진피층에 위치하여 머리카락의 성장에는 관련이 없다.

목 차

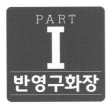
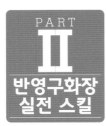

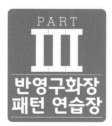

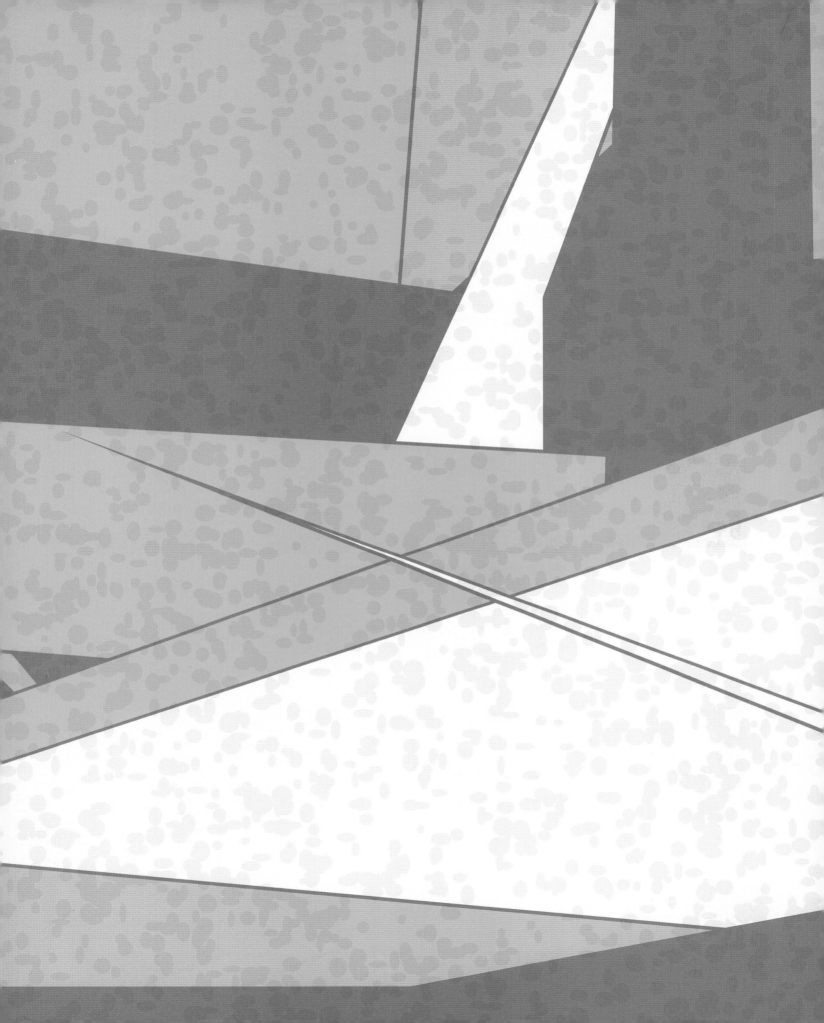

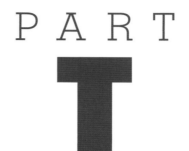

PART I

반영구화장

① 반영구화장

1 반영구화장 역사

반영구화장의 역사는 문신에서 시작되었다. 문신의 불편함을 보완하기 위하여 반영구화장이 개발된 것이다. 문신(tattoo)의 어원은 '두드린다(to tap)'라는 의미의 폴리네시아어인 'tatoa'에서 유래된 것으로 BC 3,000년 경 이집트의 미라에서도 발견되었다. 문신은 그림에 음영을 넣어 입체적 형태의 아름다움을 표현하고 있으며, 염료를 진피 및 피하지방층까지 매우 깊고 밀도 있게 침투시켜 착색시키는 시술로 색이 매우 선명하며, 영구적으로 지워지지 않는 단점을 가지고 있다. 이러한 문신의 단점을 보완하기 위하여 반영구화장이 개발된 것이다. 1891년 반영구화장 관련 용품들이 시판되기 시작하였으며 2000년대가 시작되면서 반영구화장 기계 도구 및 색소 등이 활발히 개발되면서 다양한 반영구화장 기법 표현이 가능해지기 시작하였다.

구분	2000년대 이전 반영구화장	현재 반영구화장
주입 깊이	진피층(1mm 이상) 깊게 시술	표피층(0.5mm 이하) 얕게 시술
색소	검증되지 않은 염료 사용	환경부 인증을 받은 염료 사용
색상	시간이 지남에 따라 산화되어 푸르거나 붉은색으로 변화	다양한 색상 연출이 가능
지속성	영구적이며 교정이 불가능(레이저 제거)	2~3년 사이 변형 가능 (단, 시술 깊이에 따라 변형이 불가능해 레이저 제거를 해야 하는 경우가 발생할 수 있음)
시술 부위	눈썹, 아이라인, 입술	눈썹, 아이라인, 입술, 헤어라인, 유륜, 상처커버, 튼살커버 등

2 반영구화장 정의

반영구화장은 문신에서 발전한 새로운 기법의 화장술로 눈썹, 아이라인, 입술, 헤어라인 등을 아름답게 만들어 오랜기간 유지 시켜주는 지속성 화장, 미세 색소 주입술이라고 할 수 있다. 반영구화장은 눈썹, 아이라인, 입술, 헤어라인 등의 부위에 원하는 디자인과 컬러를 피부 표피층 하부와 진피층 상부 사이에 미세한 니들을 사용하여 색소를 주입하는 기법이다. 이 기법은 피부의 각화현상을 통해 시간이 지나면서 서서히 컬러와 각질이 함께 떨어져 나가 색이 자연스럽게 옅어지며, 유행에 따라 어울리는 디자인과 개인 노화에 맞추어 새로운 스타일을 적용할 수 있다. 또한, 반영구화장은 시술 깊이, 피부 타입, 생활습관에 따라 짧게는 6개월, 길게는 2년 이상 유지된다.

3 반영구화장 목적

반영구화장의 첫 번째 목적은 미용이다. 문신과 차별화된 메이크업 기법으로 반영구화장 시술 시 사용한 색소는 시간이 지날수록 피부의 각화현상에 의해 탈각되어 자연스러운 피부 연출이 가능하다.

두 번째 목적은 의료이다. 색소성 이상 질환인 백반증, 저색소증의 색상교정 등 수술이나 사고로 인해 남겨진 흉터를 피부색과 유사하게 보완하거나 커버하기 위해서 사용되며, 유방암 절제 수술 후 유방 복원 방법으로 유두, 유륜 착색에 이용되고 있다. 최근에는 탈모인구가 증가하면서 빈모에 전체모를 심듯이 표현하는 두피 미세 색소술(SMP)로 모발의 밀도를 높이는 두피 반영구화장 시술이 각광을 받고 있다.

BEFORE	AFTER
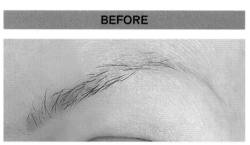	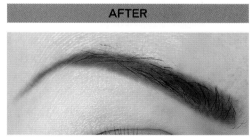

⟰ **2000년대 이전 문신 눈썹**

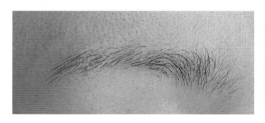	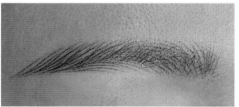

⟰ **현재 반영구화장 눈썹**

한국 반영구화장 현황

구분	수요시장	공급시장
대상자 및 장소	• 여성에서 남성으로 대상 확대 • 20~30대까지 확대	• 의료기관 : 병원(15% 미만) • 비의료기관 : 미용실, 피부관리, 가정 집, 학원, 개인 숍
반영구	• 눈썹, 아이라인, 헤어라인, 입술 등 반영구화장 경험자 약 1,000만 명 이상 추정	• 비의료인: 반영구화장인 약 300만 명 이상 추정 • 의료인(의사): 반영구 화장 1% 미만
영구(문신)	• 영구 문신 경험자 약 350만 명	
합계인원	• 우리나라 전 인구의 4분의 1경험 (150만 명 정도 시술)	
합계액	약 2조 원 이상 추산	

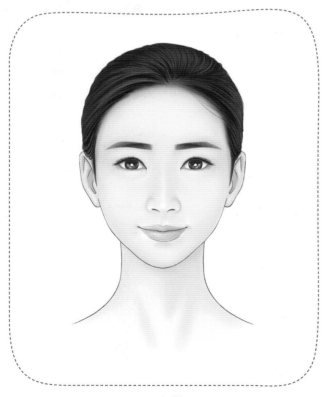

≪ 눈썹

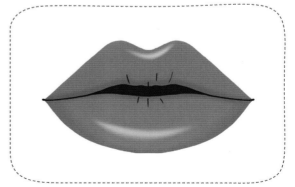

≪ 입술

해외 반영구화장 현황

국가명	제도 및 규정
독일	• 연방 전염방지법에 따른 위생규정을 준수해야 함 • 수공예로 분류되어 일반인도 합법적 시술 가능 함
대만	• 자격규정은 없으나 국가 차원의 위생교육이 실시됨
미국	• FDA가 인준한 색소 및 기기사용, 각 주별 문신시술 허가, 개업 등에 대한 규정을 제정하여 시행 중이며 현재 3개주를 제외한 모든 주에서 허용하고 있다.
일본	• 오사카 고등법원은 2018년 의사법 위반으로 기소된 문신사의 시술 행위와 관련해 의료행위로 볼 수 없다며 무죄를 선고함 • 문신이나 반영구화장 시술을 의료행위로 간주하여 의사만 시술하도록 함. 단, 고압멸균소독기를 비치하고 세무서에 신고 시 비의료인도 시술 가능
중국	• CETTIC(China Employment Training Instruction Center) – 중화인민공화국 인력장원 및 사회보장부 중국취업교육기술지도센터에서 발급한 직업훈련자격증 • 국가 CETTIC(직업훈련 자격증) 규범화 교육을 통해 문신 디자이너 자격증을 취득 후 합법적으로 시술 가능
프랑스	• 21시간의 위생·보건 교육을 마친 후 지역 보건청에 신고하면 문신업소를 운영 가능 – 위생조건과 문신용품 등의 제조와 포장, 유통과 시술자의 교육조건 및 자격조건을 규정하고 감시 모니터함
필리핀	• 문신시술자 및 문신업소, 위생 규정을 두고 제한적으로 규제함
호주	• 면허제도 운영 일반인 시술 허용

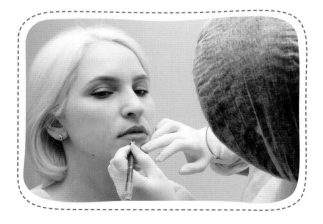

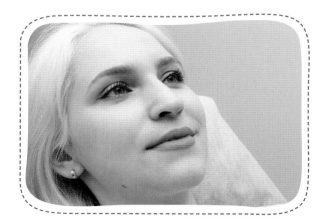

Chapter 02 피부학

1 피부 정의 및 특징

1 피부 정의

피부는 신체의 표면을 둘러싸고 있는 조직으로 체내의 모든 기관 중 가장 큰 기관이다.

2 피부 특징

1. 피부는 표피, 진피, 피하조직의 3개 층으로 이루어져 있다.
2. 피부의 부속기관으로 한선(땀샘), 피지선, 모발(털), 손톱, 발톱 등이 있다.
3. 가장 이상적인 피부의 pH 범위는 pH 4.5~6.5로 약산성 상태이다.
4. 신체 부위 중 가장 두꺼운 부분은 발바닥과 손바닥이며, 가장 얇은 부분은 눈꺼풀이다.
5. 성인의 경우 피부가 차지하는 비중은 체중의 약 15~17%이다.

2 피부 구조

피부는 표피, 진피, 피하조직, 피부 부속기관으로 구성되어 있다. 표피는 각질층, 투명층, 과립층, 유극층, 기저층, 진피는 유두층, 망상층, 피하조직은 피하지방, 피부 부속기관은 피지선, 한선, 모발, 손·발톱이다.

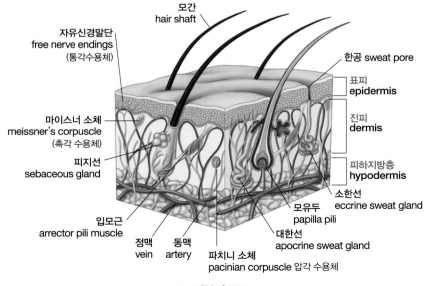

⊗ 피부의 구조

1 표피(Epidermis)

표피는 피부의 가장 바깥 표면에 있는 층으로 매일 수백만 개의 새로운 표피세포들이 형성되어 수직 상승하면서 바깥쪽으로 밀려 올라오는 동안 세포의 핵은 사라지고 연한 세포질에서 점점 딱딱한 각질로 바뀌어 간다. 이러한 변화를 '각화(keratinization)'라 한다. 각화과정을 거쳐 피부 최상층부 표면에 도착한 표피세포가 피부에서 탈각되어 떨어져 나감과 동시에 가장 아래층에 핵을 가진 살아있는 세포들이 분열하여 표면으로 올라오면서 떨어져 나간 세포들이 자리를 채운다. 표피는 이러한 과정을 거치며 일생동안 끊임 없이 재생된다.

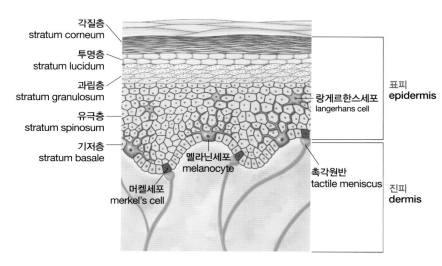

⌃ 표피의 구조

1 표피 구조 및 기능

❶ 각질층

1. 각질층은 표피 중에서 가장 바깥쪽에 있는 15~20층 이상의 무핵층
2. 표피의 최상층으로 외부자극으로부터 피부 보호 및 이물질 침투 방지
3. 죽은 각질세포가 쌓여 계속적인 박리 현상을 일으킴
4. 각질세포 사이는 세포간지질로 형성된 라멜라 층상구조로 되어 있음
5. 10~20%의 수분을 함유(10% 이하가 되면 피부가 거칠어짐)
6. 친수성 성분의 천연보습인자로 수분 조절 및 보습막 형성
   (천연보습인자(NMF) 성분 : 아미노산, 젖산염, 암모니아, 요소)
7. 각화 주기 : 기저층에서 생성되어 각질층까지 올라와 박리되는 기간(약 28일)

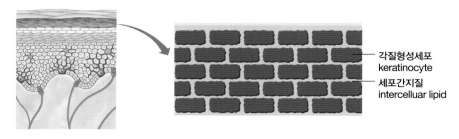

⌃ 각질층

❷ 투명층

1. 2~3개의 무핵 세포층으로 구성

2. 손바닥과 발바닥 등에 주로 분포, 투명하게 보이는 층

3. 생명력이 없는 상태의 무색, 무핵층

4. 세포 내의 반유동성 물질로 피부 윤기를 담당하는 엘라이딘 함유

5. 세포 내에 빛을 굴절, 반사시켜 자외선의 80%를 흡수하고 피부염 방지

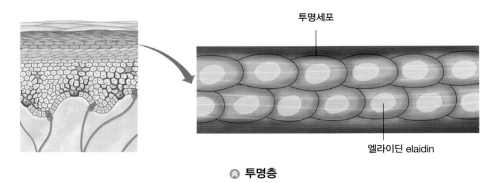

투명세포

엘라이딘 elaidin

⊗ 투명층

❸ 과립층

1. 3~5개의 타원형의 세포

2. 각화유리과립이 존재하는 층

3. 무핵층으로, 본격적으로 각질화 과정이 시작되는 층

4. 수분저지막(레인방어막)이 수분 증발을 방지하고 외부로부터 피부를 보호

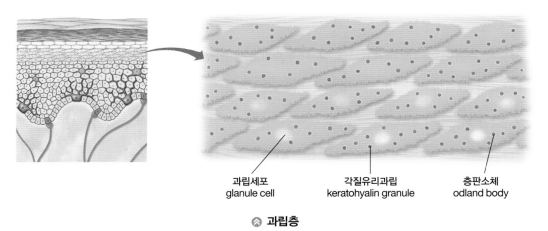

과립세포
glanule cell

각질유리과립
keratohyalin granule

층판소체
odland body

⊗ 과립층

❹ 유극층

1. 표피의 대부분을 구성하는 가장 두꺼운 층(10~15층으로 이루어진 다각형의 유핵세포층)
2. 세포의 표면에 가시모양의 돌기가 존재(세포와 세포를 연결하는 간교 역할)
3. 기저층과 함께 살아있는 세포들로 구성, 손상 시 세포 재생
4. 외부에서 침입한 이물질을 감지하는 피부면역 역할의 랑게르한스세포 존재

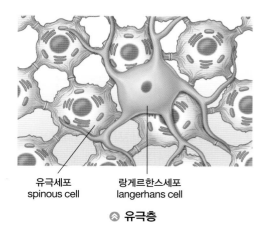

유극세포
spinous cell

랑게르한스세포
langerhans cell

⊙ 유극층

❺ 기저층

1. 유핵층, 표피의 가장 아래층으로 진피와 경계를 이루며, 진피의 유극층으로부터 영양분을 공급받아 피부의 새 세포를 형성, 최종적으로 피부 각질을 형성하는 중요한 역할
2. 원추형의 세포가 단층으로 이어져 각질형성세포(기저세포)와 피부 색소를 만드는 멜라닌세포(melanocyte), 머켈세포(촉각을 담당)가 분포

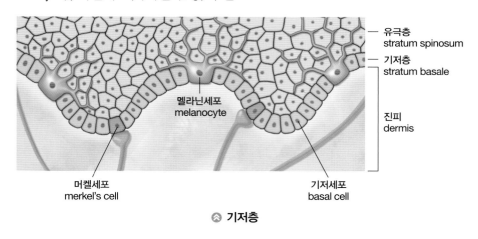

유극층
stratum spinosum

기저층
stratum basale

멜라닌세포
melanocyte

진피
dermis

머켈세포
merkel's cell

기저세포
basal cell

⊙ 기저층

➕PLUS

1. 천연보습인자

각질층에 존재하고 N.M.F(Natural Moisturizing Factor)이며 수용성 저분자로 수분 보유량을 조절하는 역할을 한다.

2. 세포간지질

각질층에 존재하며 세포와 세포사이를 채우는 물질로 라멜라 층상구조를 형성하여 각질층의 구조를 유지한다.
외부 이물질 침투를 막고 수분 증발을 억제한다.

3. 레인방어막

과립층에 존재하고 외부로부터 과도한 수분과 이물질 침투를 방어하며 피부 내부의 수분 증발을 억제하여 '수분증발 저지막'이라고도 한다.

❷ 표피 구성세포

❶ 랑게르한스세포

1. 피부의 면역기능 담당
2. 돌기를 가지고 있으며 대부분 표피의 유극층에 존재
3. 외부로부터 침입한 이물질을 림프구로 전달

❷ 색소형성세포(멜라닌세포)

1. 표피의 기저층에 존재
2. 피부 색상을 결정짓는 색소제조세포
3. 멜라닌 색소의 주기능 : 자외선을 받으면 왕성하게 표피의 구조 활동하여 자외선을 흡수·산란시켜 피부손상 방지
4. 멜라닌 세포 수 : 단위면적 당 인종과 피부색에 관계없이 일정
5. 멜라닌소체의 수, 크기, 멜라닌화 정도, 헤모글로빈, 카로틴의 분포 및 각질형성세포 내에서의 멜라닌소체의 분포에 의해 피부색이 결정
6. 멜라닌 – 흑색소, 헤모글로빈 – 적색소, 카로틴 – 황색소

❸ 각질형성세포(케라티노사이트)

1. 기저층에서 세포분열에 의해 새 세포를 생성
2. 피부의 각질을 형성하는 세포

❹ 머켈세포(촉각세포)

1. 기저층에 존재, 촉각감지 세포
2. 불규칙한 모양의 핵 존재, 신경자극을 뇌에 전달

2 진피(Dermis)

진피는 표피의 14~40배 정도의 두께로 피부의 90% 이상을 차지하고 있으며, 표피와 피하지방 사이에 위치하고 있다. 구성 세포는 섬유아세포, 대식세포, 비만세포로 구성되며 진피의 구성물질은 교원섬유(콜라겐), 탄력섬유(엘라스틴), 무코다당류로 구성되어 있다.

❶ 진피 특징

1. 피부의 주체를 이루는 층으로 피부의 90% 이상을 차지한다.
2. 유두층과 망상층으로 구분된다.
3. 피부조직 외의 부속기관인 혈관, 신경관, 림프관, 한선, 피지선, 모발과 입모근을 포함하고 있다.
4. 교원섬유(콜라겐), 탄력섬유(엘라스틴), 무코다당류로 구성되어 강한 탄력성을 지닌다.

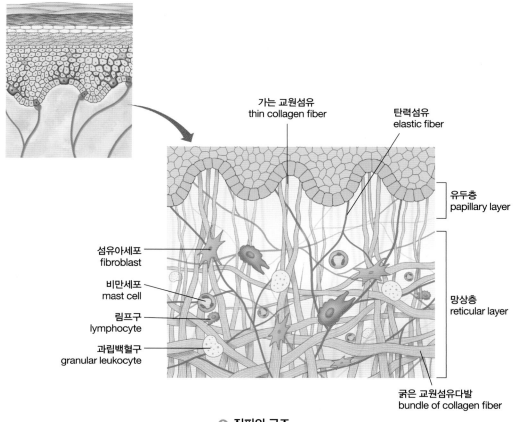

가는 교원섬유
thin collagen fiber

탄력섬유
elastic fiber

유두층
papillary layer

섬유아세포
fibroblast

비만세포
mast cell

림프구
lymphocyte

과립백혈구
granular leukocyte

망상층
reticular layer

굵은 교원섬유다발
bundle of collagen fiber

🔼 **진피의 구조**

2 진피 구조

❶ 유두층

1. 진피의 상단 부분으로 10~20%를 차지
2. 표피의 기저층과 결합되어 물결 모양을 이루고 있는 층
3. 교원섬유와 탄력섬유가 느슨하게 구성되어 있음
4. 모세혈관과 신경말단이 표피 가까이 풍부하게 분포되어 표피에 산소와 영양분 공급
5. 혈관과 신경이 존재

❷ 망상층

1. 유두층 아래에 위치하고 있으며, 진피의 80~90% 차지
2. 섬세한 그물 모양의 층
3. 교원섬유(콜라겐)와 탄력섬유(엘라스틴)의 단단한 결합조직
4. 피부의 탄력 및 팽창에 관여
5. 감각기관이 분포되어 있고 혈관, 신경관, 림프관, 한선, 피지선, 입모근, 모발 등의 부속기관 존재

3 진피 구성세포

❶ 섬유아세포

1. 진피를 구성하는 주된 세포
2. 콜라겐, 엘라스틴 등의 조직성분 생성

❷ 대식세포

1. 선천적 면역 세포
2. 외부로부터 이물질을 걸러내는 역할
3. 대식세포의 세포질에는 가수분해효소가 축적된 리소좀이 많음
4. 백혈구를 탐식하여 소화하고 이물질을 제거 및 분해하는 식균 작용

❸ 비만세포(마스트세포)

1. 알레르기의 주요인이 되는 면역세포
2. 히스타민과 세로토닌, 헤파린이 함유되어 있어 세포붕괴로 세포 안의 물질 방출 시 조직에 과민반응이 일어남

림프구 lymphocyte	과립성백혈구 granulocyte	섬유아세포 fibroblast	대식세포 macrophage	비만세포 mast cell

⊛ **진피의 구성세포**

4 진피 구성물질

❶ 교원섬유(콜라겐)

1. 섬유아세포에서 생성
2. 진피의 70~80%를 차지하는 단백질
3. 콜라겐으로 구성되어 피부 주름 담당

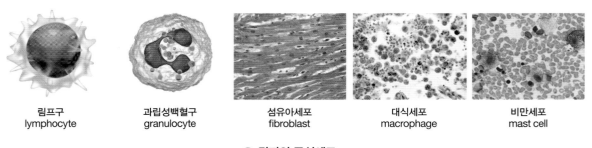

탄력섬유
elastic fiber

교원섬유
collagen fiber

교원섬유
collagen fiber

모교원질
tropocollagen

교원질다발
bundle of collagen

⊛ **교원섬유**

4. 탄력섬유(엘라스틴)와 그물 모양으로 짜여 있어 피부에 탄력과 신축성 부여, 상처 치유
5. 콜라겐은 보습능력을 가지고 있어 노화될수록 콜라겐의 함량이 낮아짐
6. 콜라겐의 양이 감소하면 피부의 탄력감소 및 주름형성의 원인이 됨

❷ 탄력섬유(엘라스틴)

1. 섬유아세포에서 생성
2. 신축성이 강한 섬유단백질로 피부탄력에 관여
3. 화학물질에 대한 저항력이 강해 피부 파열을 방지

❸ 기질

1. 세포와 섬유성분 사이를 채우고 있는 물질
2. 피부의 수분 보유력을 높임
3. 히알루론산(40% 이상), 헤파린황산 등으로 이루어진 무코 다당류

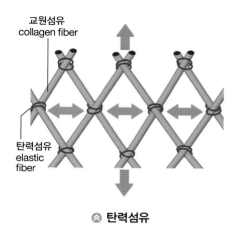

⚠ 탄력섬유

3 피하조직

피하조직은 피부의 가장 아래에 위치하며 실제적인 피부층에 속하지 않는다.

❶ 피하조직 특징

1. 피부의 가장 아래에 위치하며 진피에서 연결되어 섬유의 불규칙한 결합으로 수많은 지방세포로 구성되어 있다.
2. 체온 조절 및 탄력 유지와 외부 충격으로부터 신체를 보호하고 영양분을 저장한다.
3. 피하지방의 축적은 주변의 결합조직과 림프관에 압박을 주어 체내의 노폐물이 배출되지 못하고 쌓여 순환장애와 탄력저하로 이어지는데 이때 울퉁불퉁하게 보이는 것이 셀룰라이트 현상이다.

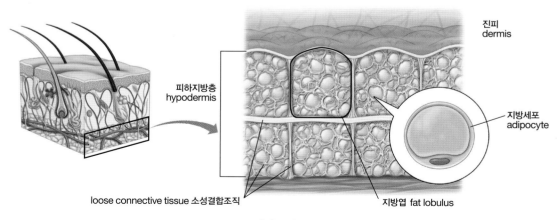

⚠ 피하조직의 구조

1. 표피
- **각질층** : 표피 최상부에 위치한 얇은 껍질층
- **투명층** : 세포핵의 퇴화로 투명하게 보이는 층(손바닥, 발바닥에 분포)
- **과립층** : 각질유리과립(케라토히알린과립)과 층판소체(지질과립)가 존재하는 층
- **유극층** : 표피의 대부분을 차지하는 가장 두꺼운 층
- **기저층** : 진피와 경계를 이루는 표피 가장 아래층

2. 진피
- **유두층** : 진피의 상부층, 불규칙한 섬유결합조직으로 물결 모양을 이루는 층
- **망상층** : 진피의 80~90% 구성하는 망사(그물) 모양의 층

3. **피하조직** : 피하지방은 지방세포로 구성된 피부의 최하부층

4. **피부 부속기관** : 인체의 털, 손·발톱, 피지선(기름샘), 한선(땀샘), 젖샘의 기관들

③ 피부 타입별 종류

피부 타입은 각질층의 수분, 유분 상태와 피부의 거친 정도에 따라 구분된다. 정상 피부, 건성 피부, 지성 피부 외에 복합성 피부, 노화 피부, 민감성 피부, 여드름 피부, 모세혈관 확장 피부, 색소 침착 피부로 분류되며 올바른 반영구화장 시술을 위해서는 정확한 피부 타입을 파악해야 한다.

1 정상 피부

한선과 피지선의 기능이 정상적으로 활동하여 유·수분 밸런스가 잘 유지되는 가장 이상적인 피부 유형이다.

1 특징

1. 피부의 혈색이 좋고 피부결이 매끄러우며, 피부가 촉촉하다.
2. 피지분비 및 수분함량이 좋아 번들거리거나 피부 당김 증상이 없으며, 탄력성이 좋고 피부 저항력이 높다.
3. 모공이 좁으며, 여드름, 색소침착, 피부질환 등이 쉽게 발생하지 않는다.
4. 메이크업이 잘 유지되고 지속성이 높다.

2 반영구화장 시술 시 특징

1. 피부결이 곱고 부드러우며 모공이 넓지 않아 비교적 시술이 용이하다.
2. 시술 시 피부의 스트레치와 시술 깊이 조절을 잘 해야 한다.
3. 시술 후 색소가 잘 입혀졌는지 반드시 확인한다.

2 건성 피부

한선과 피지선의 기능 저하로 유·수분 함량이 부족해 건조함을 느끼는 피부 유형이다.

1 특징

1. 피지와 땀의 분비 저하로 유·수분의 균형이 깨진다.(각질층의 수분이 10% 이하)
2. 피부표면이 항상 건조하며 윤기가 없다.
3. 세안 후 피부 당김이 심하여 크림을 사용했을 때 곧바로 흡수된다.
4. 피부가 얇고 모공이 좁아 피부결이 섬세해 보인다.
5. 표정에 따라 잔주름이 쉽게 생기며 피부노화가 빨리 나타난다.
6. 피부보호막이 얇아서 기미, 주근깨가 생기기 쉬우며 민감성이나 모세혈관 확장 피부로 전환되기 쉽다.

2 반영구화장 시술 시 특징

1. 건성 피부는 피부 건조로 생기는 각질에 의해 시술 시 진물이나 출혈이 발생할 수 있다.
2. 시술 후 탈각과정에서 각질과 함께 색소 탈각이 함께 이루어질 수 있으므로 시술 전 피부가 건조하지 않게 보습을 충분히 넣어준다.
3. 시술 후 건조함을 예방하기 위해 보습제를 충분히 발라주어 색소가 잘 안착될 수 있도록 한다.
4. 피부가 건조하여 각질이 많은 경우 각질제거를 하고 시술을 진행한다.

3 지성 피부

피지분비가 과다하여 피부 트러블이 일어나기 쉬운 피부로 유성 지루성 피부와 건성 지루성 피부로 분류된다.

1 특징

1. 각질층이 정상피부보다 두껍다.
2. 여드름과 뾰루지 발생이 잦으며 모공이 넓다.
3. 과도한 피지분비로 인하여 얼굴이 번들거리며 화장이 잘 번지고 쉽게 지워진다.
4. 피부색이 어둡고 칙칙하거나 모세혈관이 확장되어 붉은색을 띠기 쉽다.
5. 20대 이후에는 피지선의 기능저하로 피부타입이 중성 피부화된다.
6. 노화와 주름형성이 늦다.

2 반영구화장 시술 시 유의사항

1. 눈썹 주변 모공이 크고 피지분비가 많은 경우 시술 전 유분기를 필히 제거해야 한다.
2. 헤어라인, 두피 시술 시 유분기를 필히 제거해야 한다.
3. 헤어라인, 두피 시술 전 헤어트리트먼트 사용을 피해야 한다.
4. 색소의 착색이 잘 되지 않고 출혈이 있을 수 있다.
5. 깊이조절이 일정하지 않을 경우 탈각 후 색 번짐(눈썹결이 두껍게 번짐)현상이 생길 수 있다.
6. 정상피부에 비해 탈각 후 컬러 발색이 어둡게 남을 수 있다.
7. 시술 시 여드름이 있는 부위는 피해야 한다.

4 복합성 피부

한 얼굴에 서로 다른 두 가지 이상의 피부타입을 갖고 있는 유형으로 환경적 요인, 호르몬 변화, 피부관리 습관 등으로 인해 자주 발생된다.

1 특징

1. T-zone을 제외한 광대뼈, 눈 주위, 볼 주위에 세안 후 당김 증상이 있다.
2. T-zone 부위의 모공이 특히 크며 유분기가 많고 면포 등 여드름이 발생하기 쉽다.
3. 광대뼈, 볼 부위에 색소침착이 나타나는 경우가 많다.
4. 피부결이 곱지 않고 피부 표면이 매끄럽지 않다.
5. 눈가에 잔주름이 쉽게 생긴다.

2 반영구화장 시술 시 특징

1. 복합성 피부의 눈썹 부위 T-zone은 지성피부와 유사하여 시술 전 유분기 제거를 해주어야 한다.
2. 헤어라인과 두피 시술 시에도 유분제거가 중요하다.
3 시술 깊이가 깊게 들어갈 경우 색 번짐 현상이 생긴다.
4 정상 피부에 비해 색 유지기간이 짧을 수 있다.

5 민감성 피부

정상 피부에 비해 조절기능과 면역기능이 저하되어 있으며 가벼운 자극에도 민감하게 반응하는 피부 유형이다.

1 특징

1. 외부자극이나 가벼운 자극에도 민감하게 반응한다.
2. 피부가 얇아 쉽게 붉어지거나 알레르기가 생기기 쉬운 예민한 피부 타입이다.
3. 주로 볼 부위에 모세혈관이 확장되어 있으며 이마, 눈가에 표정 주름살이 나타난다.
4. 홍반이 발생되는 부위, 피부가 얇은 부위에 색소침착이 잘 생긴다.
5. 화장품을 바꾸는 경우 첩포검사(Patch test)를 실시하여 민감 반응을 체크한다.
6. 표피의 수분 부족으로 쉽게 건조해지며 피부 당김이 심하다.

2 반영구화장 시술 시 특징

1. 시술 전 시술도구 및 색소에 의한 알러지 반응이 있을 수 있다.
2. 반영구화장 시술 전 첩포실험(Patch test)을 통해 경과 확인 후 시술하는 것이 바람직하다.
3. 시술 시 출혈이 발생할 수 있어 평소 시술에서 사용하는 힘보다 반 정도 줄여서 약하게 시술한다.
4. 여러 번 반복적인 터치가 들어가면 피부가 붉어지고 추후 색소 탈각이 더 많이 이루어 질 수 있다.

6 여드름 피부

피지선 자극으로 과잉 분비된 피지와 죽은 각질세포의 축적으로(각질 비후 현상) 모공 입구가 막혀 모공 내에 염증 반응이 유발되는 피부 유형이다.

1 특징

1. 과도한 피지분비로 번들거리며 피부가 두껍고 매끄럽지 않다.
2. 시간이 갈수록 피부톤이 칙칙해지고 화장이 잘 지워진다.
3. 모공 내 쌓인 각질로 피지가 배출되지 못한다.
4. 산성막 파괴로 인한 박테리아와 같은 세균증식이 용이하다.
5. 스트레스 호르몬에 의해 피지분지가 증가하며 염증 발생이 잦다.
6. 유전적인 요소에 영향을 받는다.

② 반영구화장 시술 시 유의사항

1. 각질층이 두껍고 피지분비가 많은 여드름 피부는 시술 시 색을 넣는 깊이를 고려해야 한다.
2. 피부가 두껍다고 생각해 시술 시 깊이를 깊게 넣으면 피지분비로 인해 색이 번질 수 있다.
3. 시술 깊이를 얕게 하고 색이 선명하게 남았는지 여러 번 확인작업을 하는 것이 좋다.
4. 여드름이 진행 중인 피부는 여드름 주변 피부가 예민한 상태이기 때문에 매우 약하게 시술하고, 깊이조절을 해야 한다.
5. 여드름이 있는 곳은 피해서 시술하며, 정상 피부에 비해 유지 기간이 짧다.

7 노화 피부

나이가 들면서 생리기능 저하로 표피와 진피의 구조가 변화되어 피부가 얇아진 상태로 외부 환경에 대한 반응력, 피부의 보습력, 탄력성이 저하된 피부 유형이다.

① 특징

1. 피부 건조로 잔주름이 많다.
2. 탄력성이 저하되어 모공이 넓다.
3. 자외선 노출이 많은 경우 각질층이 두꺼워진다.
4. 표피와 진피의 구조 변화로 진피층이 얇다.
5. 면역기능이 저하되고 피부가 악건성화 된다.
6. 자외선 방어능력 저하로 색소침착 발생이 높다.

② 반영구화장 시술 시 유의사항

1. 피부노화로 탄력이 저하되고 표정 근육을 많이 사용하여 미간과 눈썹, 이마 등 피부가 단단하게 뭉쳐있는 경우가 있다. 따라서, 노화피부 시술 시 피부를 팽팽하게 스트레치하는 것이 매우 중요하다.
2. 피부의 스트레치를 주는 강도에 따라 깔끔한 결 표현과 시술의 완성도가 달라진다.
3. 탈각율이 높아 작업 후 발색이 잘 들어갔는지 꼼꼼하게 체크해야 한다.

8 모세혈관 확장 피부

모세혈관 탄력 저하로 모세혈관이 확장 또는 파열되어 붉은 실핏줄이 보이는 피부 유형이다.

1 특징

1. 피부가 얇고 모세혈관이 잘 보인다.
2. 반복적인 모세혈관 확장으로 코와 뺨 부위의 피부가 붉은색을 보인다.
3. 자외선에 약하며 자극에 반응이 빠르다.
4. 모공이 막혀 염증이 생기는 주사(rosacea) 피부로 전환될 가능성이 높다.
5. 피부색은 흰 편이나 탄력도가 낮다.

2 반영구화장 시술 시 유의사항

1. 얼굴에 전반적인 붉은 톤이 보이는 경우 모세혈관 확장 피부이기 때문에 시술 시 출혈이 많이 발생할 수 있다.
2. 시술 깊이를 최대한 얕게 조절하여 시술해야 한다.
3. 시술 중간에 출혈이 발생할 경우 30초~1분간 꾹 눌러 지혈한다.
4. 출혈이 많이 발생할 경우 혈액과 색소가 섞여 탈각 후 색소가 탁하게 남을 수 있다.

9 색소침착 피부

자외선, 호르몬, 스트레스, 상처 등 인체 내·외부의 자극으로 인해 멜라닌색소가 증가되어 침착된 피부 유형이다.

1 특징

1. 30~40대의 여성에게 잘 나타나며, 재발이 잘 된다.
2. 피부가 건조하고 예민함을 동반한다.
3. 기미, 주근깨, 검버섯, 잡티, 경계가 명확한 갈색점으로 나타난다.
4. 자외선, 호르몬, 스트레스, 선탠 등의 영향을 받는다.
5. 피부가 얇은 경우 멜라닌 색소가 과잉 분비된다.

2 반영구화장 시술 시 유의사항

1. 시술 시 시술 깊이가 깊게 들어갈 경우 발색이 어둡게 나올 수 있어 시술 깊이를 정상피부 보다 얕게 들어가야 한다.
2. 눈썹 주변에 자극이 가해질 경우 색소침착이 발생될 수 있으므로 주의해야 한다.

④ 피부장애와 질환

피부에 나타나는 모든 증상은 피부 장애와 질환 상태를 보여주는 동시에 인체의 건강 상태를 알려주는 신호이다. 따라서, 흔히 피부는 인체 내부를 비추는 거울로 표현되며 외상, 손상, 질병 등으로부터 유발된 피부의 병리적 변화이다. 피부병변의 발진 상태 종류에는 원발진과 속발진이 있다.

1 원발진

원발진은 피부질환의 초기 단계로 질병 초기 병변이 나타나는 증상이다.

❶ **반점** : 융기나 함몰없이 타원형의 피부색 변화만 있는 상태이며 주근깨, 기미, 몽고반점, 백반, 오타모반 등이 이에 속한다.

❷ **홍반** : 여러 외적·내적 자극에 의해 피부가 붉게 보이는 흔한 증상이며 혈관 확장으로 혈류가 많아져 피가 고이는 것을 의미한다.

❸ **팽진** : 가려움증을 동반하는 일시적인 두드러기 증상이며 미세한 말초혈관 확장으로 투명한 액체와 혈구가 피부에 고이는 것을 의미한다.

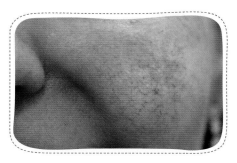
⚠ **홍반**

❹ **수포** : 직경 0.5~1cm 미만의 맑은 액체를 포함한 물집 형태이며 마찰, 화상, 약물, 염증, 알레르기 등으로 인해 발생한다.

❺ **대수포** : 직경 1cm 이상의 맑은 액체를 포함한 물집 형태이며 피부 깊숙이 광범위하게 나타날 경우 궤양과 흉터가 남을 수 있다.

❻ **구진** : 직경 0.5cm 미만의 피부가 뾰족하게 솟아올라 있는 형태이며 염증성 여드름의 초기 단계로 안에 고름이 없는 작은 발진이다.

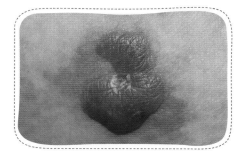
⚠ **수포**

❼ **농포** : 직경 0.5~1cm미만의 피부가 솟아올라 있는 형태이며 농(고름)이 차있는 피부의 작은 융기이다.

❽ **결절** : 구진과 같은 형태이나 직경이 5~10mm 정도 더 큰 피부 병변이며 진피 또는 피하지방층에 존재하며 단단히 응어리진 형태이다.

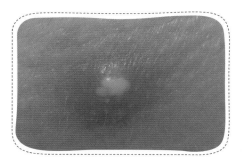
⚠ **농포**

❾ **낭종** : 염증 및 심한 통증을 동반하는 주머니 모양의 혹이며 피하 지방층 깊숙히 생기는 여드름 4단계로 흉터가 생길 수 있다.

❿ **종양** : 비정상적으로 증식하는 덩어리이며 전이가 없는 양성종양(결절)과 전이가 있는 악성종양(암)으로 분류된다.

2 속발진

피부질환의 후기 단계로 원발진이 진전되어 다른 형태로 나타나는 증상이다.

❶ **가피** : 상처나 헐은 부위에 혈장과 농(고름), 혈액이 건조되어 말라붙은 상태이며 일명 '딱지'라고도 한다. 무리하게 떼면 치유가 더디고 흉터를 남긴다.

❷ **미란** : 수포나 고름집이 터진 후 표층이 결손된 상태이며 얕은 점막이 떨어진 상태로 표면을 잘 건조시키면 흉터없이 치유된다.

❸ **인설** : 각화과정의 이상으로 표피 각질층이 얇아지거나 두터워지는 상태이며 각화세포가 눈에 띄게 떨어지는 하얀 부스러기이다.

❹ **태선화** : 표피 전체와 진피 일부가 가죽처럼 두꺼워지는 현상이며 피부병의 오랜 경과로 긁거나 비벼서 단단하고 거친 잔주름이 커진 상태이다.

❺ **찰상** : 가려움 제거를 위해 긁어서 생긴 질환이며 스치거나, 긁힌 상태로 대부분 반흔없이 치료된다.

❻ **균열** : 염증질환이나 피부의 과도한 피지결핍으로 피부가 갈라진 상태이며 아토피성 피부염이 생긴 부위에 발생한다.

❼ **궤양** : 염증이나 괴사로 진피조직이 손실되어 함몰된 상태이며 피부 깊숙한 결손으로 흉터가 남는다.

❽ **위축** : 진피 세포의 수나 성분 감소로 조직의 부피가 감소한 상태이며 피부 탄력이 감소하고 주름이 생기는 '노화피부'라고도 한다.

❾ **반흔** : 진피에서 부터 피하조직까지 결손된 부위에 비정상적으로 결합된 조직이며 외상 치유로 생긴 흉터로 기름샘과 한선이 없고 세포재생이 불가능하다.

❿ **켈로이드** : 피부손상 후 치유과정에서 섬유조직이 병적으로 증식하여 밀집되게 성장하는 질환이며 본래의 상처나 염증 발생 부위를 넘어 결합조직이 과도하게 증식되면서 단단한 융기가 되어 불그스름하게 올라온 흉터이다.

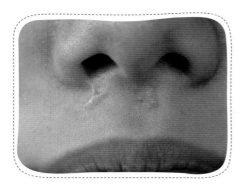

⌃ **켈로이드**

① 반영구화장 시술법

1 그라데이션(Shading, Ombre)

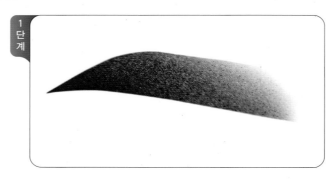
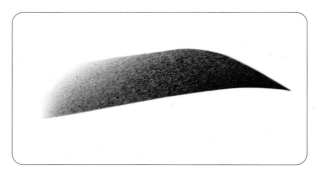
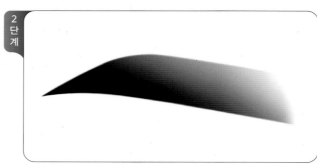
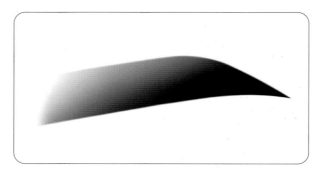

1단계

2단계

1. 머신에 1R, 3R의 라운드 니들을 이용하여 표피의 각질층을 부드럽게 쉐딩하는 기법으로 미세한 점이 층층이 쌓여 색을 입혀주는 방식이다.
2. 눈썹의 꼬리 부분이 가장 진하며, 눈썹의 앞머리로 갈수록 색을 연하게 그라데이션 효과를 주는 방법이다.
3. 예전에는 '화장 눈썹'이라고도 하였으며, 최근에는 '쉐딩 눈썹' 또는 '옴브레 눈썹'이라고 한다.

2 엠보 기법(Microblading, Embo)

1. 4~21개의 니들을 사선모양 또는 라운드 모양의 형태로 만들어 펜에 끼워 색소를 묻혀 눈썹의 결을 따라 선을 그어 색을 입혀주는 방식으로 일명 '자연 눈썹'으로 알려져 있다.
2. 예전에는 일자로 결을 그어주는 방식이었으나 최근에는 눈썹 결의 흐름에 따라 다양하게 곡선과 직선을 적절히 활용하여 더욱 입체감 있는 눈썹을 표현한다.
3. 반영구화장에서 가장 대중적인 눈썹이다.

+PLUS

❶ 점찍기　　　　　　　　❷ 도트 흩 뿌리기　　　　　　　❸ 가볍게 한 방향으로 스치기
❹ 지그재그 스윙 그리기　　❺ 일직선으로 박음질하듯이 그리기　❻ 붓으로 털을 그리듯이 그리기
❼ 곡선형 선으로 그리기　　❽ 원으로 굴리기

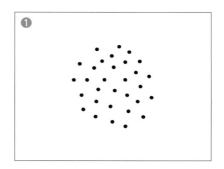
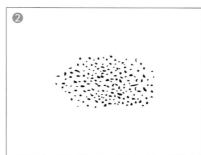
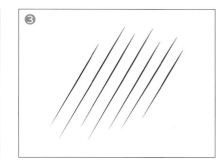

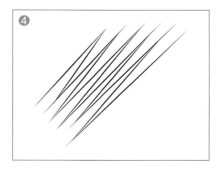
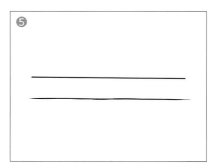
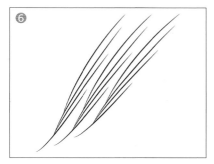

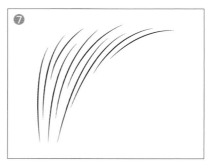
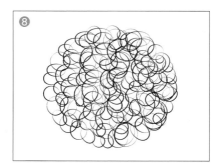

3 페더링 기법(Feathering, Hairstroke)

1. 머신에 1R 니들 또는 플랫니들을 이용하여 표피의 각질층에 눈썹 결의 흐름에 따라 한선 한선 그려주는 기법이다.
2. 깃털처럼 섬세하고 부드럽다고 하여 '페더링 기법'이라 불리며 최근에는 눈썹결 흐름에 따라 그려준다고 해서 '헤어스트 록'이라고도 부른다.
3. 반영구기법 중 가장 정교한 기법이라고 할 수 있다.

4 수지 기법(Manual)

1. 일명 '수지침 기법'이라고도 불리며, 3~10개의 라운드 니들 또는 플랫이나 메그넘 니들 등 최근에는 다양한 니들을 많이 사용하고 있다.
2. 피부 표면에 빠르게 점을 찍어 색소를 입혀 면을 채워주는 기법으로 그라데이션 기법처럼 음영을 준다.

5 콤보 기법

1. 2가지 기법을 함께 사용하는 방법으로 선과 면을 함께 작업하는 것이 일반적이다.
2. 엠보로 결을 넣고 쉐딩으로 색을 채워주는 방식이 대부분이며, 눈썹 숱이 너무 없거나 붉은 잔흔이 있을 경우 콤보 시술이 들어간다.
3. 최근에는 엠보 기법과 머신 페더링 기법을 함께 작업하는 콤보 시술도 늘어나는 추세이다.
4. 피부 자극은 최소화시키고 눈썹 결은 더욱 선명하며 결과 결 사이에 입체감을 주어 더욱 사실적인 눈썹을 표현할 수 있다.

① 반영구화장 시술 전 주의사항

1. 시술 전 고객의 병력이나 현재 복용하고 있는 약을 체크한다.
2. 병력사항을 체크 후 AIDS(Acquired Immune Deficiency Syndrome, 후천성면역결핍증)환자의 경우 시술하지 않는다.
3. 혈당 조절이 잘 되고 있는 당뇨 환자의 경우에는 상담을 통해 시술 여부를 결정한다.(입술 및 아이라인은 시술하지 않는다.)
4. 아스피린과 혈전용해제를 복용하는 경우 시술 1주일 전부터 복용을 중단하고, 시술 후 다시 복용한다.
5. 켈로이드 피부인지를 체크한다.
   → 켈로이드 피부의 경우 상담을 통해 피부 손상을 최소화하는 시술기법을 권한다.
6. 알러지를 체크한다.
   → 금속 알러지, 화학물질 알러지, 기타 피부 알러지 등 시술도구나 사용하는 색소에 따라 알러지가 발생할 수 있으므로 시술 전 피부 반응검사를 진행하는 것이 좋다.
7. 임신 및 모유수유 상태인지 체크한다.
   → 피부에 흡수되는 마취크림은 임신 중이거나 모유수유 중에는 사용하지 않는 것이 좋다. 또한, 시술 중 통증으로 인한 스트레스를 받을 수 있으므로 출산 후 모유수유가 완전히 끝난 후 시술 받는 것이 좋다.
8. 통증에 관해서는 사람마다 개인차가 발생할 수 있다. 시술 당일 컨디션이 좋지 않을 때, 전날 과음을 했을 때, 여성의 경우 월경 중일 때는 평소보다 통증을 더 느낄 수 있다.
9. 시술 전과 후를 비교하기 위해 시술 전 사진 촬영을 꼭 진행한다.

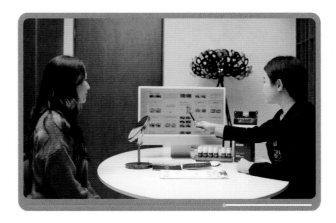

⊗ 상담하는 모습

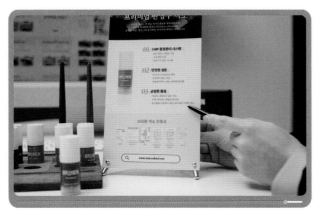

⊗ 색소 설명하는 모습

② 반영구화장 시술 후 주의사항

■ 반영구화장 시술 후 공통 주의사항

1. 시술 당일 세안제를 이용한 세안은 피한다.
   → 가벼운 물세안은 가능하나 세안제로 과하게 문지르는 것은 색소 탈각을 빠르게 진행시킬 수 있다.
2. 시술 후 1주일 동안 땀 흘리는 것을 피한다.
   → 땀 흘리는 사우나, 찜질과 운동, 특히 물에서 하는 수영은 색소 탈각을 빠르게 진행시킬 수 있다.
3. 시술 후 3일 동안 알코올 섭취를 피한다. 특히, 입술 시술 후에는 반드시 7일 동안 금주한다.
4. 2차 감염 및 염증, 부종이 있을 수 있어 음주는 피해야 한다.
5. 시술 후 3~5일 동안 시술한 부위를 만지거나 긁지 않는다.
   → 색소를 주입하는 과정에서 스크래치 된 피부가 재생하는 기간으로 긁거나 비비는 것을 피한다.
6. 시술 후 3~5일 동안 재생크림을 아침, 저녁 세안 후 꼼꼼하게 도포한다. 후시딘, 마데카솔, 바세린 크림은 피하는 것이 좋다.
7. 시술 직후의 붉은기는 3일 정도 갈 수 있다.
   → 피부 예민도에 따라 3~7일 정도 붉은기가 보일 수 있다.
8. 시술 1시간 후 컬러가 서서히 진해지며 최대 5일 후에는 미세 각질이 탈각되면서 자연스러워진다.
9. 시술 후 리터치는 4주 후에서 두 달 안으로 시술해야 한다.
10. 시술 후 고객 피부에 따라 색소 유지 기간이 달라질 수 있음을 인지하고 안내한다.

> **지성피부** : 6개월 ~ 1년 이상, **중성피부** : 1년 이상, **건성피부** : 1년 ~ 1년 6개월 이상

■ 아이라인 반영구화장 시술 후 주의사항

1. 시술 시 눈물이 많이 날 경우 눈이 과하게 부을 수 있어 유의한다.
   → 가벼운 냉찜질은 붓기를 가라앉히는 효과가 있지만 과하게 찜질 시 붓기가 심해질 수 있다.
2. 시술 후 평균 3~5일 동안 충혈, 붓기, 가려움증, 눈의 피로, 건조함을 느낄 수 있다.
   → 불편감이 계속되는 경우 병원 진료 후 약과 안약 처방을 받도록 한다.
3. 시술 후 3~5일 정도 굳은 마스카라액처럼 검게 떨어져 나올 수 있다. 이것은 재생기간 중 자연스러운 현상으로 인위적으로 떼지 않도록 한다.
4. 시술 후 유지 기간은 평균 2년에서 3년으로 지워지는 것이 아닌 컬러 변색이 올 수 있다.
   → 변색되기 전 재시술을 하면 변색 없이 유지기간이 길어진다.

❸ 입술 반영구화장 시술 후 주의사항

1. 시술 후 7일 동안 반드시 금주해야 한다.

   → 2차 감염 및 염증, 부종뿐 아니라 입술이 검게 착색될 수 있어 금주기간을 반드시 지키도록 안내한다.

2. 시술 후 한달 이내로 입술에 수포가 생길 수 있어 경과를 잘 살피고 약처방을 받도록 한다. 수포 발생은 시술 후 평균 2~5일 차에 가장 많이 발생되며, 한달 이내까지 발생할 수 있으므로 경과를 잘 살피면서 약처방을 받도록 한다.

3. 약은 시술 전 병원에서 미리 처방받는 것이 좋으며, 항바이러스 약을 복용한다. 또한 약과 함께 연고도 같이 처방받는 것이 좋다.

4. 시술 후 일시적으로 입술이 건조할 수 있다. 최소 3개월 정도까지는 입술이 건조하지 않도록 립밤을 수시로 발라준다.

❹ 헤어라인 반영구화장 시술 후 주의사항

1. 염색과 펌은 시술 2주 전 또는 시술 후 약 4주 뒤에 하는 것이 좋다.

2. 시술 후 헤어에 남아있는 색소로 인해 옷이나 베개에 이염될 수 있으므로 밝은 옷은 피하고 침구에 수건을 덮어 사용한다.

3. 시술 후 24시간 동안 샴푸는 피한다.

   → 색소 손실률을 막고 시술 부위가 따끔거릴 수 있는 것을 방지하기 위함이다.

4. 헤어라인 반영구화장은 유분기가 많은 부위로 유지기간이 다른 시술 부위에 비해 짧다.

   → 두피 상태에 따라 유지기간은 평균 6개월~1년 6개월 정도이다.

❶ 소독 종류

반영구화장은 인체에 시행하는 시술로 이와 관련된 재료 및 기구는 미생물이 없는 멸균 상태여야 한다. 시술 장소 또한 안전한 시술을 위해 세균이 없는 멸균 상태를 유지해야 한다.

1 세척(Cleaning)

오염된 물질을 물 또는 기계적 마찰, 세제로 제거하는 것으로 소독과 멸균 전 단계에 반드시 수행해야 한다.

1 멸균기

1. 대부분의 오염 물질과 미생물 제거가 용이하고, 다루기 쉬운 장점이 있다.
2. 시술 기구의 다양한 형태와 오염물의 습기정도에 따라 제거 수준이 달라질 수 있다.
3. 세척 용액의 산도(pH)와 세척 주기를 잘 고려해야 한다.
4. 고온에 잘 견디는 기구만 사용할 수 있다.

2 초음파 세척기

1. 손이 잘 닿지 않는 미세한 부분까지 오염물 제거에 용이하다.
2. 깨지기 쉬운 기구들은 적합하지 않다.
3. 초음파 세척 후 물헹굼은 필히 해주어야 한다.

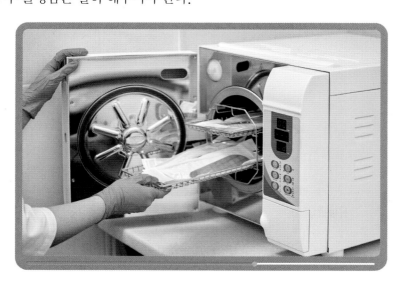

⌃ 소독기

2 소독(Disinfection)

세균의 아포(spore)를 제외한 병원 미생물(병원성, 비병원성)을 제거하는 과정으로 사용 목적과 사용 환경을 고려하여 그에 맞는 소독제를 선택하고 사용해야 한다.

1 피부 소독(Skin Disinfection)

피부 소독에 필요한 피부 소독제에는 에틸알코올, 클로르헥시딘, 포비돈, 보릭, 블레파졸 등이 있다.

❶ 에틸알코올

1. 피부 소독에는 에틸알코올을 많이 사용한다.
2. 알코올은 쉽게 증발하여 멸균된 솜에 적셔서 밀폐가 잘 되는 용기에 소분해서 보관하고, 사용할 때는 포셉(핀셋과 비슷한 끝부분이 아래로 향한 것)을 사용해서 집어준다.
3. 농도가 낮거나 알코올이 마른 뒤에는 소독 효과를 기대하기 어렵다.
4. 당일에 사용할 양을 만들어 사용하고 남은 것은 폐기한다.

❷ 클로르헥시딘

1. 클로르헥시딘은 소독제가 말라도 소독 효과가 상당기간 지속되는 장점이 있다.
2. 피부와 손소독에 적합하다.
3. 상처를 깨끗이 할 때도 사용 가능하지만 바이러스와 결핵균 살균력은 거의 없다.

❸ 포비돈

포비돈은 강력한 피부 소독제로 도포 후 소독약이 건조되는 1~2분의 작용시간이 필요하다.

❹ 보릭

1. 보릭은 가장 약한 소독약품으로 멸균증류수 1L에 붕산 20g을 녹여서 사용한다.
2. 멸균 솜에 적셔서 밀폐가 잘 되는 용기에 소분해서 보관하고 일반적인 피부 시술 부위 드레싱에 많이 사용한다.
3. 당일 만들어 사용하고 남은 것은 반드시 폐기한다.

❺ 블레파졸

1. 블레파졸(blephasol)은 무알코올, 무향의 특징을 가진다.
2. 함유된 성분 중 '카프릴로일 글리신'의 항균작용으로 안검염증 치료와 수술 전 눈가 소독에 사용하는 의약품이다.
3. 항균력과 함께 세정력도 뛰어나 눈주위 오염물 제거와 가려움증 해소에 효과가 있어 민감한 눈 주위 메이크업 클렌징으로도 적합하다.

② 피부 소독제 사용법

1. 적용 부위와 목적에 맞는 피부 소독제를 선택하여 사용한다.
2. 소독력 증가를 목적으로 여러개의 소독제를 한번에 적용하지 않는다.
3. 시술 부위보다 넓은 면적에 적당한 시간을 두고 도포하는 것이 중요하다.

③ 피부 소독제 조건

1. 독성이나 자극이 없고 환경에도 무해해야 한다.
2. 원액이나 희석된 상태에서 화학적으로 안정성이 있어야 한다.
3. 각종 미생물에 광범위하고 일정한 소독효과가 있어야 한다.
4. 소독 작용 시간이 신속하고 효과가 우수해야 한다.
5. 냄새가 없거나 있더라도 불쾌감이 없어야 한다.

④ 유의사항

1. 소독제의 유효기간을 준수한다.
2. 남은 소독제를 다른 소독제에 섞지 않는다.
3. 피부 소독제를 희석하여 사용하는 경우 멸균 증류수를 사용하고, 남은 것을 보관하지 않는다.
4. 처음 들어있던 소독제 용기에서 다른 용기에 부어 보관하지 않는다.
5. 오염되지 않는 곳에 보관한다.

3 멸균(Sterilization)

세균의 아포(spore)를 포함한 모든 미생물을 제거하는 것으로 완벽한 살균 상태라 볼 수 있다.

① 고압 증기 멸균(Steam Sterilization)

❶ 고압 증기 멸균 방법

고운 수증기를 이용하여 135℃에서 5m(분), 120℃에서 20m(분) 동안 미생물, 포자 등을 가열 처리하는 방법으로 시술기구, 직물류 등 열이나 습기에 견디는 물품이 적합하다.

❷ 장점 및 단점

장점	• 멸균시간이 짧고, 멸균한 제품에 독성이 없다. • 한번에 많은 물품을 멸균처리하기에 용이하다. • 멸균 비용이 저렴하다.
단점	• 100℃ 이상에 견딜 수 있는 것만 가능하다. • 물에 용해되지 않는 것이어야 한다. • 부식이 쉬운 제품이나 날카로운 칼날, 기구들은 반복적 멸균처리에 무뎌질 수 있다.

② 건열 멸균(Dry Heat Sterilization)

❶ 건열 멸균 방법

고온의 건열을 이용하여 160℃에서 2시간(2H), 140℃에서 3시간(3H), 120℃에서 12시간(12H) 미생물을 산화 또는 탄화시켜 멸균하는 방법으로 습기가 침투하기 어려운 금속, 사기, 유리 제품이 적합하다.

③ EO가스 멸균(Ethylene Oxide Gas Sterilization)

❶ EO가스 멸균 방법

1. EO가스를 이용하여 38℃에서 3시간(3H), 55℃에서 2시간(2H) 동안 멸균하는 방법으로 열과 습기에 약한 기구의 멸균에 효과적이다.
2. EO가스는 독성이 있어 멸균 처리 후 충분한 환기가 필요하다.
3. 통기 챔버 사용 시 49~60℃에서 12시간(12H), 60~62℃에서 8시간(8H) 환기한다.
4. 통기 챔버가 없는 경우 대기 중에서 7일 동안 환기시킨다.
5. 열에 민감한 고무, 합성수지, 전자, 예리한 기구, 마모되기 쉬운 기구, 열에 취약하여 고온에서 멸균할 수 없는 물품들이 적합하다.

❷ 장점 및 단점

장점	• 열과 습기에 약한 기구의 멸균이 가능하다. • 멸균 포장 상태에 따라 최대 2년 동안 보존이 가능하다.
단점	• 멸균 시간 및 EO가스 제거를 위한 환기 시간이 길다. • 비교적 멸균 비용이 비싸다.

② 기구 및 환경의 소독과 멸균

효과적인 소독과 멸균을 위해서는 소독과 멸균 작업 전에 물과 세제로 이물질과 유기 물질을 제거하는 것이 필수이다. 반영구 화장은 침습적 시술인 만큼 기구 및 주변 환경의 청결과 소독, 멸균에 유의해야 한다.
니들은 멸균처리하여 포장된 1회용을 사용하고 시술 시 니들에 다른 오염물질이 닿지 않도록 안전에 유의해야 한다.

① 반영구화장 시술 전

1. 시술에 필요한 재료 및 기구들은 소독과 멸균된 것을 준비한다.
2. 멸균된 솜에 적신 소독제를 밀폐용기에 담아 준비한다.

3. 시술의 핵심인 니들은 반드시 멸균처리하여 포장된 1회용을 준비하고, 휘거나 손상된 부분은 없는지 이상 유무를 확인한다.

4. 시술에 사용하는 재료 및 기구에 1회용 멸균커버를 씌워준다.

5. 장갑 착용 전 손 소독을 실시한다.

6. 시술 중 시술자의 지시사항에 준수할 것을 숙지시킨다.

7. 시술베드에 1회용 베드커버를 씌우고 시술자와 고객은 오염물이나 염료가 묻지 않도록 1회용 위생복, 위생모(헤어라인 시술을 받는 고객은 미착용), 마스크를 착용한다.

2 반영구화장 시술 중

1. 장갑 착용 후 준비한 시술 재료 외에 접촉은 최소화한다.

2. 시술 부위 소독

눈썹	알코올 희석액, 포비돈 희석액, 보릭
아이라인	보릭, 포비돈 희석액, 블레파졸
입술	보릭, 포비돈 희석액, 알코올 희석액
헤어라인	보릭, 포비돈 희석액, 알코올 희석액

3. 시술에 필요한 행동 외의 모든 것을 최소화 한다.(핸드폰 사용, 음료 및 음식 섭취, 기타 오염이 되는 행동)

4. 시술 중 고객에게 불편한 사항이 없는지 체크한다.

5. 빠르고 정확하게 시술을 끝내도록 한다.

6. 시술 중 실수가 발생한 경우 무리해서 진행하지 않는다.

3 반영구화장 시술 후

1. 통증, 부종, 붉은기, 열감 등 감염과 염증 정도를 체크한다.

2. 시술 부위가 오염되지 않도록 불필요한 터치는 피한다.

3. 시술 후 착용했던 위생복, 위생모, 마스크는 모두 폐기한다.

4. 시술 후 주의사항에 대해 안내하고 지침사항을 반드시 준수하도록 숙지시킨다.

5. 염증 반응이 지속되거나 이상 증상이 발생할 경우 즉시 연락할 수 있도록 비상 연락처를 안내한다.

❶ 반영구화장 시술실 세팅

반영구화장의 관심과 수요가 증가하는 만큼 반영구화장의 시술환경 및 도구에 대한 관심도 높아지고 있다.
반영구화장 시술에서 기본적으로 갖추어야 하는 시술환경은 상담실, 고객 대기실, 사진 촬영 공간, 시술실로
구분된다.

❶ 상담실

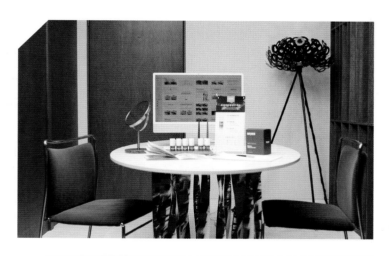

1
1. 시술 전 고객과의 상담은 독립된 공간에서 이루어지는 것이 좋다.
2. 반영구화장 시술 전 시술 부위와 다양한 기법, 시술동의서, 디자인, 컬러, 주의사항 등을 고객과 충분히 상담하는 것이 중요하다.

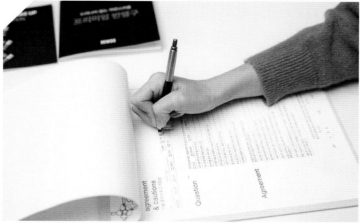

2
시술 상담이 진행되기 전 병력 및 특이사항, 시술 주의사항, 시술 동의서를 작성한다.

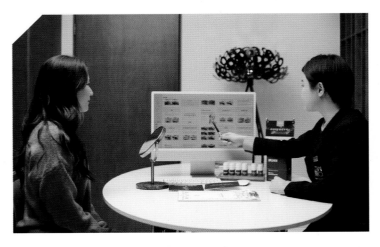

3 시술 기법과 고객의 얼굴형태, 눈썹 결의 방향, 잔흔의 유무, 선호하는 디자인과 시술 과정에 대해 자세히 설명한다.

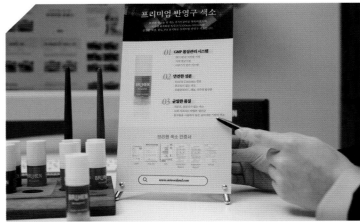

4 시술 시 고객에게 사용되는 색소 컬러와 색소 성분에 대한 안정성을 충분히 설명한다.

2 고객 대기실

시술 들어가기 전에 통증 완화제 도포 후 25분 정도 대기시간이 필요하다. 이때 고객이 편안하게 대기할 수 있는 공간이 마련되어 있으면 좋다. 공간이 협소할 경우 시술실에서 대기하는 것도 무방하다.

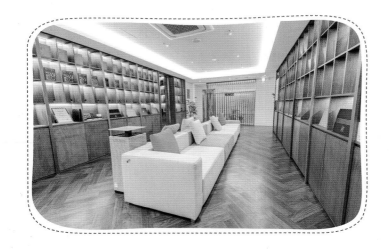

3 사진 촬영 공간

동일한 조건에서 사진 촬영을 하는 것이 중요하기에 시술 전·후 사진 촬영을 위한 독립공간이 마련되어 있으면 좋다. 하지만 촬영 공간이 부족하다면 시술실 벽면을 활용할 수도 있다. 또한, 같은 동일한 위치라면 누워서도 가능하다.

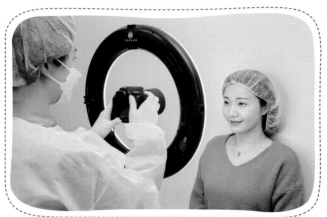

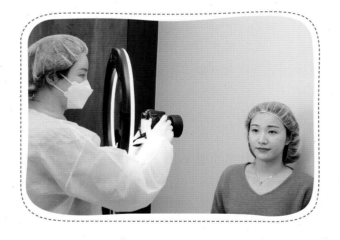

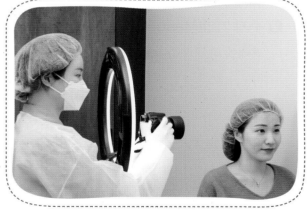

4 시술실

시술실에서 중요한 것은 청결과 동선이다. 따라서 시술실의 청결함을 유지할 수 있도록 항상 주의를 기울여야 한다. 또한, 시술실의 배치는 시술을 받는 고객에게 편안함과 안정감을 줄 수 있어야 하며, 시술 시 활용도가 높은 동선을 고려하여 배치하는 것도 중요하다.

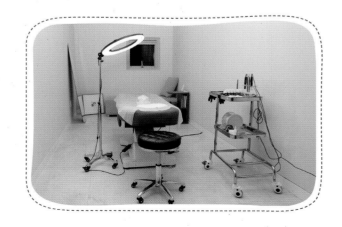

② 반영구화장 시술 도구 세팅

시술 도구는 펜 기법 도구와 디지털 머신으로 구분된다. 펜 기법 도구는 펜 기법, 엠보 기법(Microblading), 수지 기법(Manual)에 사용하며, 디지털 머신은 머신 기법, 머신 페더링 기법(Hairstroke), 그라데이션 기법(Shading)에 사용한다.

1 펜 기법 도구(엠보펜, 수지펜)

펜 도구를 이용한 기법으로 엠보 기법과 수지 기법이 대표적이다. 펜에 멸균 처리된 1회용 니들을 삽입하여 수작업으로 피부에 색소를 착색시키는 방법으로 반영구화장의 다양한 도구 중 가장 대중화되어 있다.

1 엠보 기법(Microblading)

펜에 사선 모양 또는 라운드 모양의 엠보 니들을 십자홈에 고정하여 눈썹 결처럼 한선 한선 남기는 작업이 가능하다.

2 수지 기법(Manual)

펜대에 하나 또는 여러 개 뭉쳐져 있는 니들을 고정하여 수작업으로 점을 찍어서 면을 채우는 방법이다.

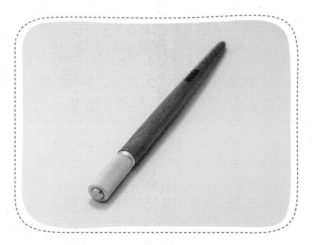
⚆ 엠보펜

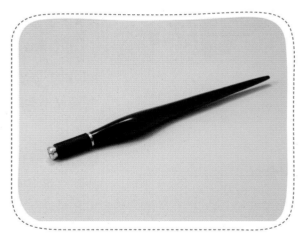
⚆ 수지펜

2 디지털 머신

최근 가장 많이 사용되고 있으며 본체와 핸드피스로 구성되어 있다. 디지털 머신은 니들을 흔들림 없이 잡아주면서 회전이 고르고 상하수직으로 작게 진동하여 일정한 간격, 정확한 터치가 가능하다.

니들과 캡이 일체형인 카트리지를 사용하여 위생적이며 오염을 방지할 수 있는 장점이 있다. 이전에는 디지털 머신 가격이 매우 고가였지만, 최근에는 수요가 급증하면서 성능이 뛰어난 다양한 저가 디지털 머신이 출시되어 선택의 폭이 넓어졌다. 또한, 반영구화장 전용 니들과 타투 전용 니들을 함께 사용할 수 있는 제품들이 많이 출시되고 있다.

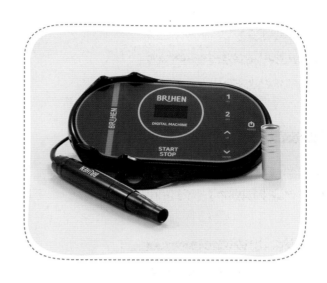

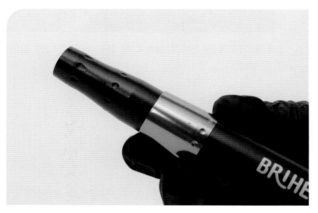

⚠ 반영구 머신 전용 니들을 사용할 수 있는 슬리브

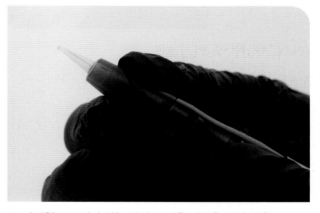

⚠ 나사형으로 되어 있는 반영구 전용 니들을 끼워 사용

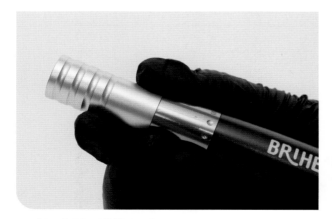

⚠ 타투 니들을 사용할 수 있는 슬리브
 * 타투 니들은 모든 제품 호환 가능

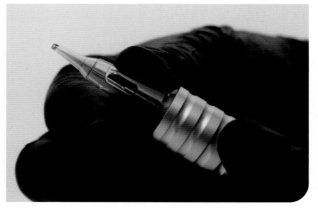

⚠ 타투 니들을 타투 니들 전용 슬리브에 끼워 사용

3 아날로그 머신

오래 전부터 꾸준히 사용하고 있는 아날로그 머신은 니들이 상하좌우 사면으로 움직이면서 색소를 빠르게 주입하는 방식이다. 가격대가 저렴하고 출력이 강한 것이 특징이며, 핸드피스로만 되어 있어 간편하게 사용할 수 있다. 하지만 일체형 니들이 아닌 니들과 니들캡이 분리되어 있어 이를 각각 씌워 사용해야 하기 때문에 비위생적이며 불편함이 있다. 뿐만 아니라 사면으로 빠르게 움직이는 방식으로 인해 피부 상처가 큰 것이 단점이다.

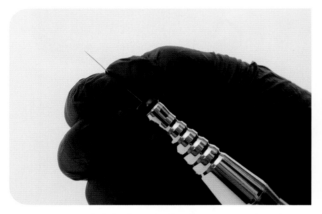
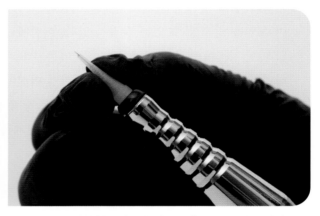

△ 니들 캡과 분리되어 있는 니들을 핸드피스에 먼저 끼워준다.　　△ 니들이 끼워진 핸드피스에 니들 캡을 씌우고 니들 길이를 조절한다.

③ 반영구화장 니들

1 엠보 니들

니들의 두께와 형태, 개수에 따라 다양한 종류의 엠보 니들을 사용할 수 있다.

1 종류

형태	라운드 니들, 사선 니들
개수	4~25핀
두께	0.35mm, 0.30mm, 0.25mm, 0.20mm, 0.18mm, 0.16mm, 0.15mm

2 표기 방법

▽ 1615# : 16개의 니들로 구성된 0.15mm 사선 형태의 니들

앞자리	니들의 개수	뒷자리	니들의 두께
문자	니들의 형태 (U/#)	예시	1820# / 1825# / 1616U 등

❸ 엠보 니들 특징

1. 시술 시 시술도구에 따라 다양한 니들을 사용할 수 있다.
2. 모든 니들은 1회용으로 멸균포장 되어 있다.
3. 엠보 니들의 특징에 대해 정확히 알고 시술해야 좋은 결과를 얻을 수 있다.

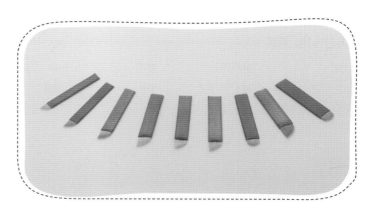

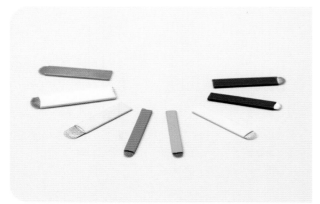

⚜ 라운드 니들

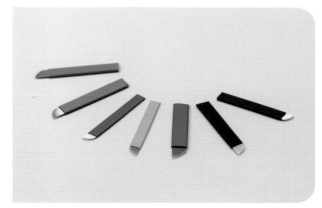

⚜ 사선 니들

❹ 1회용 엠보 펜대

1. 엠보펜과 니들이 일체형으로 이루어진 1회용 엠보펜대이다.
2. 국내보다 해외에서 많이 사용하고 있다.
3. 일체형 엠보 펜대가 분리되어 있는 것보다 비싸다.

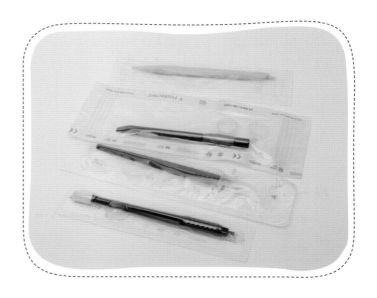

2 머신 니들

머신 니들 종류

1R	3R	3RS	4F	5FS	5R
6F	7M	7R	9M	11M	MTS

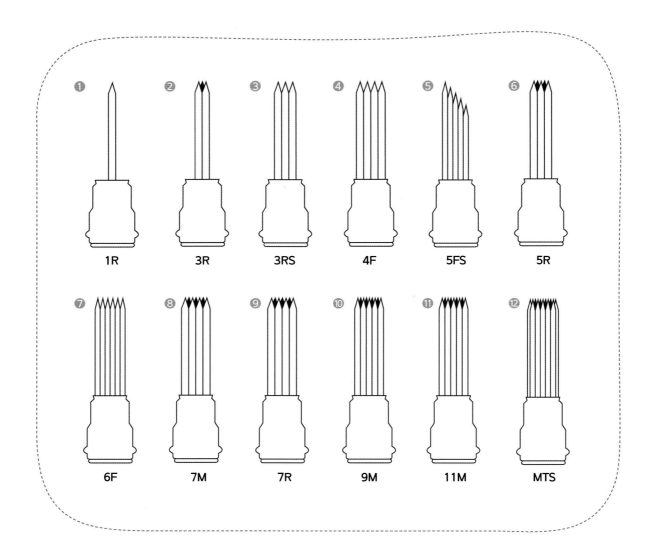

❤ 니들의 종류

번호	니들 모양	니들 종류	사용되는 부위 및 기법
❶	●	1R	페더링 기법, 눈썹 그라데이션 기법, 아이라인, 입술, 헤어라인, smp, 유륜
❷	(3개의 원)	3R	눈썹, 아이라인, 입술라인, 흉터커버, smp
❸	(3개의 원)	3RS	아이라인 입술라인, 화장눈썹, 흉터커버, smp
❹	●●●●	4F	눈썹(hairstroke), 아이라인, 입술, 흉터커버
❺	(5개의 사선 모양)	5FS	사선 모양으로 눈썹 또는 아이라인
❻	(5개의 원)	5R	입술, 눈썹
❼	●●●●●●	6F	눈썹(그라이데이션, 머신페더링), 입술, 흉터커버, 유륜
❽	(7개의 원)	7M	입술, 유륜, 흉터커버, 그라데이션(쉐이딩)
❾	(7개의 원)	7R	입술, 흉터커버, 유륜, 입술
❿	(9개의 원)	9M	흉터커버(메그넘), 입술
⓫	(11개의 원)	11M	흉터커버(메그넘), 유륜
⓬	(MTS 원 배열)	MTS	두피, 흉터커버, 피부

기타 니들 종류

1R 0.25m	1R 0.30m	1R 0.35m	3R	5M	5SF	7F

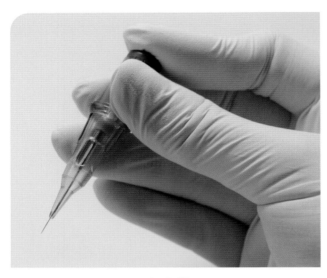

⊗ 1R 0.25m

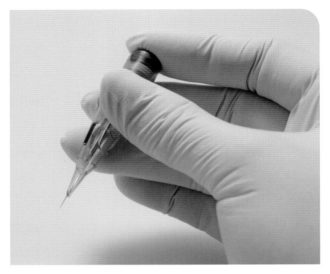

⊗ 1R 0.30m

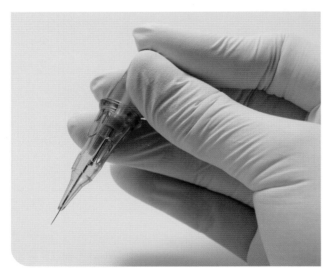

⊗ 1R 0.35m

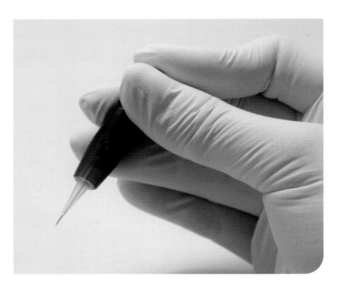

⊗ 3R

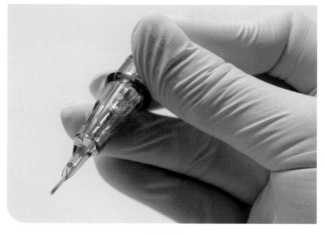

⊗ 5M

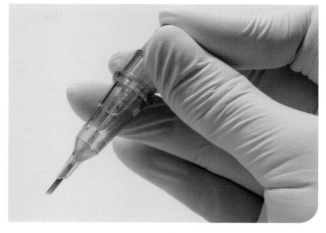

⊗ 5SF

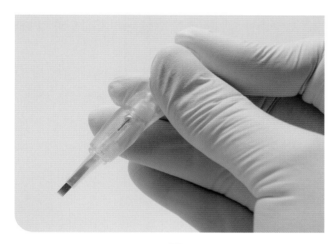

⊗ 7F

➕PLUS

수지 니들의 종류는 다양한 활용도에 따라 분류된다.

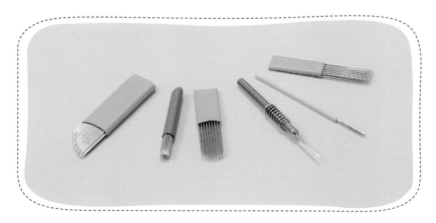

반영구화장 부자제

부자제 종류

색소컵과 색소반지	색소 쉐이커	니트릴 글러브	마이크로 면봉	커버랩	베리어 필름
클립코드 슬리브	포인트 면봉	1회용 디자인 스티커 자	디자인 펜슬	눈썹 칼	머신 및 엠보대 거치대
눈썹 가위	그립밴드	1회용 위생커버	색소컵 홀더	위생 트레이 및 캔	
스크류 브러쉬	립 브러쉬	실	알코올 솜	인공눈물	생리식염수
안연고	항바이러스 연고	재생크림	타이머	마취크림	2차 마취제
아이라인 마취크림					

1 색소컵과 색소반지

1. 색소를 덜어 사용할 수 있는 반지 타입과 컵 타입의 2종류가 있다.
2. 보통 엠보용 색소는 반지 타입에 머신용 색소는 컵타입에 사용되며, 2차 통증 완화제를 담아 사용할 때도 컵 타입을 사용한다.

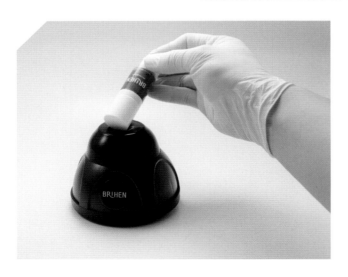

2 색소 쉐이커

1. 색소는 충분히 흔들어서 사용해야 한다.
2. 쉐이커를 이용하여 더욱 고르게 믹스하는 것이 좋다.

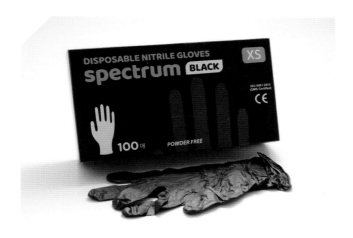

3 **니트릴 글러브**

1. 시술 시 위생과 감염방지를 위하여 꼭 착용해야 하는 것이 글러브이다.
2. 시술 시 피부 스트레치를 줄 때 사용감이 편하고 손라인을 따라 정확히 맞는 글러브를 착용하는 것이 좋다.
3. 글러브는 니트릴과 라텍스 2종류로 구분되며, 라텍스로 인해 알러지가 발생하는 경우가 있어 사용 전 꼭 확인해야 한다.

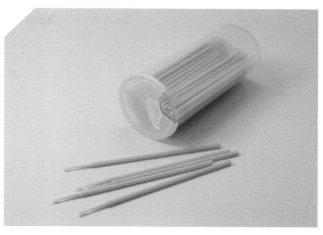

4 **마이크로 면봉**

마이크로 면봉은 2차 통증 완화제를 도포할 때 사용하는 1회용 플라스틱 면봉이다.

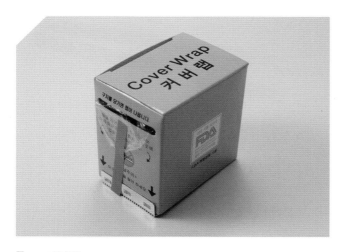

5 **커버랩**

눈썹, 아이라인, 입술 시술 시 1차, 2차 통증 완화제를 도포하고 크림이 건조해지지 않도록 씌워주는 역할을 한다.

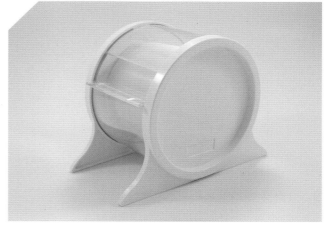

6 **베리어 필름**

머신 및 엠보대를 사용할 때 소독이 불가능한 부위에 위생 및 감염예방을 위해서 1회용으로 씌워 사용하는 필름이다

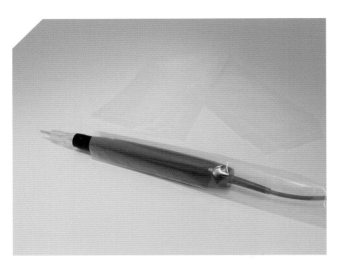

7 클립코드 슬리브

머신으로 시술 시 손이 닿는 머신 핸드피스와 머신 줄의 위생 및 감염 예방을 위해 감싸주는 1회용 커버이다.

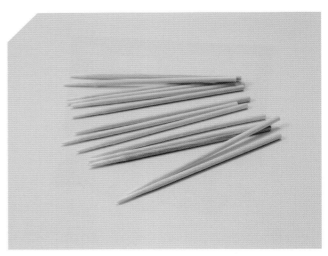

8 포인트 면봉

눈썹, 아이라인, 입술 반영구화장 디자인 수정 시 필요한 가는 면봉이다.

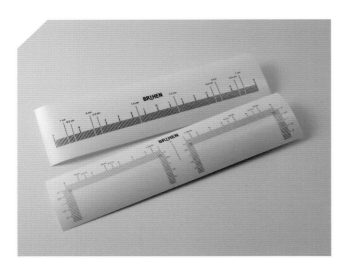

9 1회용 디자인 스티커 자

1. 위생과 감염 예방을 위하여 피부에 접촉되는 모든 제품은 1회용 사용을 권장한다.
2. 눈썹 반영구화장 디자인 작업 시 눈썹 대칭을 위해 1회용 대칭자를 사용한다.

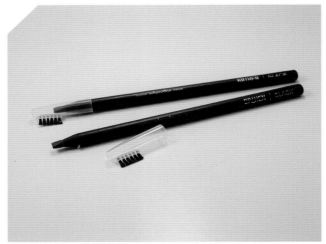

10 디자인 펜슬

1. 시술 시 디자인 작업을 위해 사용하는 펜슬이다.
2. 디자인한 라인이 1차 통증 완화제 도포 후에도 잘 지워지지 않도록 워터 프루프 제품을 사용하는 것이 좋다.

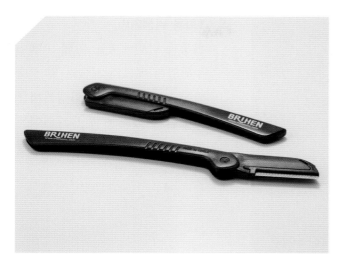

11 눈썹 칼

1. 눈썹 시술 시 가장 기초적인 작업으로 눈썹정리에 사용되는 눈썹 칼이다.
2. 모든 제품은 1회용 사용을 원칙으로 한다. 시술 전·후로 사용되며 사용 후에는 고객에게 드리는 것을 추천한다.

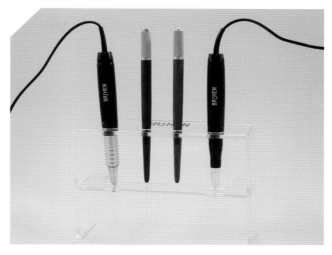

12 머신 및 엠보대 거치대

시술 작업 시 위생을 위해 사용한 도구를 바닥에 내려놓지 않고 머신 핸드피스나 엠보대를 거치대에 보관한다.

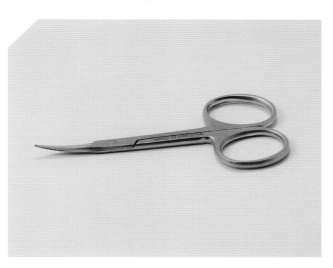

13 눈썹 가위

눈썹 정리 시 필요한 도구로 사용 전·후에는 알코올 소독과 자외선 살균기에서 소독 후 사용한다.

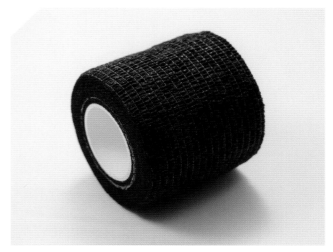

14 그립밴드

1. 머신이나 엠보대 사용 시 위생을 위해 펜대 전체에 감아주어 사용한다.
2. 미끄럼 방지 역할 및 자신에게 맞는 펜의 두께를 조절할 때도 사용된다.
3. 시술 시 밴드는 1회 사용 후 폐기한다.

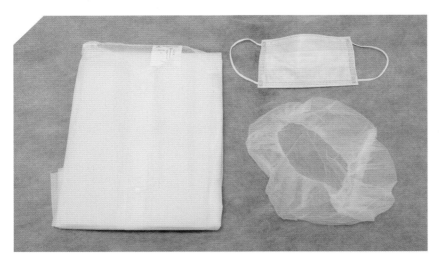

15 1회용 위생커버

위생과 감염예방을 위해 고객이 누워있는 베드와 시술자 및 시술 받는 고객은 1회용 위생커버를 사용한다. 1회용 위생커버에는 배드커버, 가운, 모자, 마스트 등이 있다.

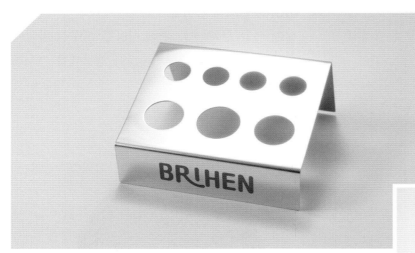

16 색소컵 홀더

일반적으로 색소 컵 고정을 위해 사용된다. 색소뿐만 아니라 2차 통증 완화제도 함께 색소컵에 담아 사용이 가능하다.

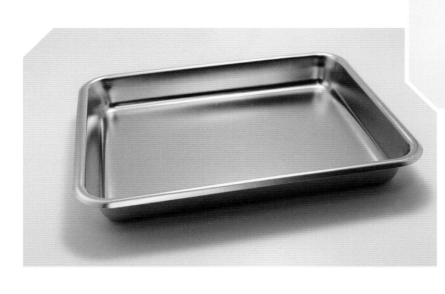

17 위생 트레이 및 캔

1. 시술 전 필요한 시술 도구를 담아 사용한다.
2. 스테인레스 밧트와 캔은 고압 증기멸균소독기로 소독이 가능하다.

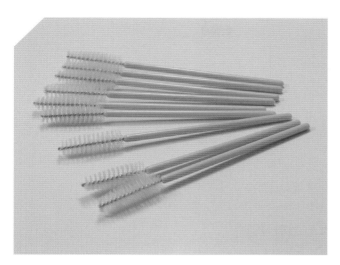

18 스크류 브러쉬

눈썹 정리 및 속눈썹 정리 시 필요한 1회용 브러쉬
이며 얼굴에 붙은 이물질을 털어낼 때도 유용하다.

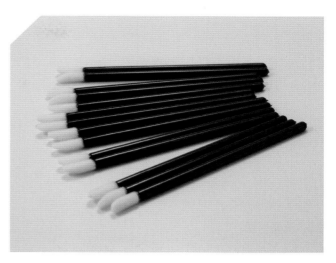

19 립 브러쉬

입술 시술 시 필요한 1회용 립브러쉬이다.

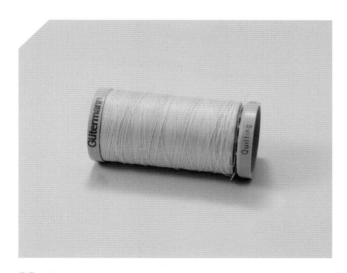

20 실

디자인 작업 시 실에 펜슬을 묻혀서 대칭을 잡을
때 주로 사용한다.

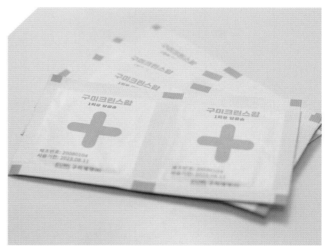

21 알코올 솜

시술 전 유분기 제거를 위해 알코올 솜을 이용하여
시술 부위를 닦아준다. 지성피부는 반드시 사용해
야 한다.

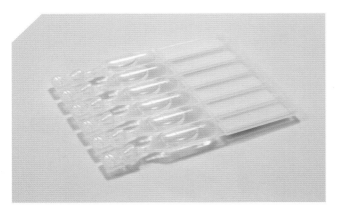

22 인공눈물

아이라인 시술 마무리 후 시술 부위 세척 시 사용한다.

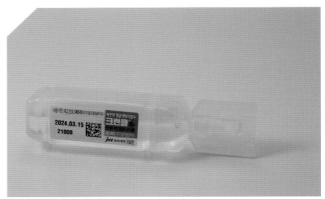

23 생리식염수

반영구화장 시술 부위 세척 시 사용한다.

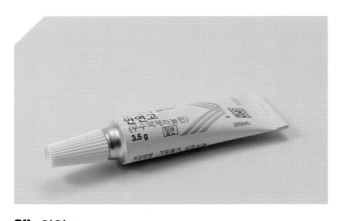

24 안연고

아이라인 반영구화장 시술 후 마무리 작업에서 시술 부위에 소량 도포해 준다.

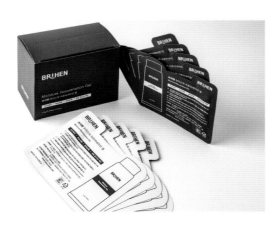

반영구화장 입술 시술 후 마무리 작업에서 시술 부위에 소량 도포해 준다.

25 항바이러스 연고

반영구화장 입술 시술 후 마무리 작업에서 시술 부위에 소량 도포해 준다.

26 재생크림

눈썹 시술 후 마무리 작업에서 시술 부위에 소량 도포해 주며, 홈케어로 일주일 동안 사용할 제품을 주의사항과 함께 동봉하여 준다.

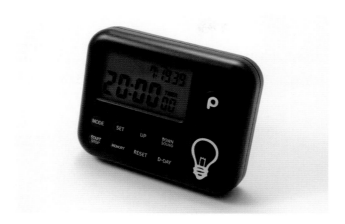

27 타이머

마취 시간과 시술 시간을 체크한다.

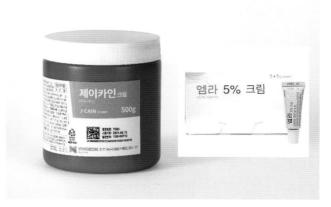

28 마취크림

1. 1차 마취제품으로 크림타입과 겔타입 2가지 종류가 있으며, 단일 성분의 일반의약품인 리도카인, 복합성분의 전문의약품인 프릴로카인이 있다.
2. 1차 작업 전 눈썹, 입술, 헤어 라인에 도포한다.

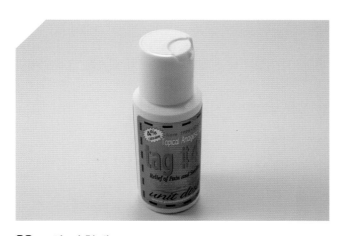

29 2차 마취제

1. 리도카인 4%, 에피네프린 0.04% 함유되어 있는 겔타입의 제품으로 2차 마취제로 사용되고 있다.
2. 눈썹, 아이라인, 입술, 헤어라인에 사용된다. 도포 1~2분 후 효과가 나타나며 출혈 및 붓기예방에도 효과가 있다.

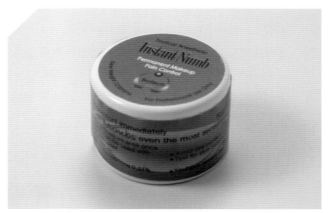

30 아이라인 마취크림

아이라인 및 입술 마취제로 중성타입이다. 리도카인 5%를 함유하고 있다.

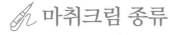 ## 마취크림 종류

리도카인

1. 리도카인은 국소 마취나 통증 완화 등의 목적으로 사용되는 국소마취제이자 부정맥 치료제이다.
2. 리도카인 단일제로 크림타입, 겔타입, 분무제, 거즈 등으로 구분되며, 리도카인 함량 4%, 5%, 9.6% 로 되어 있고, 일반 의약품으로 분류된다.

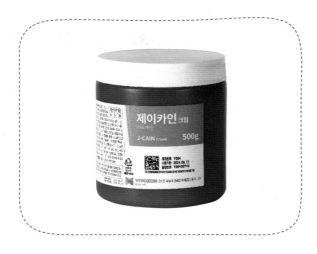

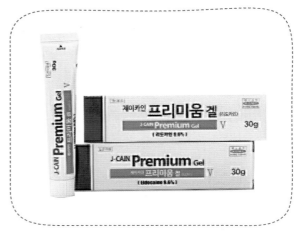

에피네프린

1. 국소마취제 효력의 지속력을 유지한다.
2. 에피네프린이 함유된 국소 마취제는 혈관 수축 작용으로 피부 괴사가 진행 될 수 있으므로 손가락, 발가락, 코, 음경부위는 사용을 금한다.
3. 태아의 산소결핍을 초래할 수 있으므로 임부 및 임신가능성이 있는 사람에게는 사용하지 않는다.

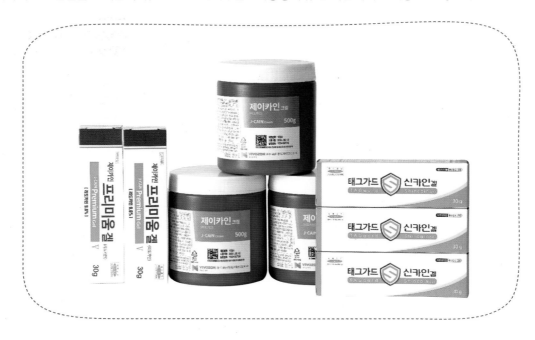

프릴로카인

1. 나트륨 이동을 억제하여 통각 신경의 전도를 차단하는 아마이드형 국소 마취제. 성질은 리도카인과 유사하나 독성이 적으며 의약품으로 분류된다.

2. 리도카인 2.5% + 프릴로카인 2.5% 복합 국소마취제

3. 일반의약품인 리도카인 9.6% 단일성분보다 효력이 강하다.

4. 메트헤모글로빈혈증
   - 국소마취제 사용과 관련하여 메트헤모글로빈혈증 사례가 보고되었다.
   - 각막 자극을 유발할 수 있으므로 눈 주위에 적용하지 않는다. 눈에 닿은 경우, 물 또는 염화 나트륨 용액으로 눈을 씻어내야 하며 감각이 돌아 올 때까지 보호해야 한다.
   - 아토피 피부염이 있는 경우에는 적용 시간(15~30분)을 줄여야 하며, 의약품으로 분류된다.

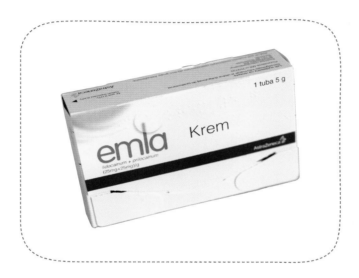

주의사항

임부	리도카인 및 프릴로카인은 동물 및 사람의 태반 장벽을 통과하며, 태아의 조직으로 흡수될 수 있다. 현재까지 생식 기능에의 영향(기형유발 또는 직·간접적인 태아에의 유해성)은 보고된 적은 없지만 임부에게는 사용을 피하도록 한다.
수유부	리도카인은 모유로 분비되며, 프릴로카인도 모유로 분비될 가능성이 매우 높으므로 주의한다.

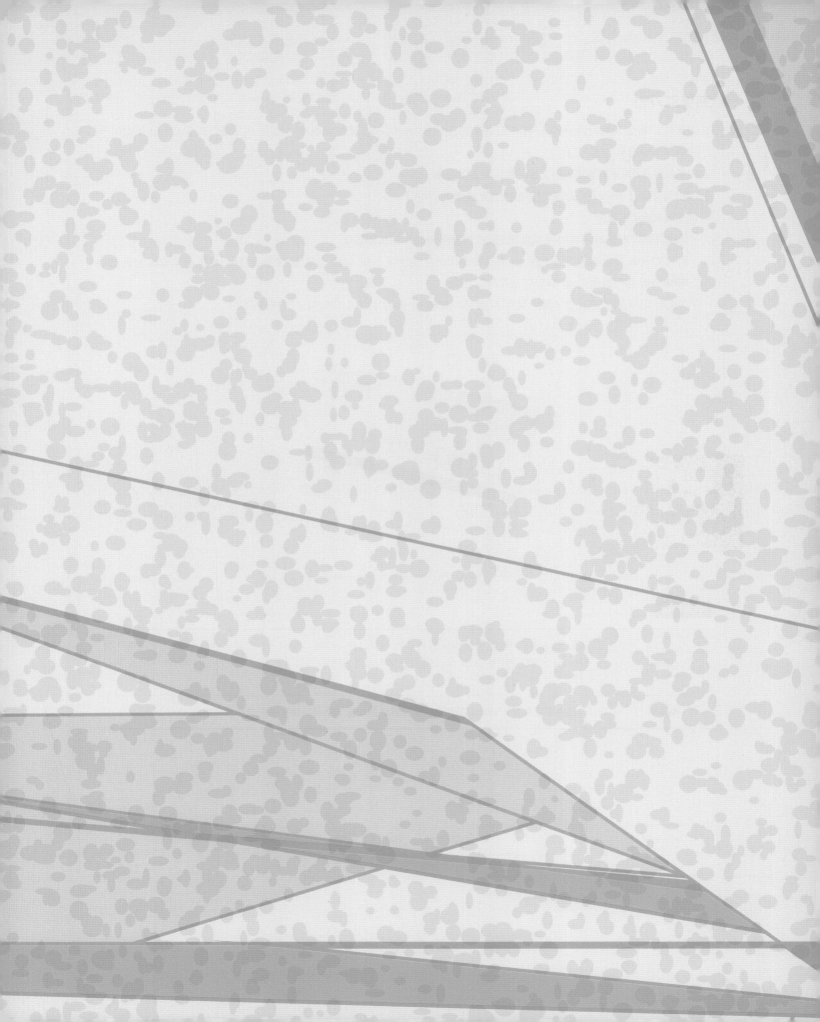

PART

II

Chapter 01 색소

① 반영구화장 색소

1 반영구화장 색소 조건

1. 내후성(자연기후에 견디는 성질), 내화학성(산화, 부식 등 화학적 물질이나 처리에 견디는 성질), 내광성(빛에 견디는 성질)이 높아야 한다.
2. 쉽게 사용할 수 있어야 한다.
3. 인체에 해롭지 않아야 한다.
4. 인체 내에서 오래 머물러 있어야 한다.
5. 색소와 점도가 균일하여 색이 고르게 표현되어야 한다.
6. 무독성, 무균성, 무자극이어야 한다.
7. 착색과 발색이 좋아야 한다.
8. 일정기간 탈색이나 변색 없이 유지가 잘 되어야 한다.
9. 에어리스 포장(누르면 압축되어 색소가 나오고 용기 바닥이 올라오는 형태)이 된 색소가 다른 용기에 담긴 색소에 비해 교차오염을 막을 수 있다.
10. 색소에 대한 안전정보(MSDS)를 제공하는 것을 선택해야 한다.
11. 멸균상태에서 제조된 안전한 제품을 사용해야 한다.

2 색소 성분

1 무기안료

1. 물이나 기름, 알코올에 녹지 않는다.
2. 빛에 의한 탈색과 변색이 없어 내후성이 뛰어나다.
3. 잘 번지지 않는 장점이 있다.
4. 체질안료, 착색안료, 백색안료, 진주광택안료
5. 검정과 흰색 표현은 가능하나 빨강, 파랑, 노랑 등의 색조 발색은 한계가 있다.

2 유기안료

1. 착색력이 우수하나 쉽게 번질 수 있다.
2. 물, 오일에 용해되지 않는 불용성이다.

3. 내열성, 내광성, 내화학성이 떨어진다.

4. 주로 입술색소를 만드는데 사용한다.

5. 천연유기안료와 합성유기안료로 나누어져 있다.

❸ 염료

검정색 염료를 만들기 위해서는 적색(Red), 녹색(Green), 청색(Blue)의 염료를 혼합하게 된다. 체내에서 염료가 녹으며 빨간 빛이나 푸른빛이 도는 현상이 이러한 이유에서다.

1. 물이나 기름, 알코올에 잘 녹는 가용성이다.

2. 발색이 좋고 착색은 우수하나 인체 내에서 오래가지 못한다.

3. 시술 직후 발색이 뛰어나지만 변색되기 쉽고 색이 잘 빠진다.

4. 내광성이 낮아 빛에 의해 쉽게 탈색된다.

❹ 천연염료

자연에서 채취하는 염료로 동물성 염료와 식물성 염료, 광물성 안료로 구분된다.

③ 색소 종류

색소의 주성분은 색소(산화철이나 탄소성분) + 증류수 + 글리세린 + 알코올 등을 혼합하여 제조한다. 색소를 피부에 주입시키면 알코올과 글리세린은 흡수되거나 증발하고 색소 입자만이 피부에 남게 된다. 배합비율에 따라 유성색소와 수성색소로 구분된다.

유성색소	글리세린 베이스 → 번짐이 적으며, 발색력이 좋다. 예 엠보시술에 적합
수성색소	정제수(증류수) 베이스 → 착색력이 매우 좋다. 예 아이라인, 입술 등 머신시술에 적합

④ 색소 입자크기

일반적으로 색소 입자크기는 $10 \sim 500nm$이다. 검은색 색소 입자가 가장 작으며, 컬러가 있는 색소는 중간, 흰색 색소 입자가 가장 크다. 시장에서 가공되어지는 카본블랙은 $1 \sim 500nm$의 입자를 가지고 있다. 그러나 연구결과에 따르면 $100nm$ 미만의 입자는 인체 모세 혈관에 침투하여 독성세포를 유발할 수 있어 $100nm$이상의 입자를 사용하는 것이 이상적이다. 반영구화장 색소를 사용할 시 색소 입자 크기를 제조사에 꼭 확인하고 사용하도록 한다.

5 색소 주요성분

계열	성분
산화철/검정, 갈색, 황색 계열	Ferrous Oxide, Iron Oxide, CI 77489 , 페러스 옥사이드
	Iron Oxide, Red, CI 77491, 적색 산화철
	Iron Oxide, Black, CI 77499, 흑색 산화철
	Iron Oxide, Yellow, CI 77492, 황색 산화철
카본/검정계열	Carbon Black, CI 77266 카본블랙
	Bone black, Bone Charcoal, CI 77267 본블랙, 본차콜
	Vegetable Carbon, Coke Black, CI 77268:1 베지터블카본, 코크블랙
초록계열	Chromium Oxide Greens, CI 77288 크로뮴 옥사이드 그린
	Chromium Hydroxide Greens, CI 77289 크로뮴 하이드로 옥사이드 그린
파랑계열	Ultramarines, CI77007 울트라마린
	Cobalt Aluminum Oxide, CI 77346 코발트 알루미늄 옥사이드
보라계열	Manganese Violet, CI77742 망가니즈 바이올렛
백색계열	Titanium Dioxide, CI 77891 티타늄 디옥사이드

※ 현행 우리나라 「화장품법」 상의 용어

6 색소 산화

눈썹 시술 후 시술 부위 색이 시간이 지남에 따라 점점 더 진해진다. 이는 색소와 산소가 반응하여 나타나는 현상으로 처음 작업을 시작한 눈썹과 작업이 끝난 눈썹을 비교하면 먼저 작업한 쪽이 발색이 좀더 진하게 올라와 있는 것을 볼 수 있다. 이는 갈변현상과 같은 원리로 시술 직후의 컬러와 1시간 뒤 컬러가 더 진해지며, 2~3일 동안 40% 정도 색이 더 진해지고, 4~5일 이후부터 각화과정에 의해 각질이 떨어지며 색이 다시 밝아진다. 28일 동안의 각화주기 후 컬러는 첫 시술 직후 5분 이내 발색된 색 정도가 남게 된다.

② 반영구화장 시술 기법 및 깊이에 따른 컬러변화

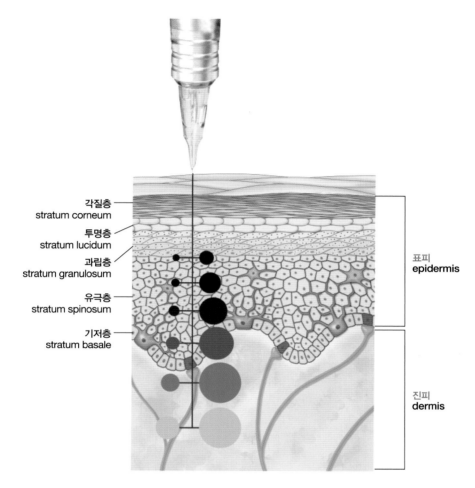

1. 색소를 사용할 때는 색소 성분과 시술 기법, 시술 깊이에 따라 영향을 미친다.

2. 그중에서 가장 중요한 것은 시술 깊이에 따른 발색이다.

3. 색소는 눈물, 혈액, 수분, 체액 등에 의해 희석될 수 있으며 본래의 색소 컬러와 가장 비슷하게 발색이 되는 것은 피부 표피층의 0.2~0.6mm 깊이까지 시술하는 경우 가장 유사한 컬러 발색이 나온다.

4. 깊이가 너무 약하면 색소 침투율이 낮아 색소침착이 어렵고 색이 흐리다.

5. 반영구화장 시술 시 깊이가 진피층까지 들어갈 경우 혈관을 따라 주변 피부조직으로 퍼져나가 번지면서 청녹색 또는 회색으로 보일 수 있다.

6. 시술 후 1개월이 경과된 시점에서 컬러가 청회색이 나온다면 시술 깊이가 진피층까지 들어갔다고 볼 수 있다.

7. 피부타입에 따라 피부 두께는 다르기 때문에 피부타입을 정확하게 파악하고 본인의 테크닉을 체크해야 한다.

③ 색소 사용

1. 한국에서 유통되는 색소는 환경부에서 안정적인 품질로 안전 검사를 통과해 자가 검사 인증을 획득하여야 사용이 가능하다.
2. Cosmetics grade 이상의 원료와 품질 기준 및 관리를 수행하며, 국내·외 안전 기준 고시에 따라 제한 물질을 사용하지 않아야 한다. 특히, 포름알데히드 불검출 및 발암 물질 성분의 안전 기준 검사 확인서를 꼭 확인하고 사용한다.
3. 색소는 인체에 사용되는 것이기에 안전이 가장 우선시 되어야 한다.

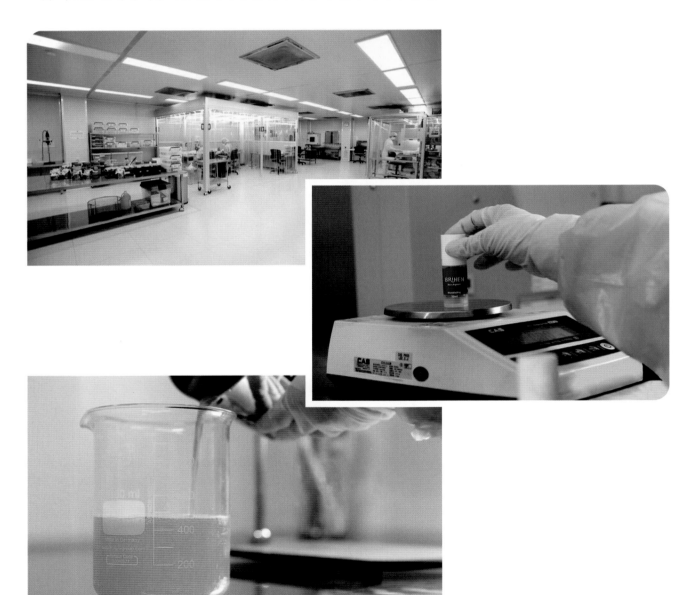

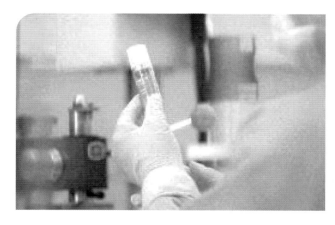
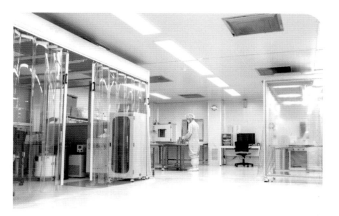
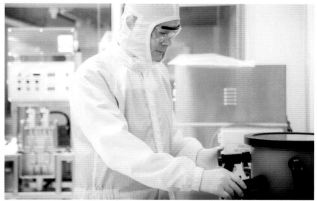
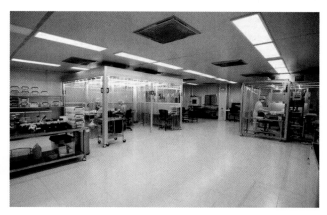

안전한 색소를 확인하는 방법

1. 공급자에게 색소에 대한 안전정보(MSDS)를 요청한다.

2. 인터넷 '초록누리(http://ecolife.me.go.kr)'에서 국내 허가 제품인지 위반제품인지 확인한다.

— 브리헨 색소 인증서 —

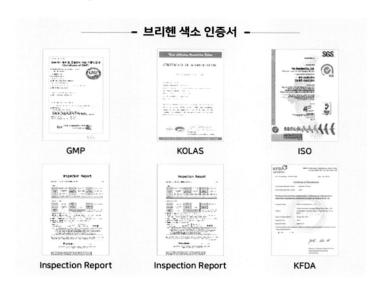

GMP	KOLAS	ISO
Inspection Report	Inspection Report	KFDA

🖌 EU REACH(신화학물질 관리제도)

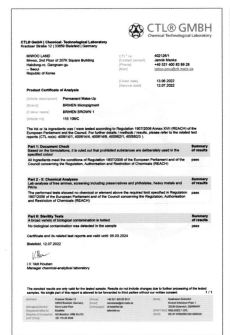

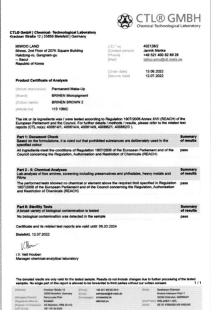

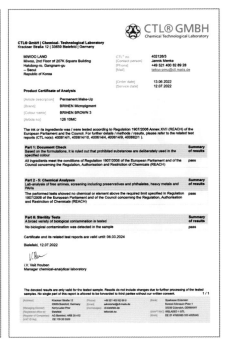

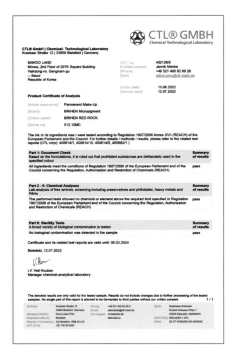

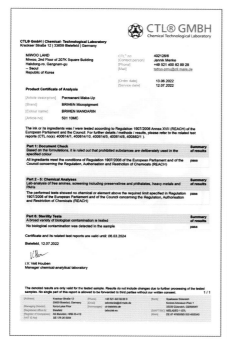

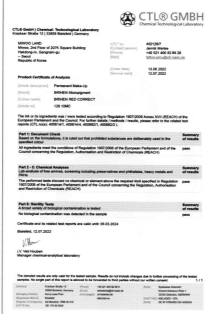

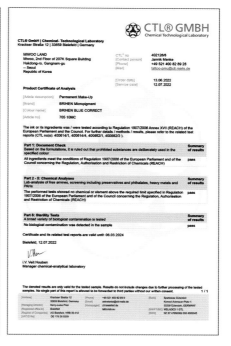

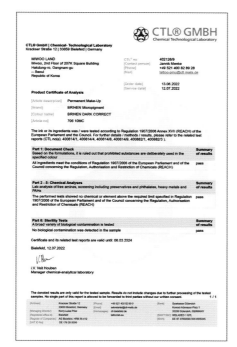

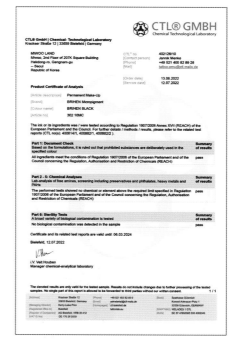

④ 색의 기본원리

1 색의 3속성

1 색상

빨강, 노랑, 초록, 파랑, 보라와 같이 색 지각 또는 색 감각의 성질을 갖는 색의 속성. 연속적으로 색을 배열하여 척도화한 수치나 기호로 색에 붙인 명칭을 말한다.

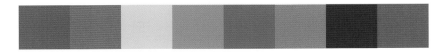

2 명도

1. 색의 밝고 어두운 정도를 나타내는 것으로 숫자 0부터 10까지 11단계로 나타낼수 있다.
2. 숫자가 낮을수록 어둡고 숫자가 10에 가까울수록 밝다.
3. 명도가 높은 컬러 : 흰색, 명도가 낮은 컬러 : 검정

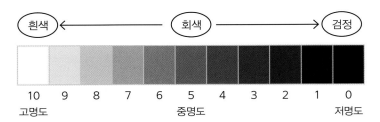

3 채도

1. 색의 맑고 탁한 정도를 나타내는 것으로 숫자 0부터 14까지 15단계로 나타낼 수 있다.
2. 숫자가 낮을수록 탁하고 숫자가 클수록 순색에 가깝다.
3. 색을 섞을수록 탁한 컬러. 즉, 채도가 낮은 컬러가 된다.

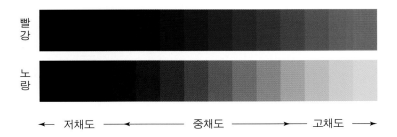

2 색 분류

1 유채색

검정, 회색, 흰색을 제외한 모든 색들의 총칭이며, 색의 3속성 모두를 가지고 있다.

2 무채색

색상이나 채도는 없고 명도의 차이만을 가지는 색이며, 검정, 흰색, 회색을 이른다.

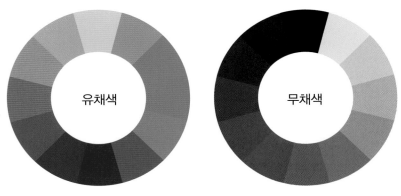

⚠ 유채색 무채색 색상 분류

3 보색

보색이란 색상환에서 서로 마주보고 있는 색으로 보색관계를 이루며, 보색은 따로 있으면 강조되지만 혼합하면 무채색이 된다.

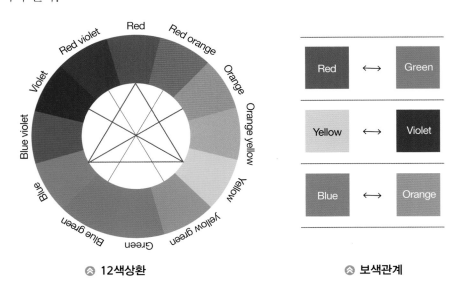

⚠ 12색상환   ⚠ 보색관계

BRIHEN Color Chart – 12 Colors

Eyeline, Hairline, Eyebrow, Lip, Correction, and Coloring solution

Eyebrow │ Hairline

☼ Warm   ✹ Cool   ○ Neutral

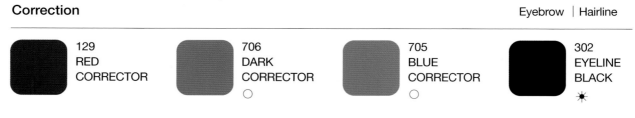

115
BROWN
1
☼

113
BROWN
2
☼

126
BROWN
3
✹

122
GRAY
✹

Correction

Eyebrow │ Hairline

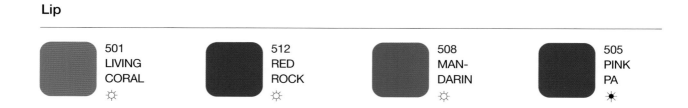

129
RED
CORRECTOR

706
DARK
CORRECTOR
○

705
BLUE
CORRECTOR
○

302
EYELINE
BLACK
✹

Lip

501
LIVING
CORAL
☼

512
RED
ROCK
☼

508
MAN-
DARIN
☼

505
PINK
PA
✹

✒ 브리헨 컬러 색소 조합

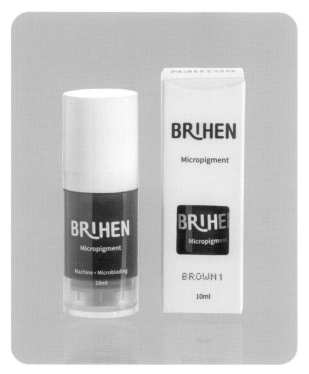

⊗ 브라운 1

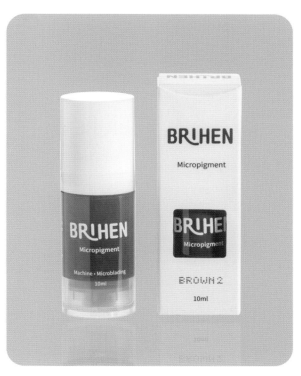

⊗ 브라운 2

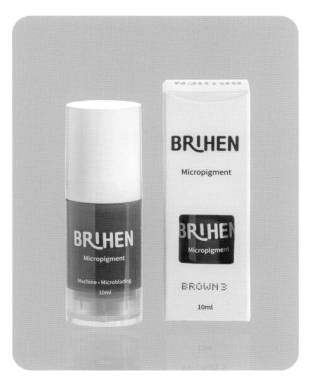

⊗ 브라운 3

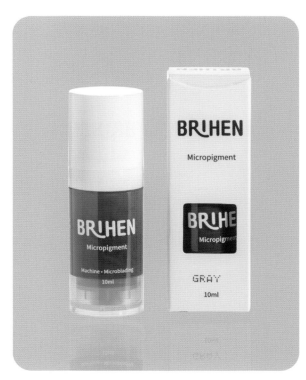

⊗ 그레이

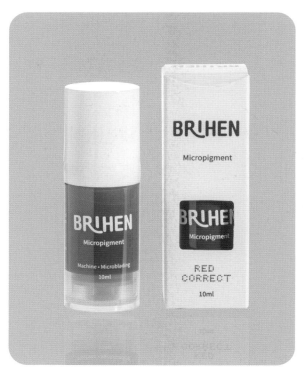

⊗ 레드 코렉터

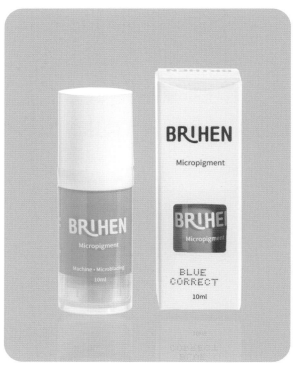

⊗ 블루 코렉터

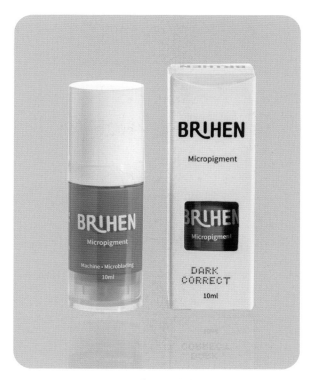

⊗ 다크 코렉터

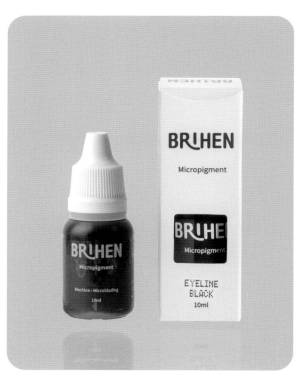

⊗ 아이라인 블랙

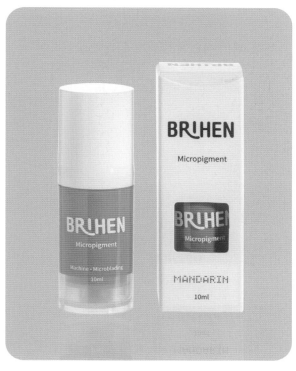

⌃ 만다린

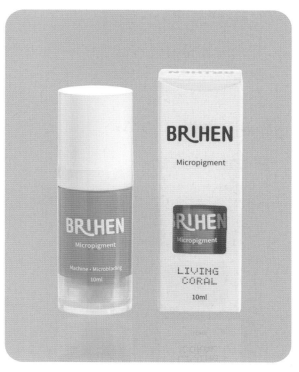

⌃ 리빙코랄

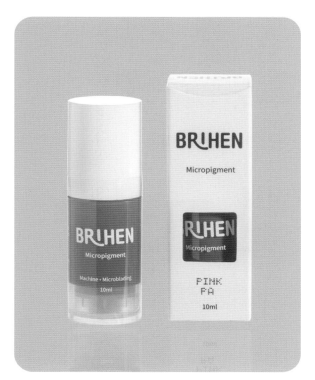

⌃ 핑크파

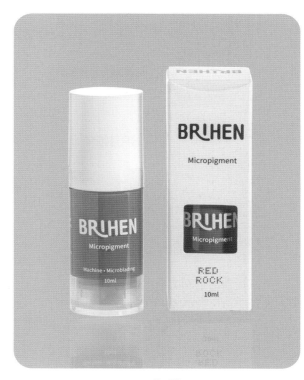

⌃ 레드락

⑤ 눈썹 색소

본연의 눈썹 컬러와 톤을 고려한 색 조합이 중요하다. 특히, 중화 및 커버 작업에서 색의 원리를 고려하여 색소 조합을 해야 한다.

1 여자 눈썹

1 눈썹 색소 조합

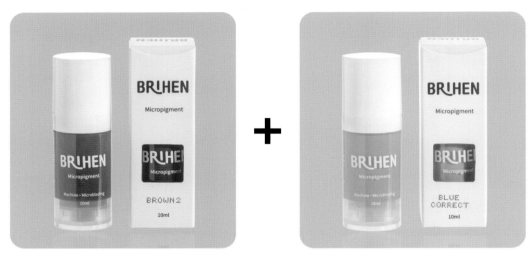

⩓ 브라운 2 + 블루 코렉터

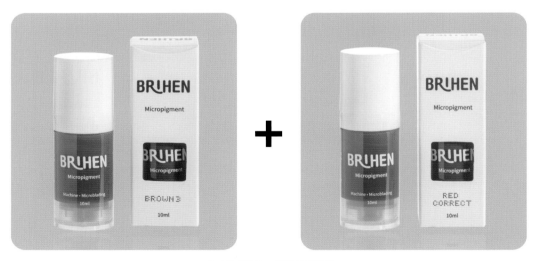

⩓ 브라운 3 + 레드 코렉터

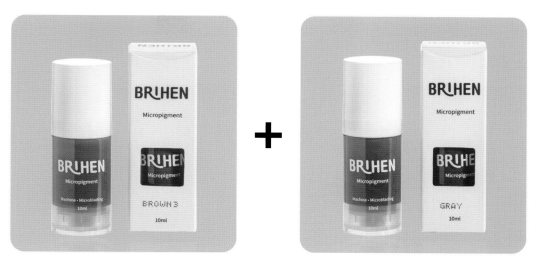

⊗ 브라운 3 + 그레이

② 붉은 잔흔커버 색소 조합

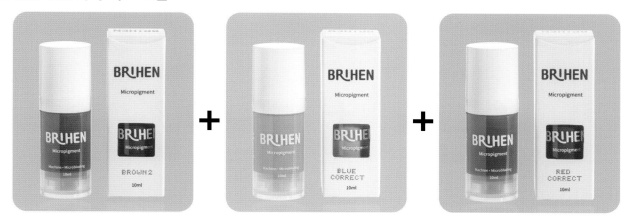

⊗ 브라운 2 + 블루 코렉터 + 레드 코렉터

③ 푸른 눈썹중화 색소 조합

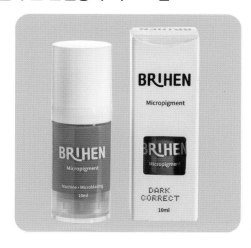

⊗ 다크 코렉터

2 남자 눈썹

1 눈썹 색소 조합

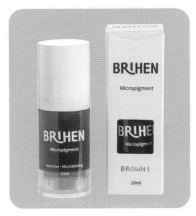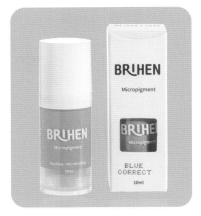

⚈ 브라운 1 + 블루코렉터

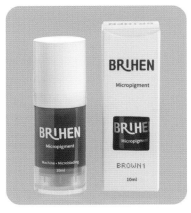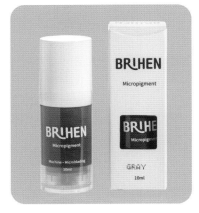

⚈ 브라운 1 + 그레이

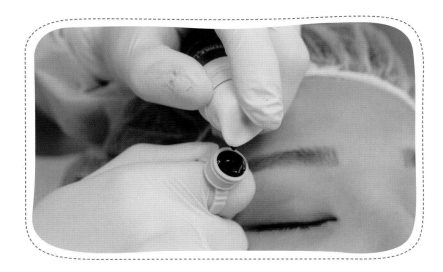

3 **입술 색소**

1 색소 컬러

리빙코랄, 핑크파, 레드락 개별 또는 혼합해서 사용 가능

2 보정 시술 색소 조합

어두운 톤 입술 : 다크 코렉터 + 리빙코랄 + 만다린

3 투톤 입술 연출 색소 조합

1. 베이스(리빙코랄) + 입술 안쪽(레드락)
2. 리빙코랄 컬러로 베이스 연출 후 입술 안쪽에 레드락 컬러를 자연스럽게 넣어주면 투톤의 느낌을 살릴 수 있다.

4 **헤어라인 색소**

본연의 헤어컬러 톤에 맞추어 색소 조합을 해주어야 하며, 모발의 밝기에 따라 브라운 2번 또는 브라운 3번을 추가한다.

1 색소 컬러

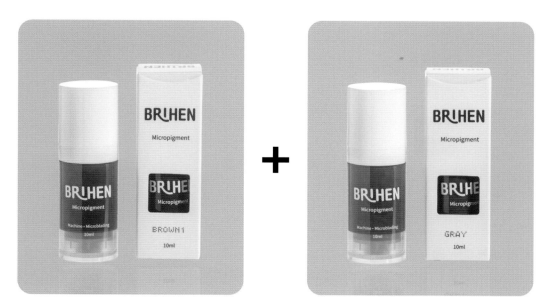

☂ 브라운 1 + 그레이

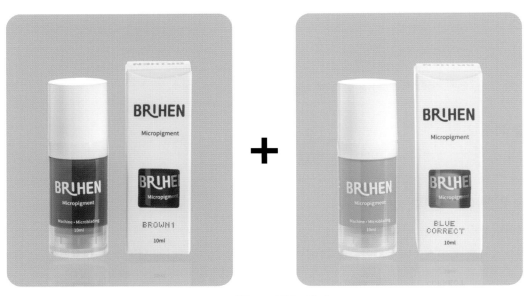

⊗ 브라운 1 + 블루코렉터

아이라인 색소

1 색소 컬러

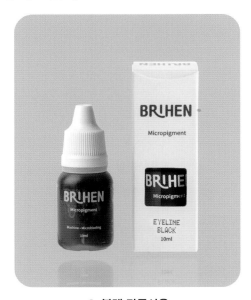

⊗ 블랙 단독사용

2 보정 색소 조합

푸른 잔흔 아이라인 중화 : 블랙 + 레드락

EYELINE	BLACK	■	아이라인	BLACK 기존 잔흔 푸른 아이라인 + 레드락		■
EYEBROW	BROWN 01	■	남자눈썹	BROWN 1 + B.C(1/3)		■
	BROWN 02	■		GRAY + BROWN 1 + B.C(1/3)		■
	BROWN 03	■		GRAY 단독 사용 가능		■
	GRAY	■	여자눈썹	BROWN 2 + B.C(1/3)		■
Blue-Correct	B.C	■		BROWN 3 + R.C(1/3) + B.C(1/3) 진한 컬러 원할 경우 BROWN 1, GRAY 추가기능		■
Red-Correct	R.C	■	헤어라인	M + W	GRAY + BROWN 1 + B.C(1/3)	■
Dark-Correct	D.C	■		W	BROWN 1 + B.C(1/3) 모델색상에 따라 BROWN 2,3 추가 기능	■
LIP	RED ROCK	■	* 헤어컬러에 따라 다양하게 사용 가능			
	PINK PA	■	입술	레드계열	RED ROCK	■
	LIVING CORAL	■		체리핑크	PINK PA	■
	MANDARIN	■		코랄계열	LIVING CORAL	■

① 눈썹 디자인 공식

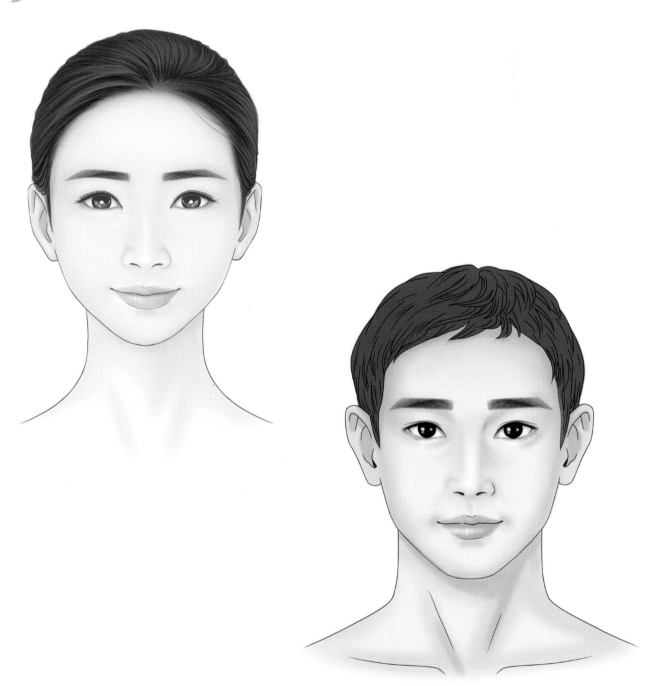

1 얼굴 디자인

아름다운 얼굴을 표현하기 위해서는 이상적인 비율에 따라 이목구비가 조화롭게 디자인되어야 한다. 이상적인 얼굴을 표현하기 위해서는 대상자의 이목구비와 이상적인 이목구비의 차이를 고려하여 체크해야 한다.

반영구 메이크업 전 얼굴의 대칭을 맞추기 위해 정확한 측정이 필요하다.

1 얼굴의 황금비율

얼굴의 전체적 균형을 맞추고 윤곽을 수정하는데 필요한 기준으로 이상적인 얼굴 비율은 동일한 길이의 1:1:1 비율의 세로 3등분으로 나눌 수 있다. 얼굴 3등분 세로비율은 아래와 같다.

1. 이마 헤어라인에서 눈썹 미간까지 비율 → 1
2. 눈썹 미간에서 코끝까지의 비율 → 1
3. 코끝에서부터 턱 중앙의 끝 지점까지의 비율 → 1

2 동안의 황금비율

이마와 턱의 길이가 코의 길이보다 조금 짧은 것이 동안으로 보여진다. 특히, 인중이 짧고 윗입술이 살짝 들린 경우 동안비율을 고려하여 눈썹 디자인을 해주어야 한다. 동안의 황금비율은 아래와 같다.

1. 이마 헤어라인에서 눈썹미간까지의 비율 → 0.9
2. 눈썹 미간에서 코끝까지의 비율 → 1
3. 코끝에서부터 턱 중앙의 끝 지점까지의 비율 → 0.8
4. 얼굴 길이와 얼굴 넓이의 비율 → 1 : 1.23

② 여자 눈썹 디자인

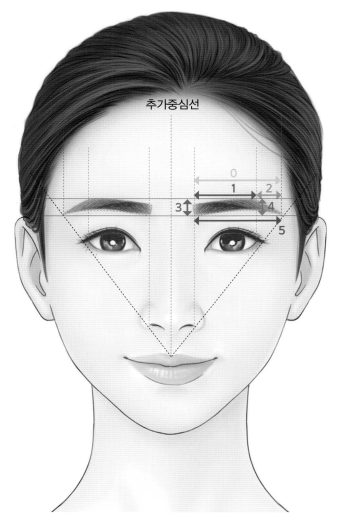

⌃ 핫핑크 색상은 추가 중심선, 꼬릿선

0. 여자 눈썹 평균 길이 = 5.5cm

1. 눈썹 앞머리~눈썹 산 길이 = 3.5cm

2. 눈썹 산~눈썹 꼬리 길이 = 2cm

3. 눈썹 앞머리 평균 두께 = 0.8~1cm

4. 앞머리 두께보다 눈썹 산 두께가 동일하거나 더 얇다. = −0.2cm

5. 앞머리 아랫선과 꼬릿선은 동일하거나 +2~3mm 높게 위치한다.

눈썹 길이는 평균값을 기준으로 얼굴형과 비율에 따라 다르게 적용된다.

1 이상적인 여자 눈썹 디자인

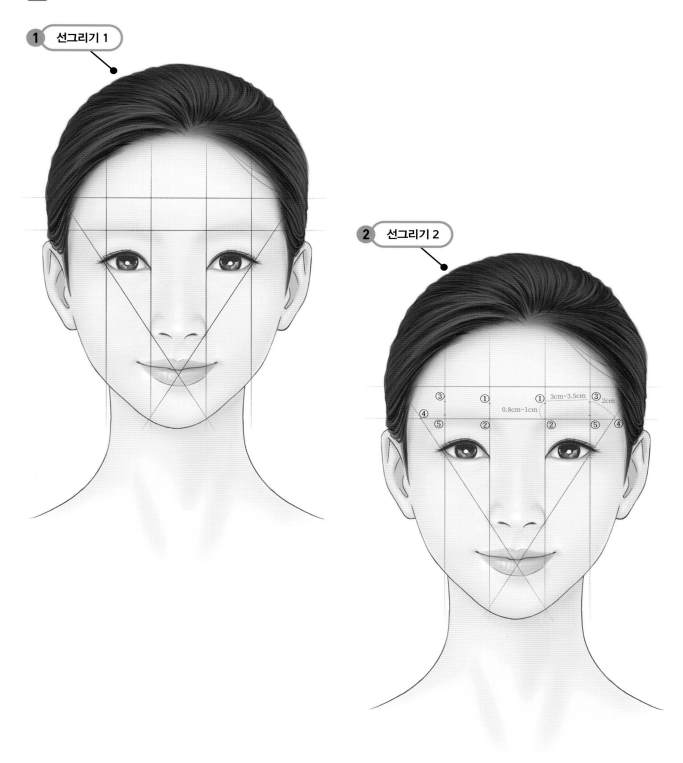

1 선그리기 1

2 선그리기 2

③ ① ① 3cm~3.5cm ③ 2cm

0.8cm~1cm

④ ⑤ ② ② ⑤ ④

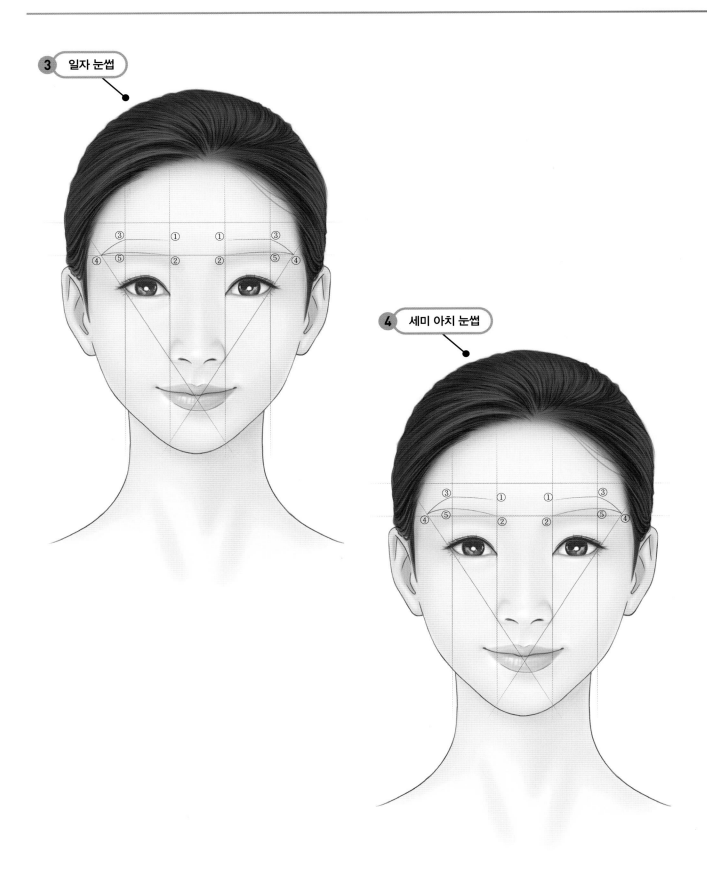

3 일자 눈썹

4 세미 아치 눈썹

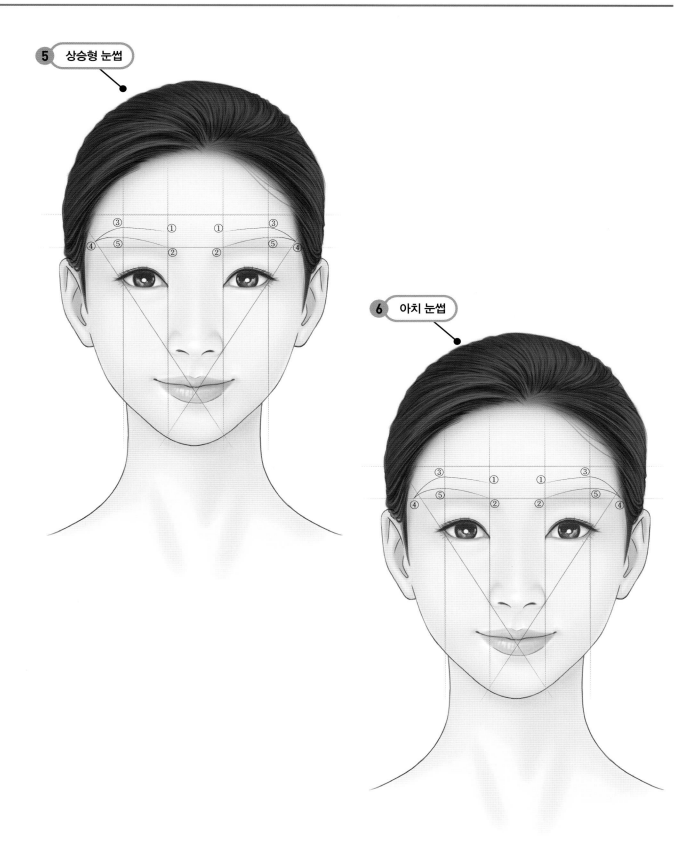

5 상승형 눈썹

6 아치 눈썹

여자 눈썹 디자인에 따른 이미지 변화

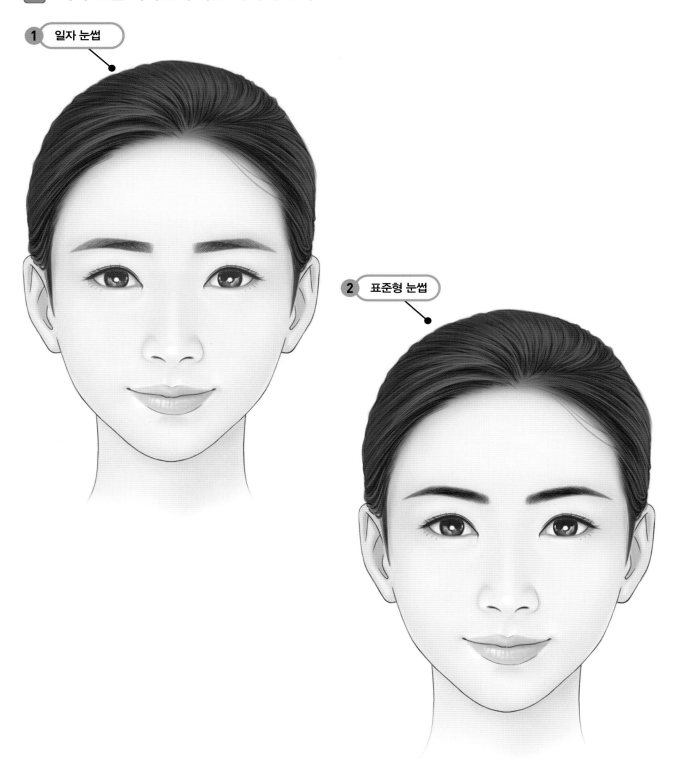

1 일자 눈썹

2 표준형 눈썹

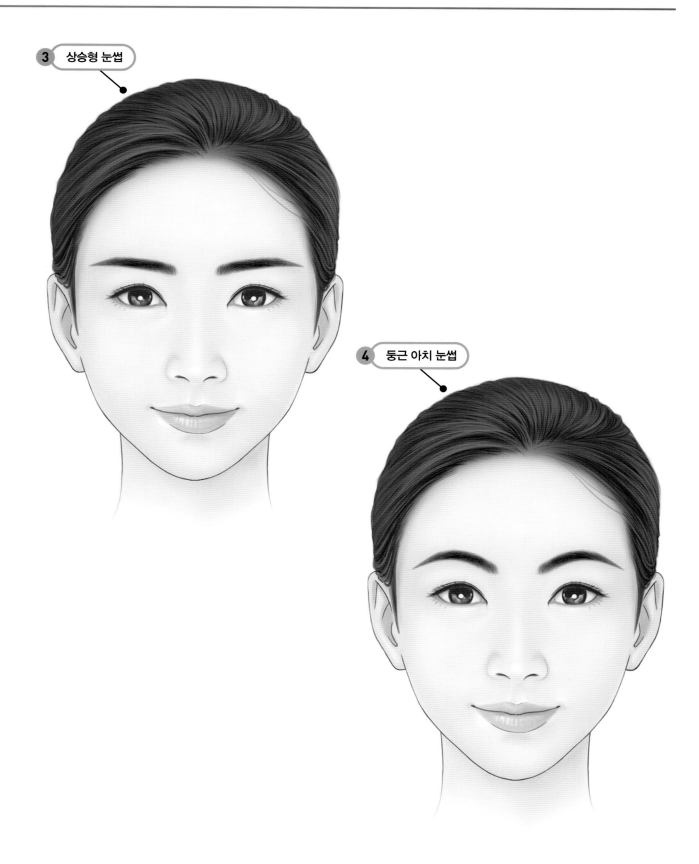

3 상승형 눈썹

4 둥근 아치 눈썹

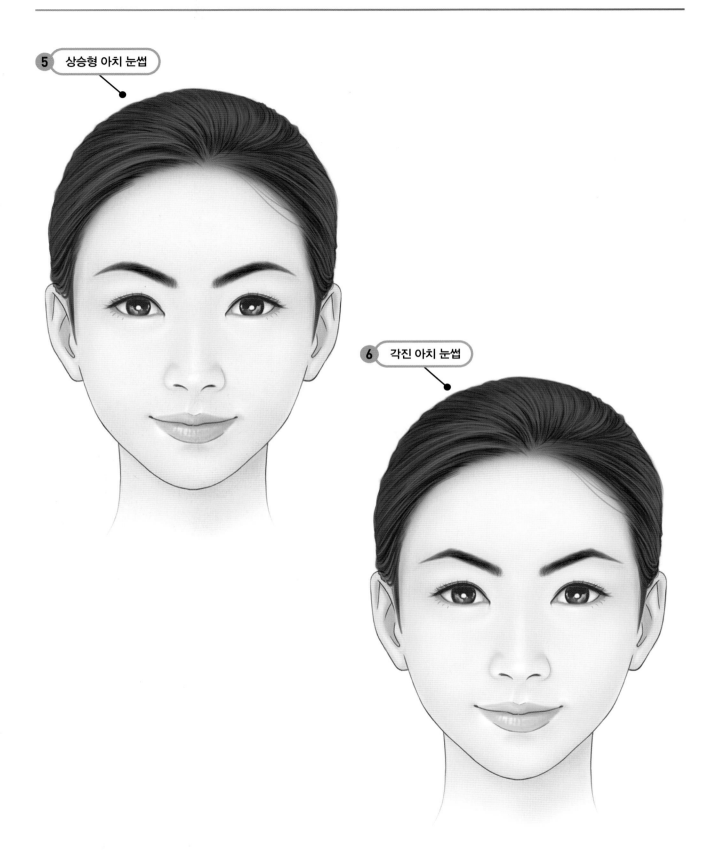

5 상승형 아치 눈썹

6 각진 아치 눈썹

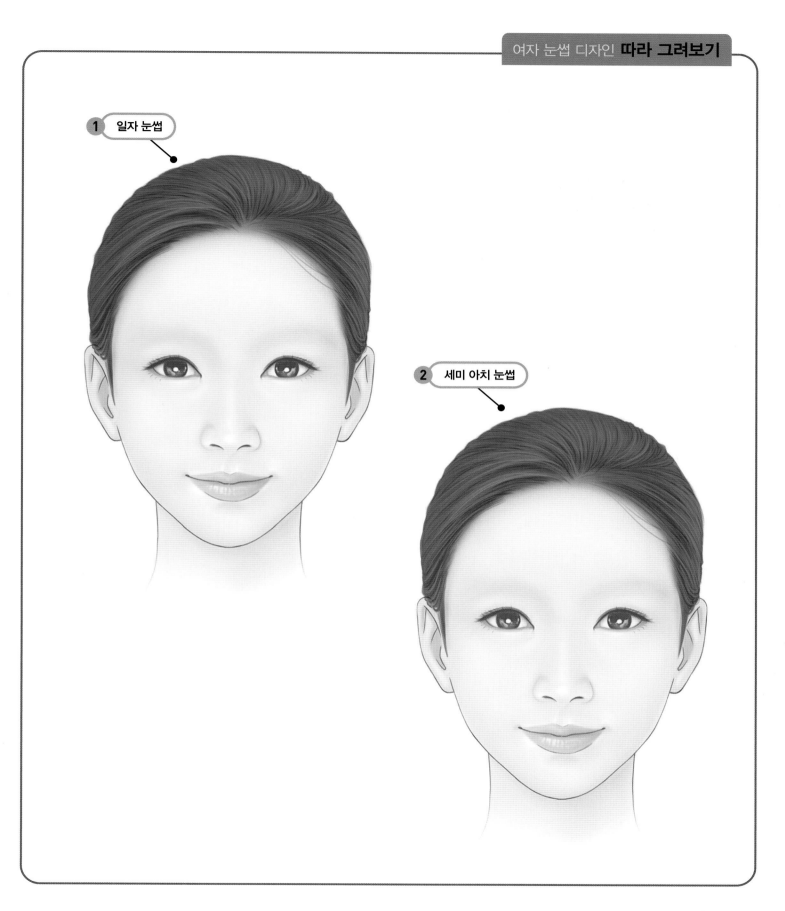

1 일자 눈썹

2 세미 아치 눈썹

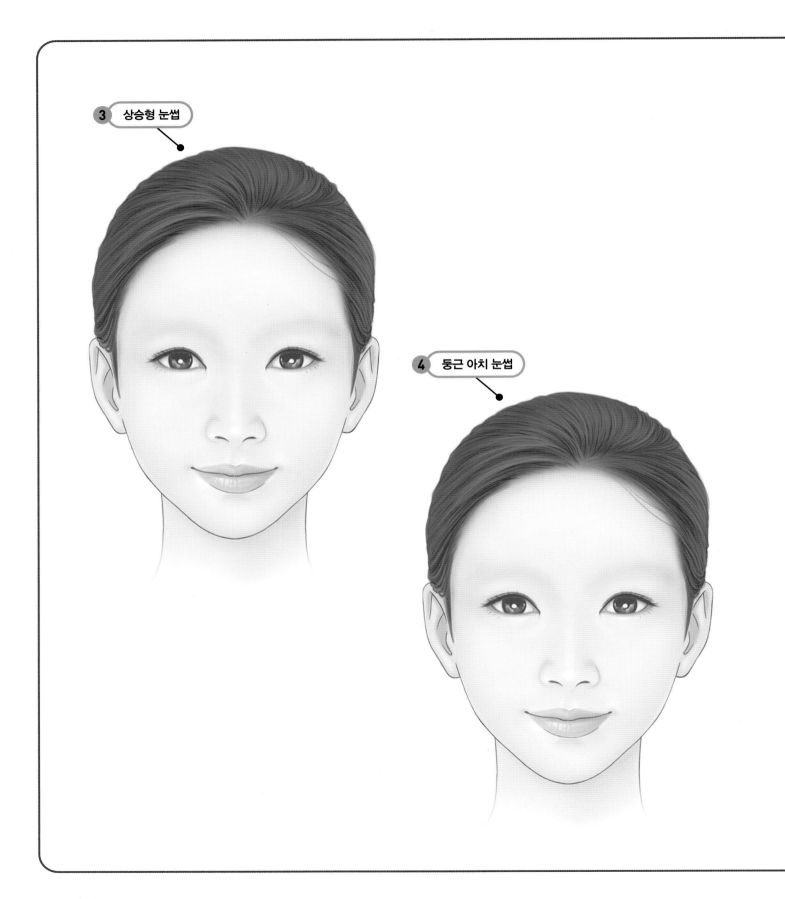

3 상승형 눈썹

4 둥근 아치 눈썹

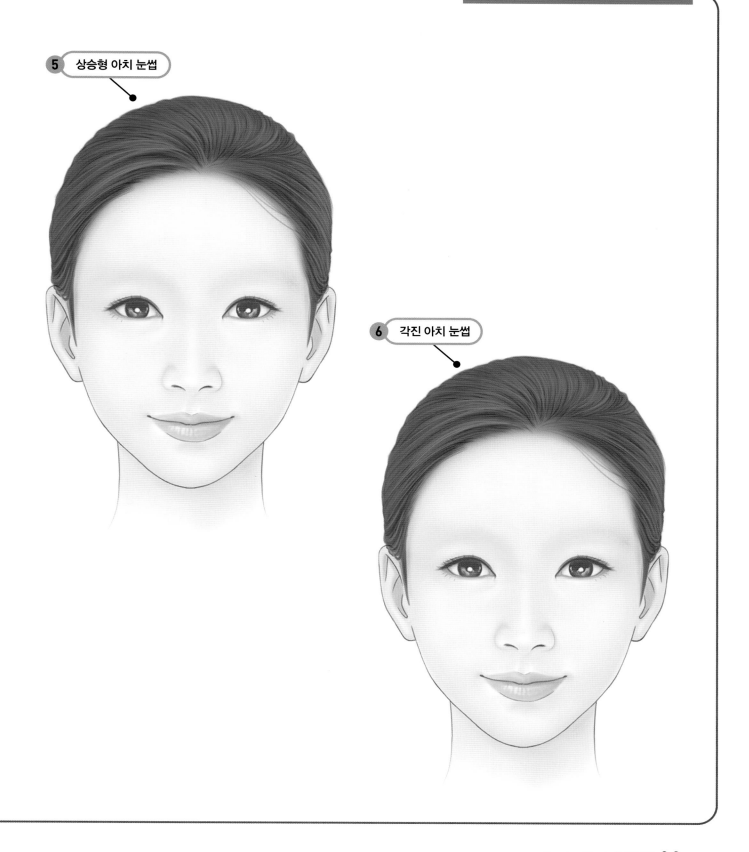

5 상승형 아치 눈썹

6 각진 아치 눈썹

3 여자 얼굴형에 따른 이미지 변화

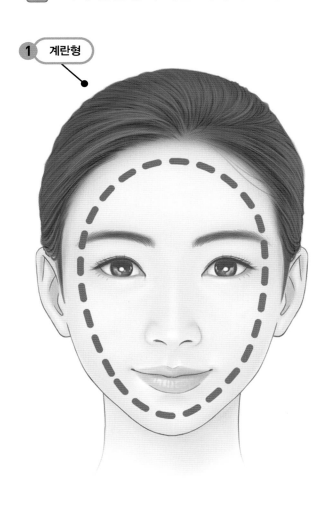

1 계란형

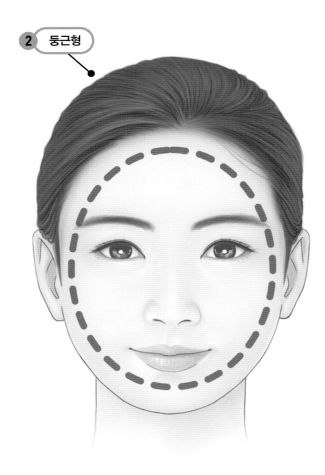

2 둥근형

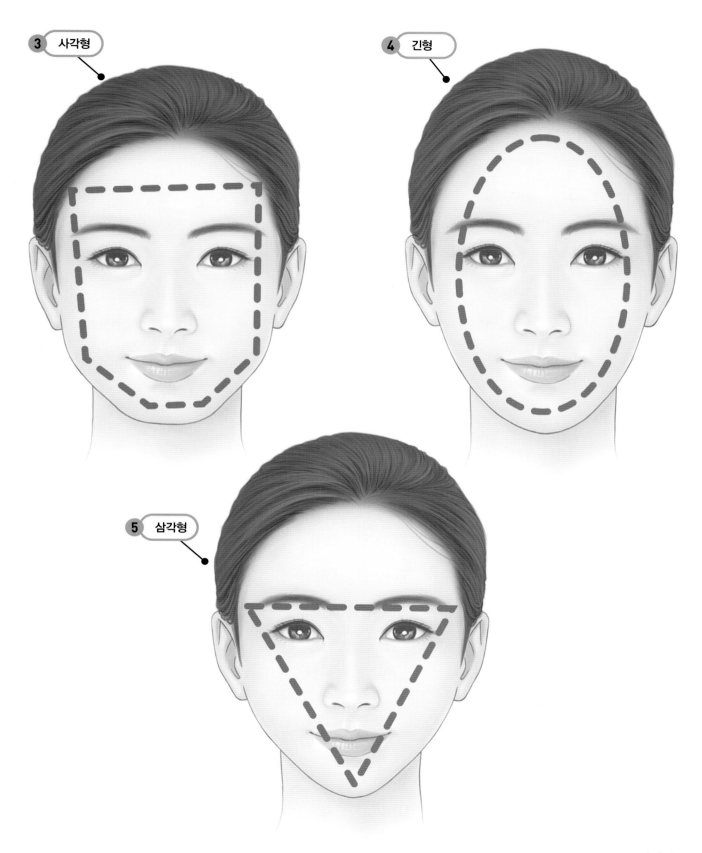

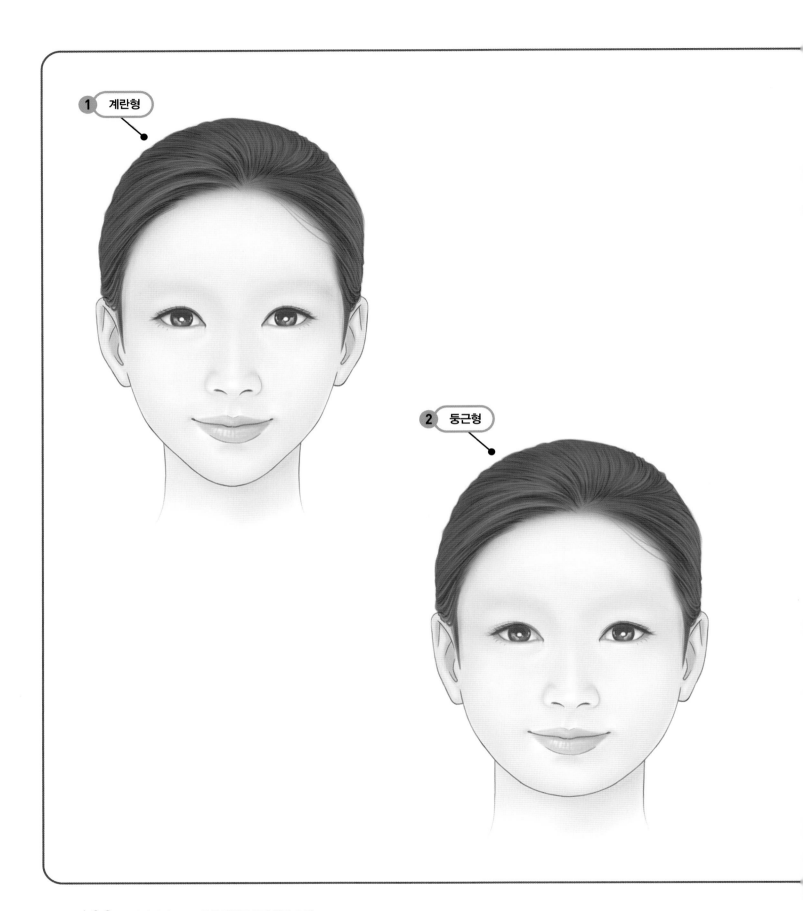

1 계란형

2 둥근형

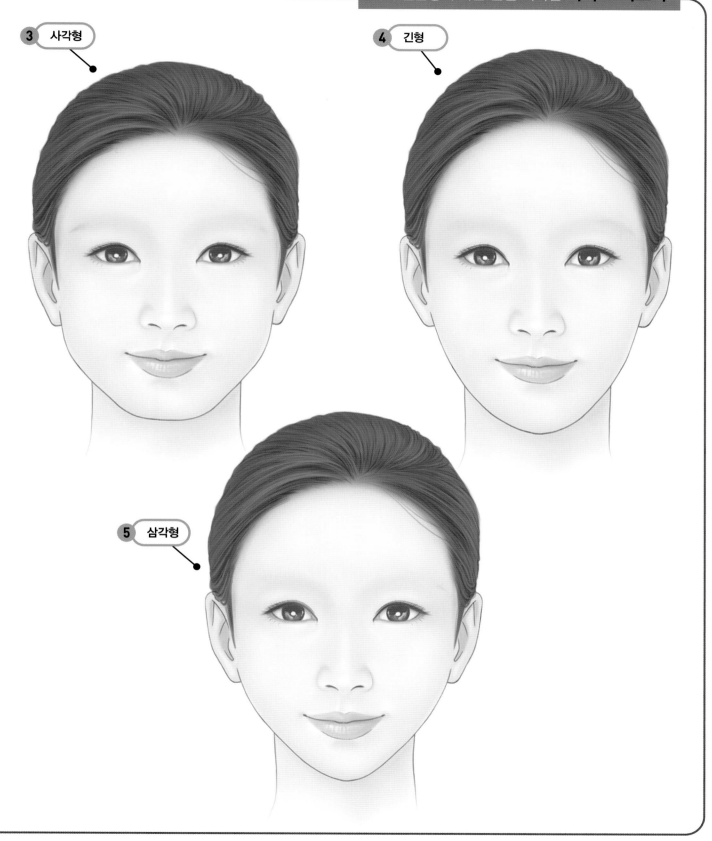

3 사각형

4 긴형

5 삼각형

③ 남자 눈썹 디자인

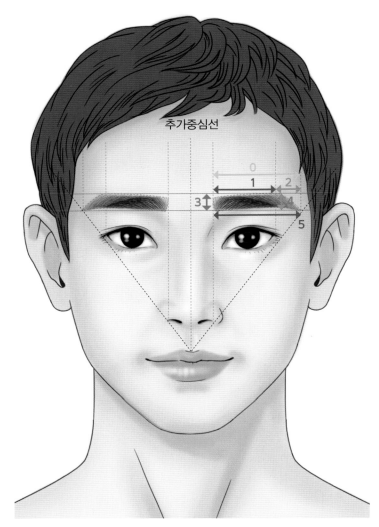

⌃ **핫핑크 색상은 추가 중심선, 꼬릿선**

0. 남자눈썹 평균 길이 = 5.5~6cm

1. 눈썹 앞머리~눈썹 산 길이 = 3.5~4cm

2. 눈썹 산~눈썹 꼬리 길이 = 1.5~2cm

3. 눈썹 앞머리 평균 두께 = 1cm

4. 눈은 앞머리 두께보다 눈썹 산 두께가 동일하거나 더 두껍다.= +0.2cm

5. 앞머리 아랫선과 꼬릿선은 동일선에 위치한다.

눈썹 길이는 평균값을 기준으로 얼굴형과 비율에 따라 다르게 적용된다.

1 이상적인 남자 눈썹 디자인 체크사항

1 미간 중앙

1. 인중을 기준으로 일직선을 긋는다.
2. 그은 연장선에 위치한 미간의 중앙으로 얼굴형, 이목구비, 좌우대칭 등 얼굴 중앙의 밸런스를 맞추어 눈썹을 디자인할 때 기준점이 된다.

2 눈썹 앞머리

1. 미간의 중앙에서 1.5cm정도 되는 좌우 위치에서 시작된다.
2. 미간과의 간격에 따라 1.2~1.5cm사이 위치에서 시작된다.

3 눈썹 총 길이

1. 남자눈썹의 총 길이는 얼굴 비율과 눈의 크기, 개인의 취향, 유행에 따라 달라질 수 있다.
2. 남자눈썹은 5.5~6cm가 평균적으로 안정적인 눈썹의 길이다.

4 눈썹 산 위치

1. 남자 눈썹의 경우 눈썹 산의 위치는 눈썹 길이 전체가 5.5cm 기준일 경우 3.5cm 위치에 잡아주며, 눈꼬리 끝나는 부위에 맞추어 눈썹 산의 위치를 잡아준다.
2. 남자 눈썹 산 위치는 최대 3.5~4cm를 기준으로 한다.
3. 눈썹 산의 높낮이를 조절하여 일자눈썹부터 아치눈썹까지 원하는 디자인을 만들 수 있다.

5 눈썹 꼬리 위치

1. 눈썹의 앞머리에서 꼬리까지 수평으로 연결했을 경우 눈썹 꼬리가 아래로 내려가지 않도록 한다.
2. 눈꼬리가 처져있거나 안검하수 또는 이마근육과 미간근육을 많이 써서 눈썹이 처져 보이는 경우 눈썹 앞 머리보다 눈썹 꼬리 위치를 0.2~0.3mm정도 올려서 그려준다.

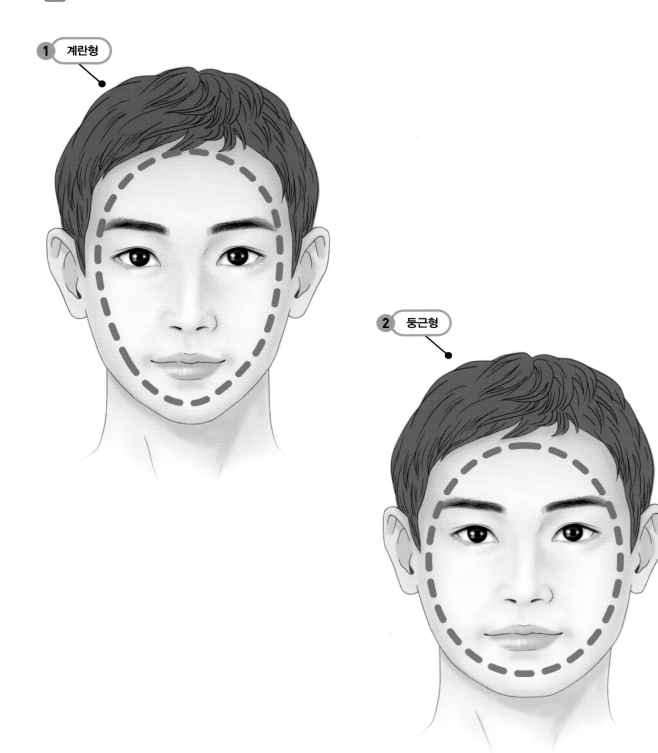

1 계란형

2 둥근형

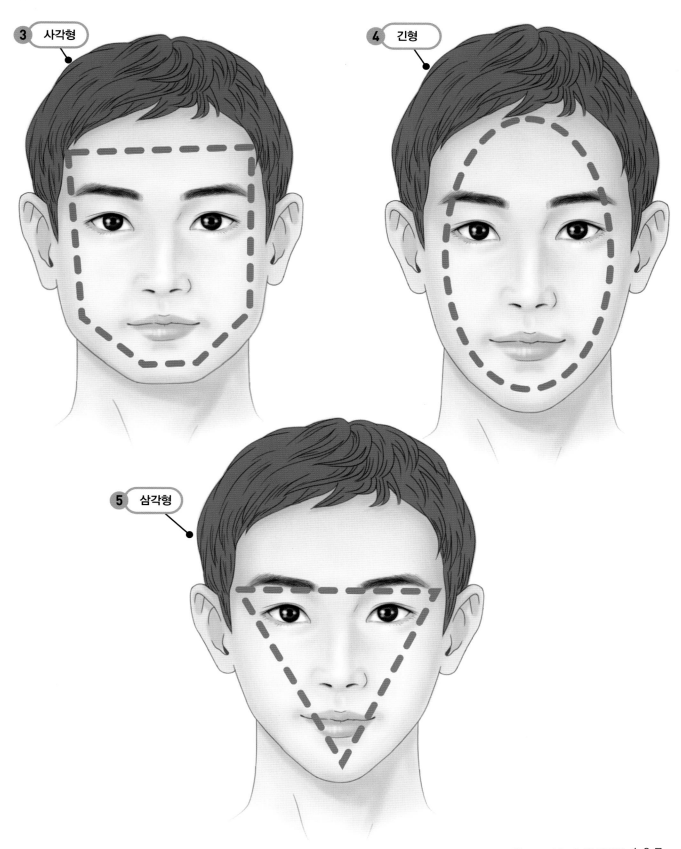

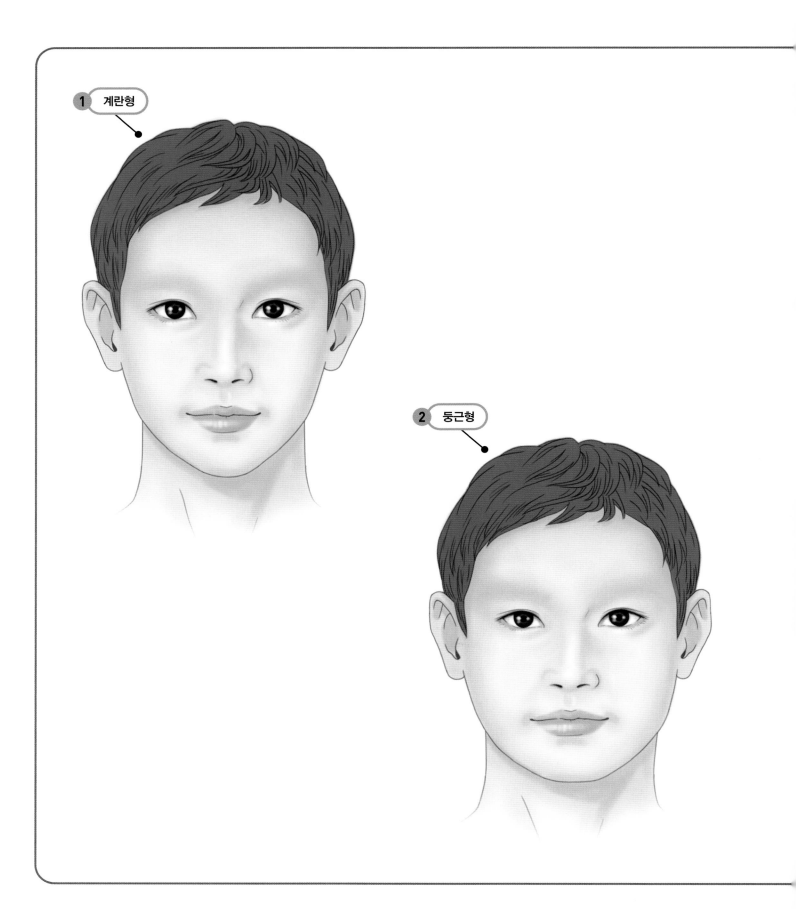

1 계란형

2 둥근형

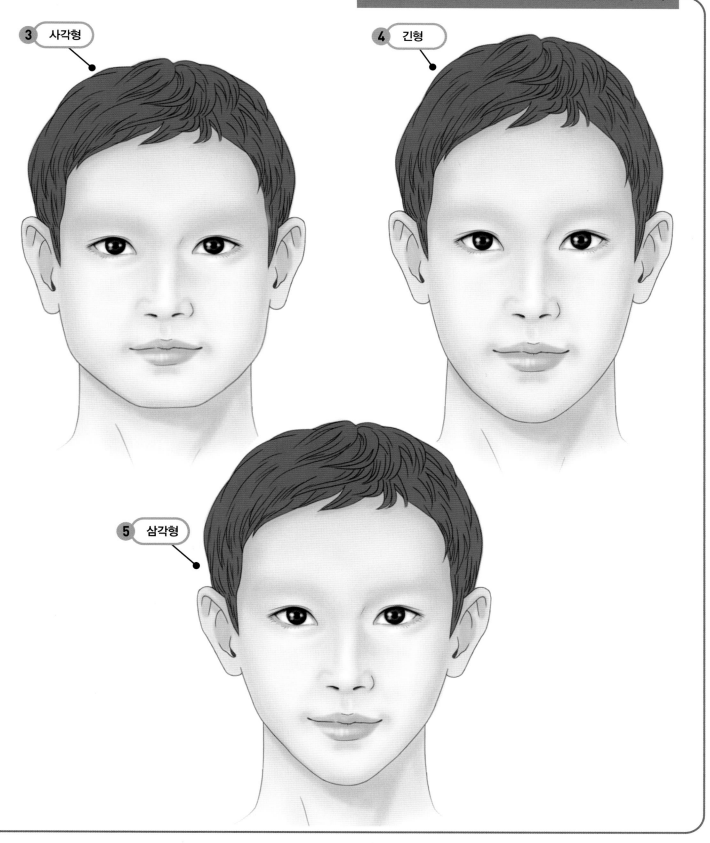

③ 사각형

④ 긴형

⑤ 삼각형

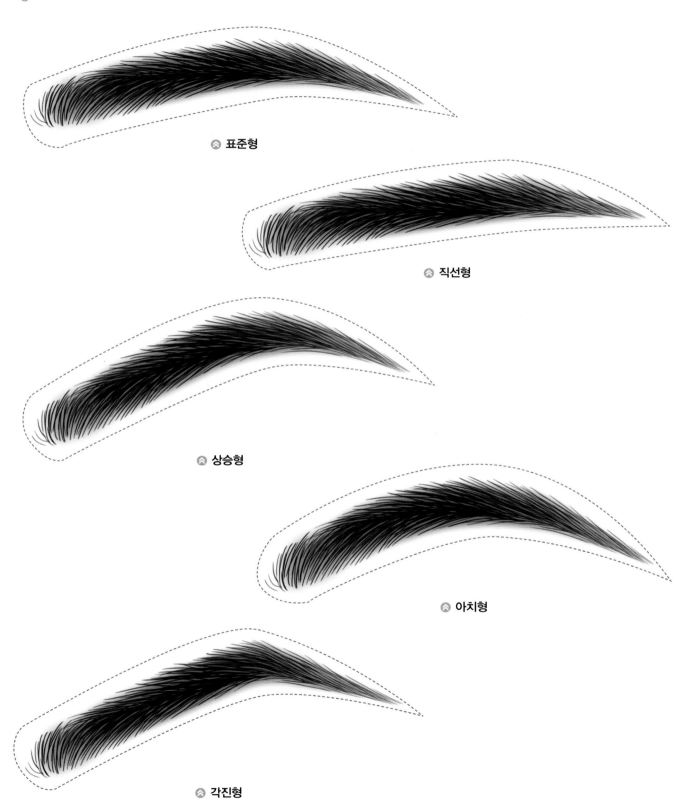

다양한 눈썹 디자인

표준형

직선형

상승형

아치형

각진형

④ 반영구화장 눈썹 디자인 시술 과정

1 눈썹 디자인 작업 시 준비사항

반영구화장 시술 전 눈썹 디자인 작업이 잘 이루어져야 완성도가 높아진다. 눈썹 디자인 작업을 위해 필요한 재료를 세팅한다.

준비물

1회용 눈썹 대칭자	디자인 펜슬	눈썹 칼	눈썹 가위	족집게
포인트 면봉	화장솜	종이테이프	워터 리무버	

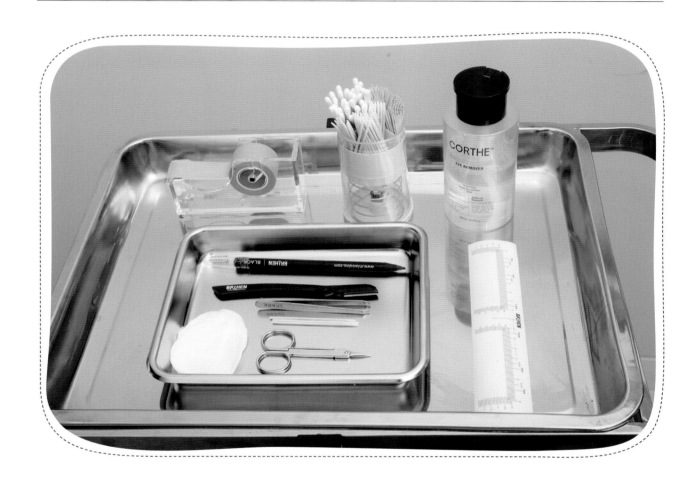

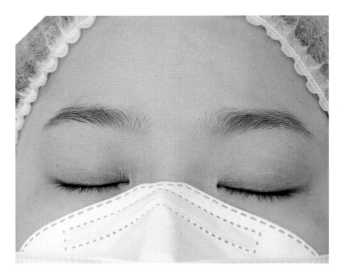

1   눈썹 디자인 전 사진 촬영을 한다.

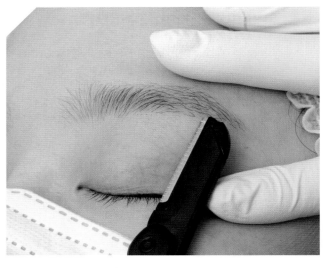

2   눈썹 정리 칼을 이용하여 눈썹 주변을 정리한다.

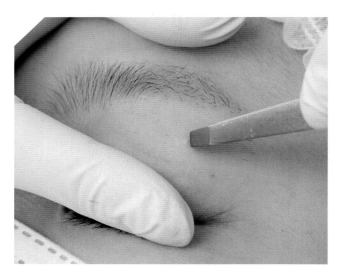

3   눈썹 정리 칼로 정리가 잘 되지 않는 부분은 족집 게를 이용하여 깨끗하게 잔털을 제거한다.

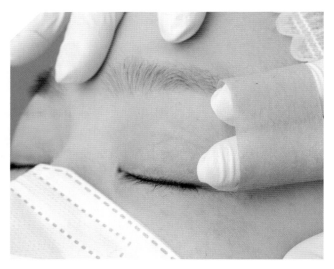

4   얼굴에 묻은 잔털을 종이테이프로 정리해 준다.

3 눈썹 디자인 펜슬과 대칭자 사용방법

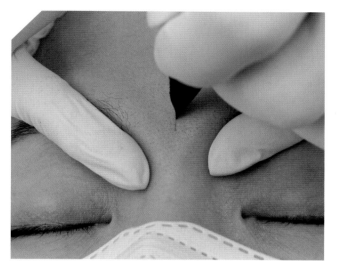

1 인중을 기준으로 미간 중심선을 체크한다.

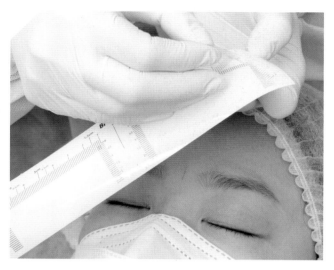

2 1회용 눈썹 대칭자를 준비한다.

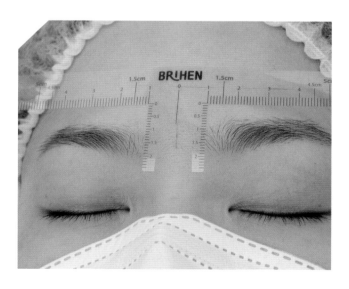

3 미간 중심에 스티커의 중심 0포인트를 맞춘다. 대칭을 맞춘 후 관자놀이에 중지 손가락을 지탱하여 스티커를 흐르듯이 붙여준다.

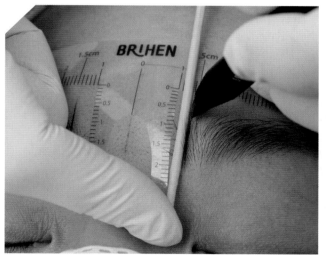

4 1회용 포인트 면봉을 이용하여, 눈썹의 앞머리 간격(미간간격 각 1.5cm) 위치를 체크해 준다. 이때 미간의 가장 이상적인 간격은 각 1.5cm 이나 얼굴의 크기, 눈의 골격, 인상이 주는 이미지에 따라 조절해야 한다.

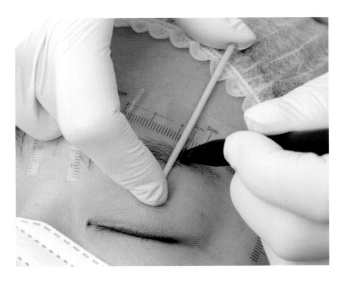

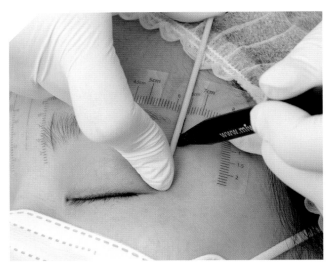

5 눈썹 산의 위치는 눈동자가 끝나는 부위를 체크한 후 전체 눈썹의 길이 중 3~3.5cm 사이(눈썹 총 길이의 2/3지점)에서 산의 위치를 체크해 준다. 이때 여자 눈썹의 경우 눈썹 산 위치의 길이가 3.5cm(눈썹 총 길이의 2/3지점)를 넘지 않도록 주의한다.

6 눈썹 꼬리의 길이는 2cm 위치에 체크하고 아치 눈썹의 경우 눈썹 꼬리의 길이가 0.5cm정도 더 길어진다.

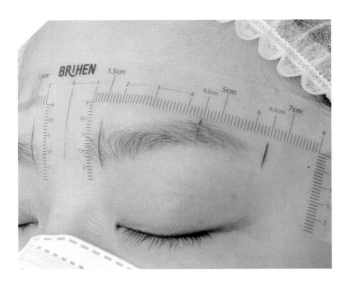

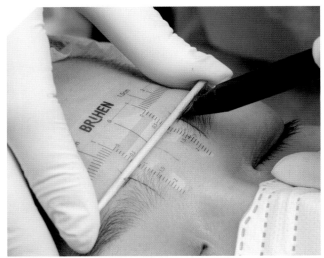

7 눈썹의 총 길이를 눈썹 앞머리, 눈썹 산, 눈썹 꼬리 길이로 3등분한 모습이다.

8 눈썹 앞머리 두께는 본인이 가지고 있는 눈썹 두께를 기준으로 정한다.

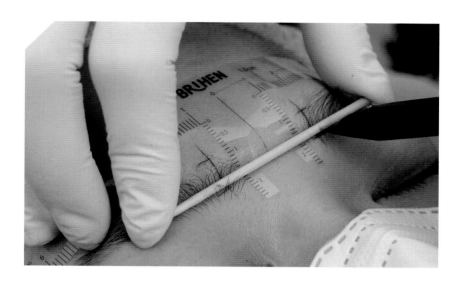

9 평균 여자 눈썹의 두께는 0.8~ 1cm 정도이다.

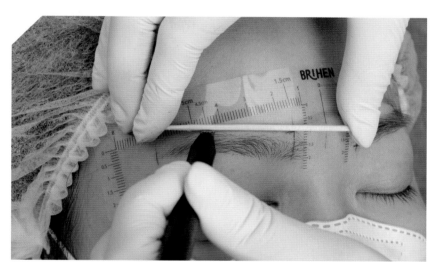

10 고객과의 상담을 통해 어울리는 눈썹 산 위치를 체크한다. 눈썹 산 위치가 눈썹 앞머리와 동일하면 일자 눈썹, 눈썹 앞머리 보다 높을수록 아치 눈썹으로 된다.

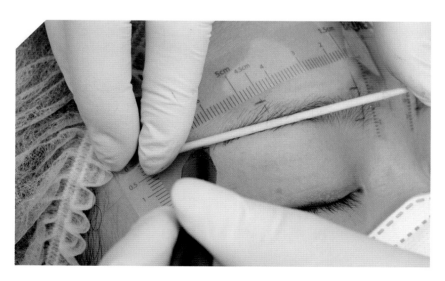

11 1. 눈썹 꼬리의 위치는 앞머리와 동일한 위치로 정한다.
2. 근육 쓰임과 눈처짐 또는 안검하수가 있어 눈꼬리가 아래로 처져 보이는 경우 고객의 취향을 고려해 앞머리보다 꼬리의 위치를 2~3mm 올려 체크한다.
3. 양쪽 대칭을 맞추어 5곳의 포인트를 체크해 준다.

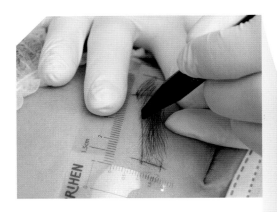

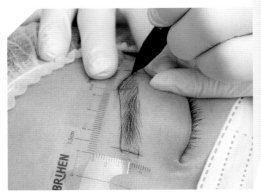

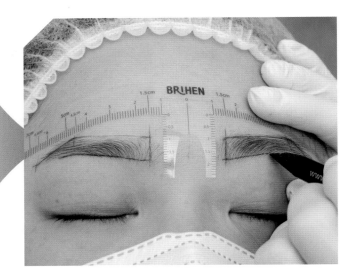

12 체크되어 있는 포인트는 피부 스트레치를 주면서 디자인 펜슬로 부드럽게 연결해 준다.

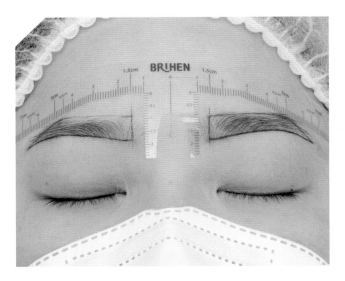

13 양쪽대칭을 맞추어 모든 점을 연결한다.

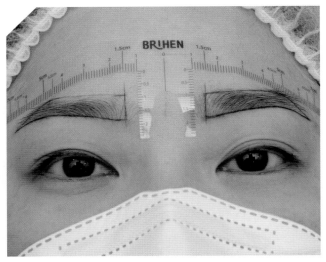

14 눈을 감고 뜨면서 디자인 대칭을 체크해 준다.

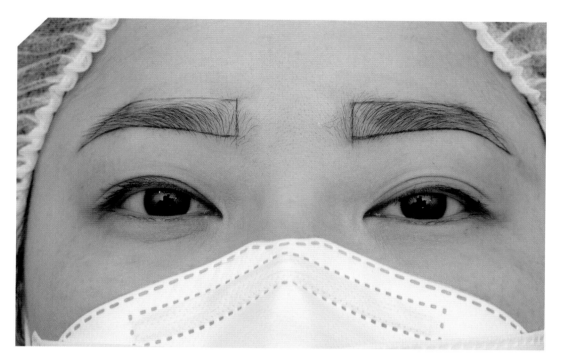

15 디자인 스티커를 제거하고 다시 체크한다. 이때 고객과 대화하면서 눈썹 근육의 움직임을 반복해서 체크하는 것이 중요하다.

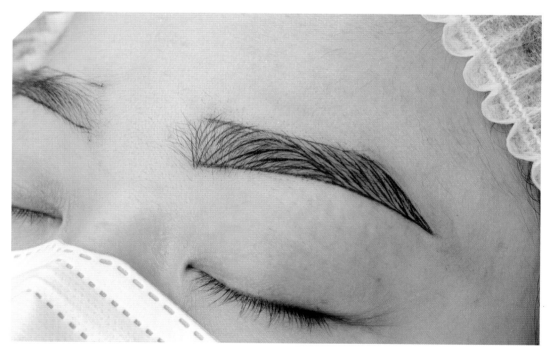

16 엠보 기법 또는 머신 페더링 기법 작업 시 눈썹 결을 펜슬로 스케치한 후 작업하면 실수를 줄일 수 있다.

눈썹 디자인 펜슬 사용법

눈썹 디자인 펜슬은 디자인 작업을 할 수 있도록 모양을 잡아주는 것이 매우 중요하다. 즉, 눈썹을 디자인하기 편하게 깎고 다듬어야 한다. 하지만 이러한 방법을 교육해 주는 곳은 많지 않아 대부분의 기초 시술자들은 시행착오를 겪게 된다. 눈썹 디자인 펜슬을 다듬는 모양에서 중요한 점은 최대한 얇게 깎으면서 한쪽 면을 곡선으로 다듬어 주어야 한다는 것이다. 이렇게 다듬어야 굴곡진 부분에서도 선 표현이 잘 되기 때문이다.

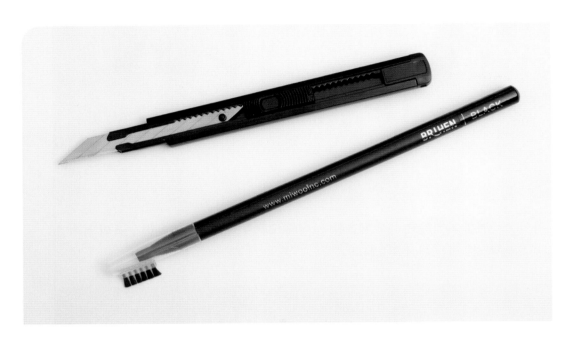

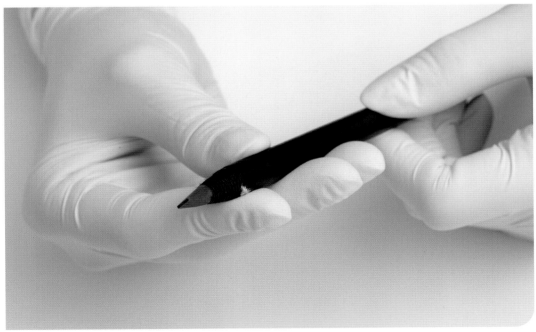

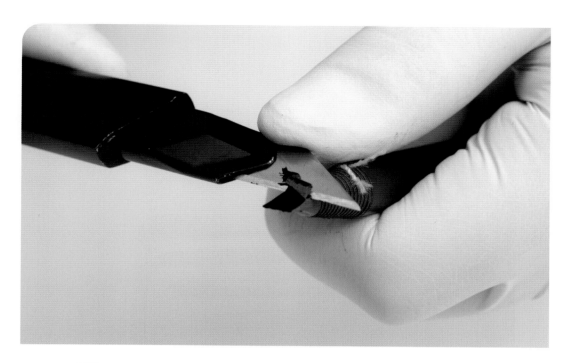

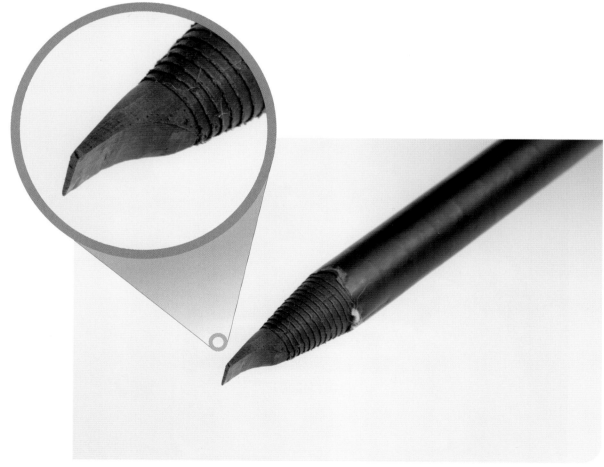

🖌️ 아이라인 디자인 작업 시 준비사항

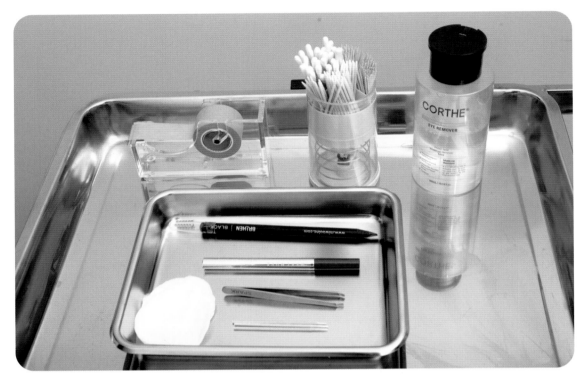

🖌️ 입술 디자인 작업 시 준비사항

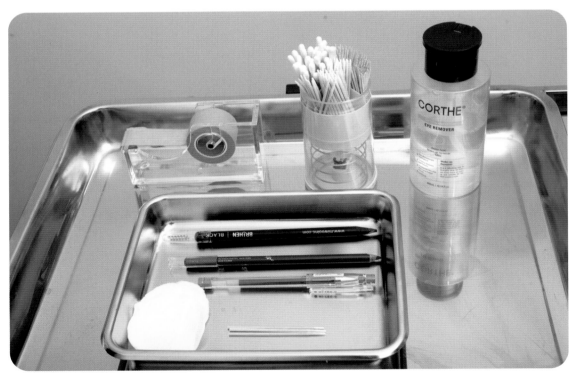

🖊 헤어라인 두피 디자인 작업 시 준비사항

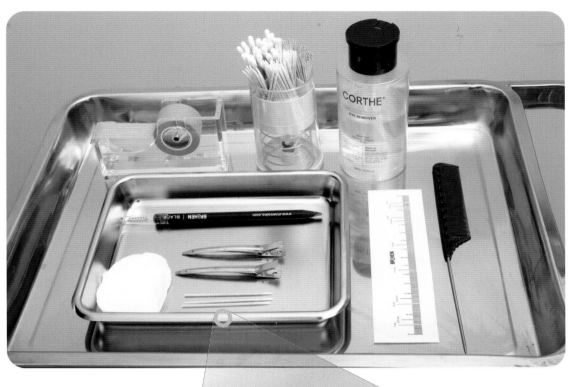

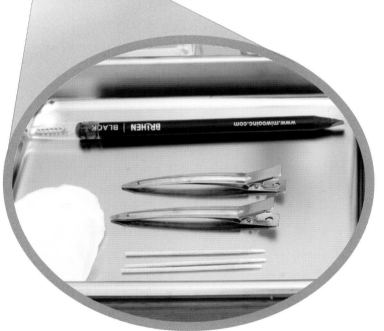

Chapter 03 엠보 기법

1 엠보 기법

1 엠보 기법 정의

엠보 기법은 반영구화장 시술 기법에서 가장 대중적으로 알려져 있는 기법으로 일명 국내에서는 '자연 눈썹'으로 불린다. 엠보 기법은 여러 개의 니들을 피복으로 감싸 묶어 사선 또는 라운드 모양으로 만들어 피부에 선을 그으면서 눈썹 형태를 표현한다. 본연의 눈썹 결 흐름을 파악하고 그에 맞는 결을 만들어 좀 더 자연스러우면서 선명한 결 표현을 할 수 있으며, 다른 테크닉에 비해 시술 시간이 빠르다는 장점이 있다.

하지만, 시술자의 테크닉과 사용되는 도구에 의해 피부 속 깊이 들어갈 경우 잔흔과 상흔이 남을 수 있어 고객의 피부 상태를 정확하게 파악하고 신중하게 터치해야 한다.

2 엠보 기법 적응증

1. 본인의 눈썹 결을 살려 눈썹의 숱이 좀 더 풍성하게 보이길 원하는 경우
2. 눈썹 디자인 변경으로 이미지 변화를 원하는 경우
3. 눈썹에 부분적인 결점 보완을 원하는 경우

2 엠보대 사용방법

1 엠보대

엠보대는 무게와 두께 그리고 홈의 모양에 따라 다양한 종류가 있다. 엠보대는 사용하는 무게에 따라 가벼운 것과 무거운 것, 두께에 따라 얇은 것과 두꺼운 것으로 구분되며, 엠보 니들을 끼우는 홈 모양에 따라 십자홈 또는 일자홈으로 구분된다. 또한, 펜대와 니들이 일체형인 1회용 제품도 있다.

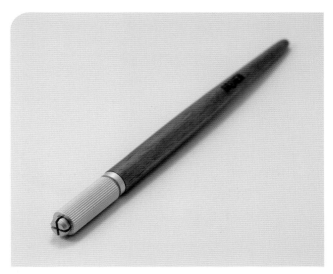

⊗ 무거운 엠보대

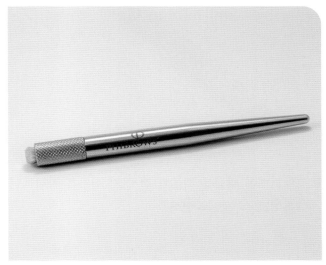

⊗ 라운드형 엠보대

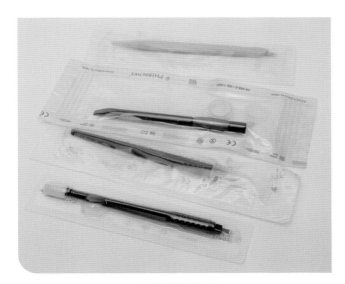

⊗ 일체형 엠보대

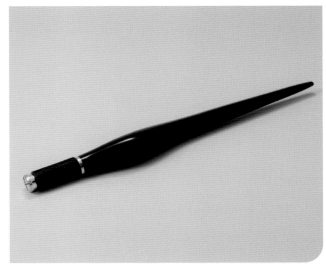

⊗ 가벼운 엠보대

2 엠보대 끼우는 방법

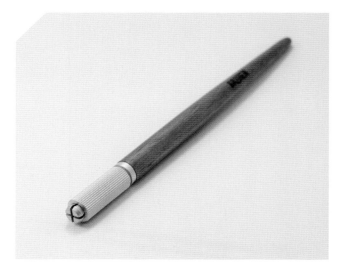

1 엠보대에 니들을 끼우기 전 먼저 십자홈에 니들이 들어갈 수 있도록 열어준다.

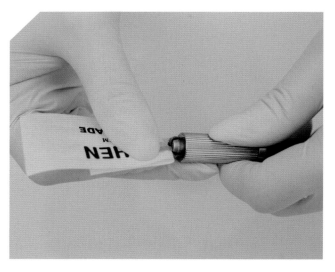

2 니들은 완전히 꺼내지 않고 끝부부만 개방하여 십자홈에 끼워준다.

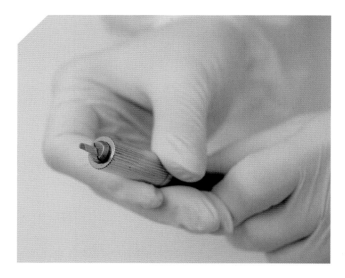

3 니들을 끝에서부터 1cm까지 넣어주고 입구 부분을 돌려 움직이지 않도록 고정시킨다.

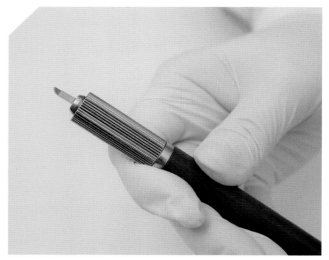

4 끼워진 니들의 방향과 남겨진 길이를 확인한다.

3 엠보대 니들 각도 사용방법

사선 니들을 사용할 경우 시술자의 선호도와 작업의도에 따라 니들 방향을 다르게 사용할 수 있다.

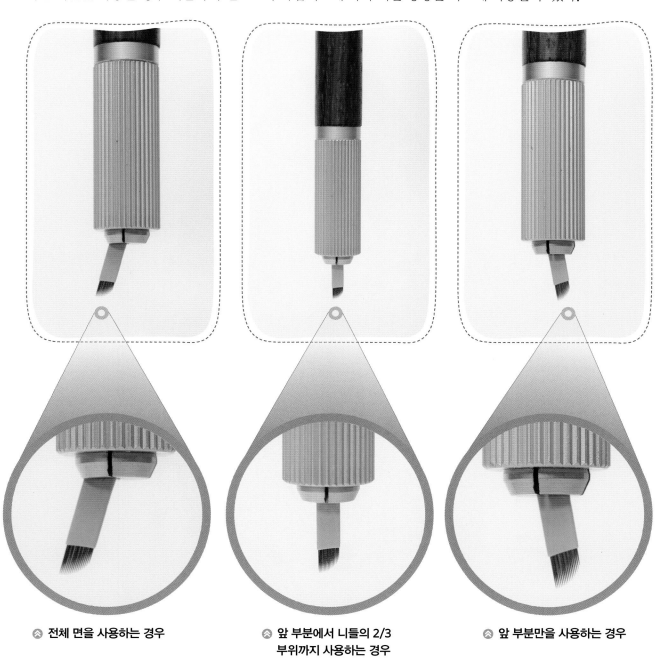

⚠ 전체 면을 사용하는 경우   ⚠ 앞 부분에서 니들의 2/3 부위까지 사용하는 경우   ⚠ 앞 부분만을 사용하는 경우

4 엠보 기법 시술 시 피부의 깊이

엠보 기법으로 시술할 때 시술 깊이는 표피의 기저층까지 시술하는 것을 원칙으로 한다. 표피 두께는 평균 0.2 ~0.6mm이지만, 피부 타입과 피부 위치에 따라 표피의 두께는 달라진다. 시술 시 출혈이 많이 발생하지 않아야 하며, 상처가 벌어지지 않아야 한다.

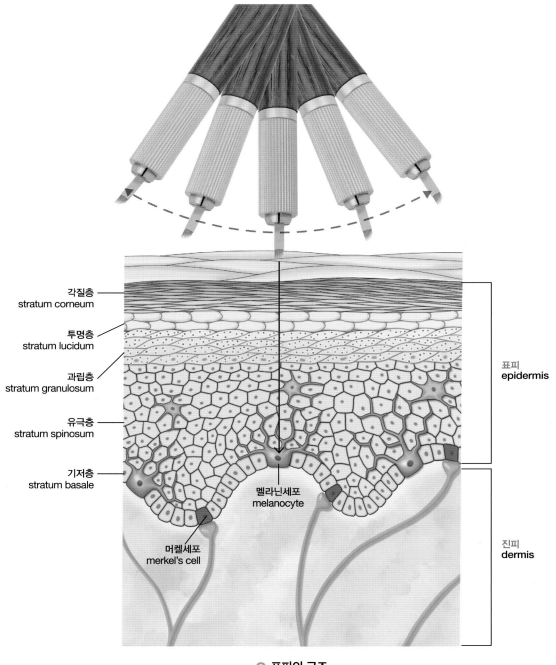

⊗ 표피의 구조

엠보 기법 연습 시 니들의 깊이

엠보 기법은 시술자의 힘, 니들 각도, 시술 깊이가 중요하다. 피부 손상은 줄여주고 탈각 후에도 번짐이나 끊어짐 없이 정확하고 깔끔한 결이 남아야 한다. 예전 방식은 니들 전체를 피부에 닿게 시술하였지만, 최근에는 다양한 니들 각도를 활용하고 있다.

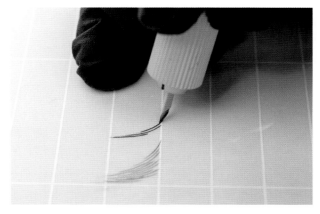

⯀ **앞머리 니들 각도**

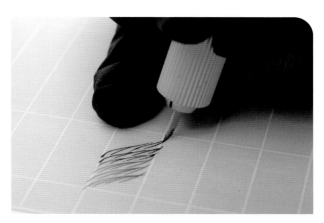

⯀ **중간 니들 각도**

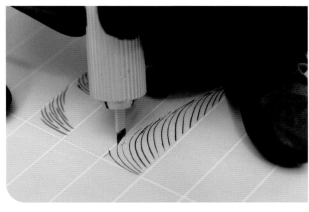

⯀ **중간 니들 각도**

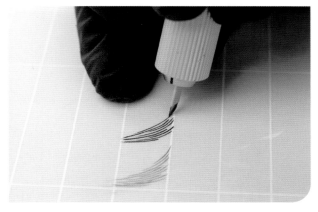

⯀ **뒷결 니들 각도**

1. 눈썹 앞머리 작업 시 전체 니들의 1/3만을 사용한다.
2. 눈썹 가이드 라인 중간 결 작업 시 니들의 2/3를 조금 넘게 사용한다.
3. 눈썹 뒷결 작업 시 니들의 2/3만을 사용하며, 꼬리 부분은 니들의 앞부분 1/3만을 사용하여 작업한다.

③ 엠보 기법 패턴 연습 1

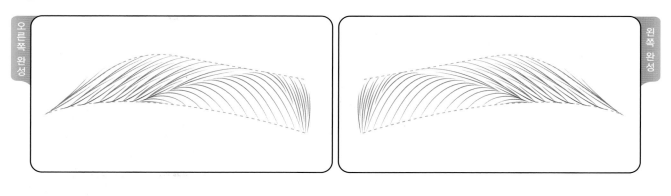

오른쪽

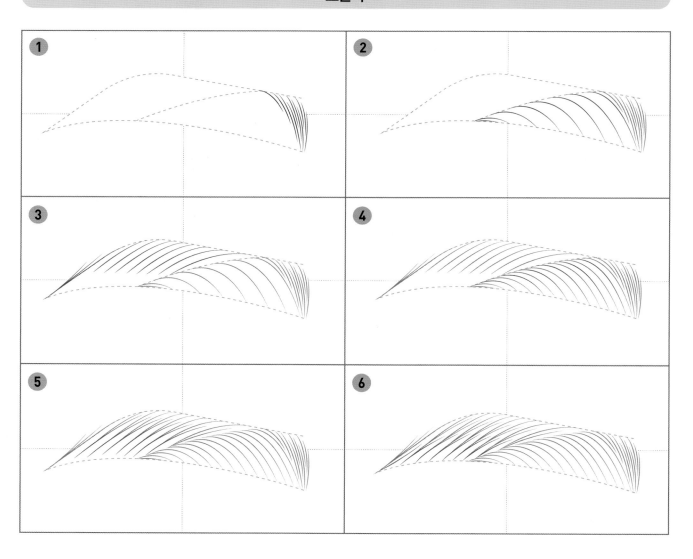

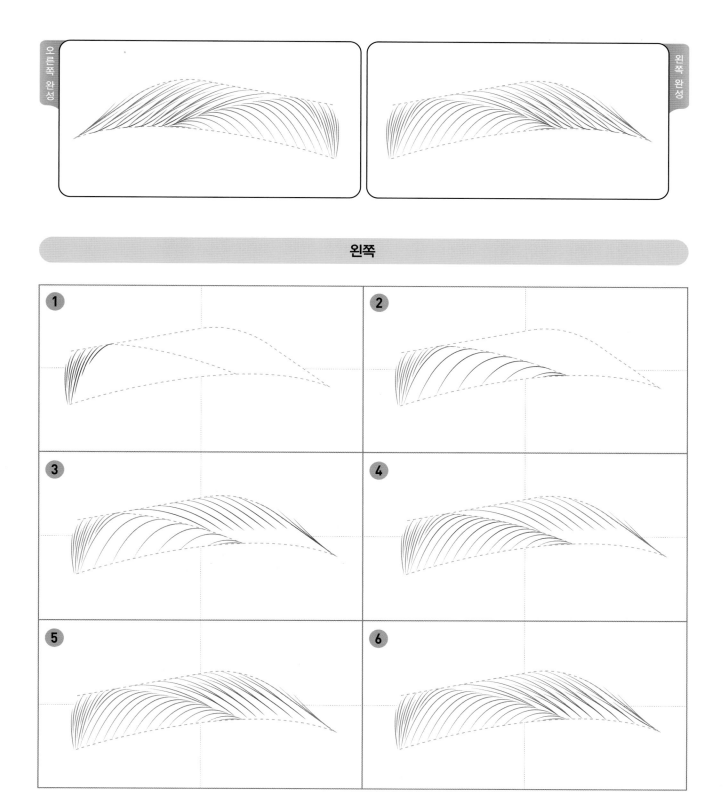

1 엠보대 그립 각도

니들의 각도는 시술 부위 및 위치에 따라서 다양한 각도를 사용할 수 있다.

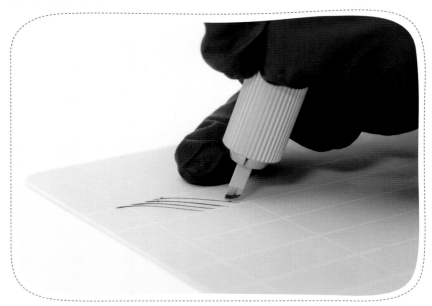

2 니들 색소 묻히기

작업 시 니들의 1/2정도만 색소를 묻혀 사용하도록 하며, 색소량이 너무 많을 경우 주변으로 색소가 번져 다음
선 작업 시 시야를 방해해 불편함을 줄 수 있다.

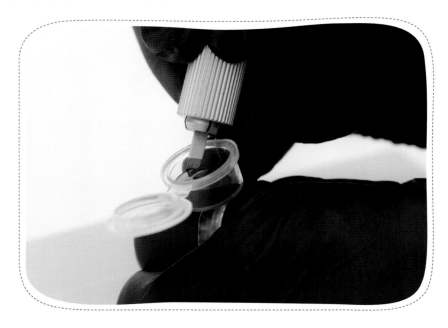

3 선 연습

엠보 기법을 연습할 때 가장 기본적으로 연습해야 하는 선이다.

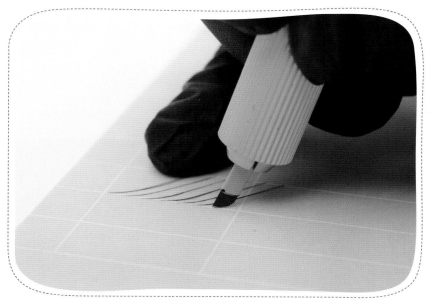

⚠ 새끼손가락을 지탱하여 엠보대의 각도를 75도 정도로 세우고 몸쪽 방향으로 일직
선을 맞추어 들어가 준다.

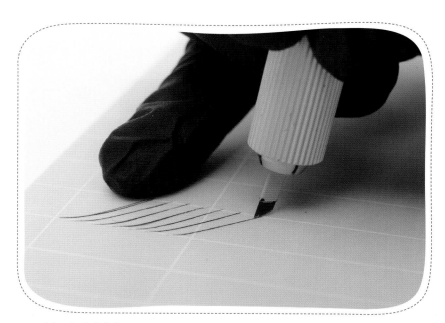

⚠ 시술 시 시작점과 끝나는 점까지 니들이 정확히 닿았는지 확인한다.

4 눈썹 결 연습

1. 눈썹 결은 총 4등분으로 구분하여 자연스럽게 흐르면서 연결하듯 그어준다.

2. 직선이 아닌 부드러운 곡선으로 표현해 주어야 하며 곡선을 표현할 때는 엄지와 검지만을 이용하여 아주 미세하게 손가락을 돌려준다. 이때 손가락을 많이 움직이게 되면 스크레치와 함께 색번짐이 생길 수 있다.

3. 첫 번째 선은 총 길이의 1/2까지, 두 번째 선은 첫 번째 선과 스치듯 만나며 더 길어진다.

4. 세 번째 선 역시 두 번째 선과 스치듯 만나 더 길어지며, 마지막 선은 살짝 반대로 닿아주는 느낌으로 결을 만들어준다.

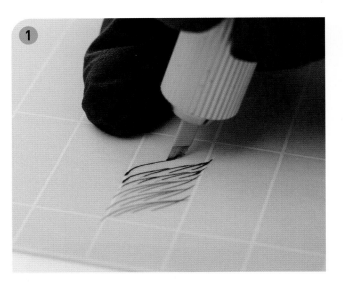
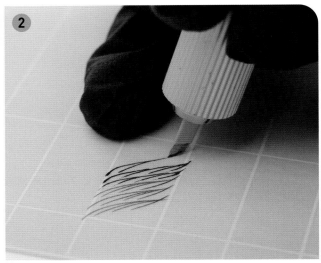
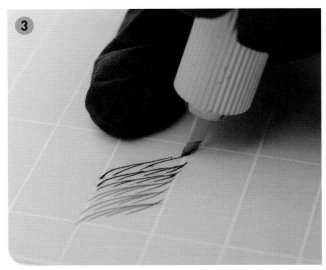
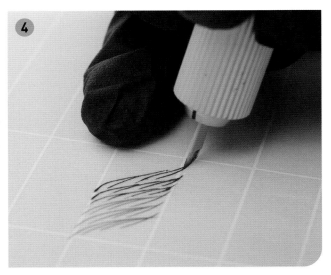

5 가이드 선 연습

1. 눈썹의 앞머리와 뒷부분의 결을 연결시켜주는 가이드 라인의 곡선 부분이다.
2. 가이드 라인 부분은 사람마다 위치가 조금씩 달라질 수 있으며, 평균 7개에서 10개의 선으로 이루어진다.
3. 모든 선은 라운드 곡선으로 연결되며, 눈썹 결의 흐름에 따라 각도 조절을 해야 한다.
4. 시작점에서 2/3선까지 직선으로 그어주며 2/3 지점에서 엄지와 검지를 살짝 돌려주어 가이드 라인의 점선 스케치에 맞추어 라운드를 만들어주는 것이 포인트이다.

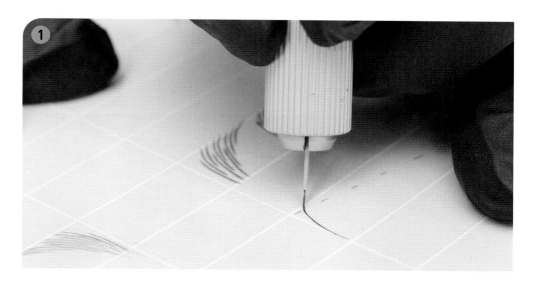

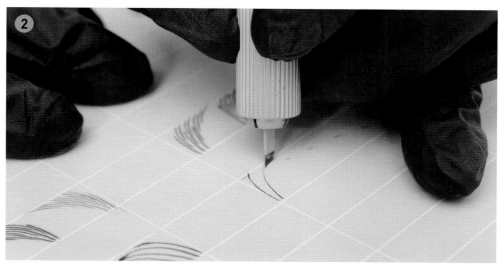

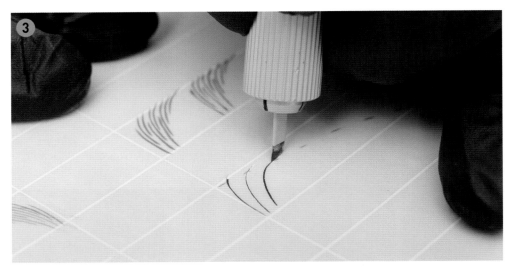

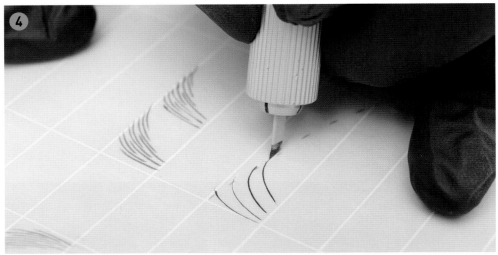

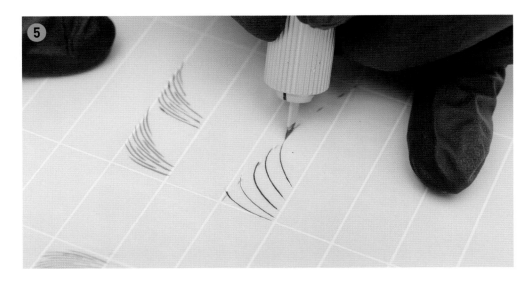

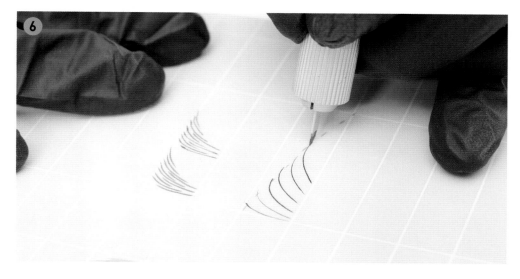

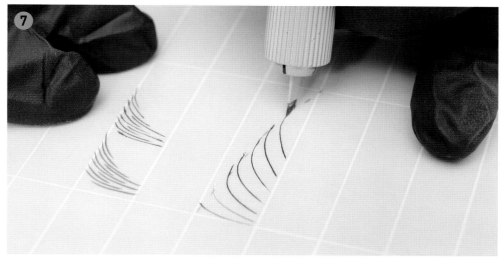

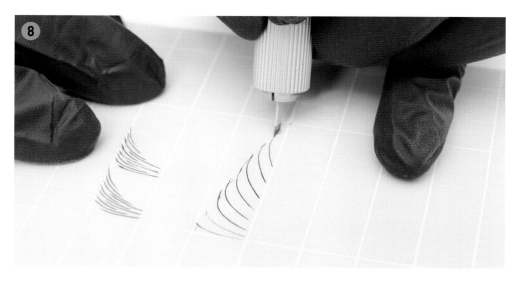

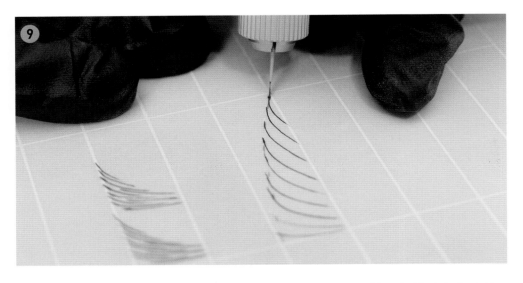

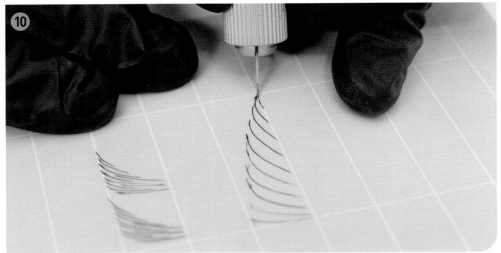

가이드 라인 안의 눈썹 모량에 따라 7~10개의 선과 선 사이에 또 다른 선이 추가될 수 있다.

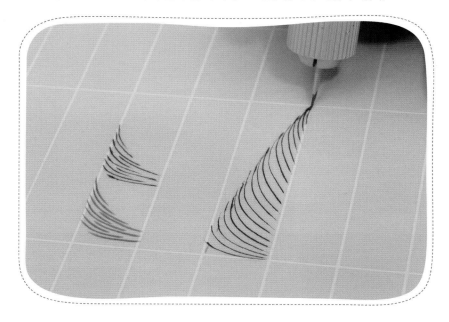

6 앞머리 결 연습

1. 눈썹의 앞머리는 최대한 자연스러움을 살려 주기 위해 길이의 높낮이를 조절해서 그려준다.

2. 앞머리 부분은 평균 1cm정도로 잡아주며, 그 안에 들어갈 수 있는 결을 '334 기법'으로 표현한다.

3. 고객 개개인 눈썹 결의 흐름이나 밀도에 따라 앞머리 결의 수는 조절 가능하다.

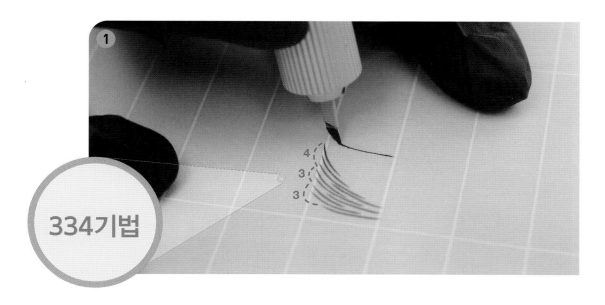

334기법

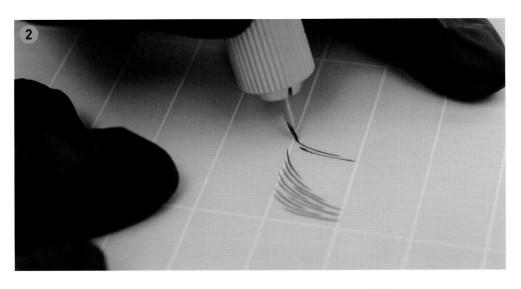

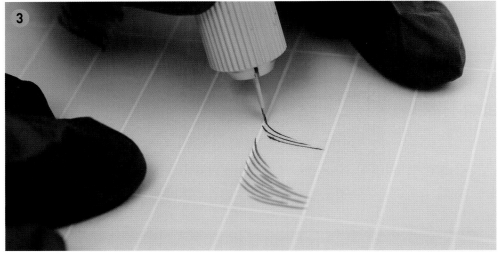

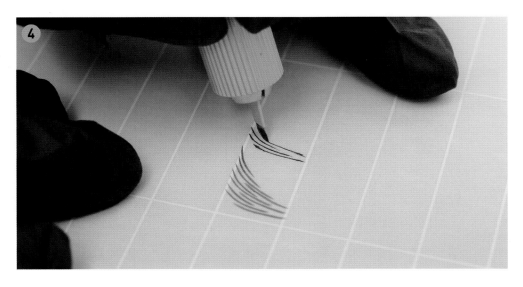

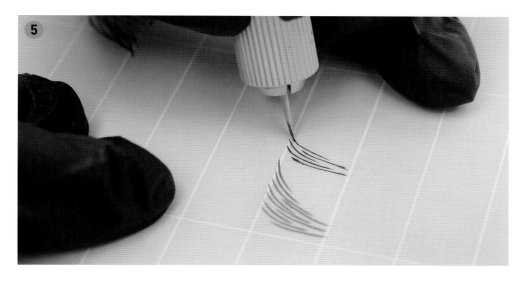

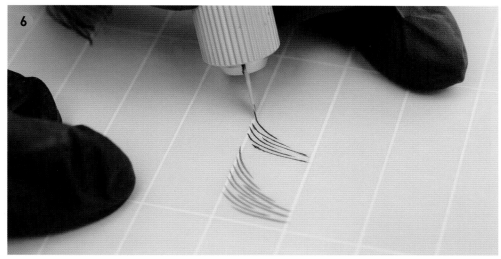

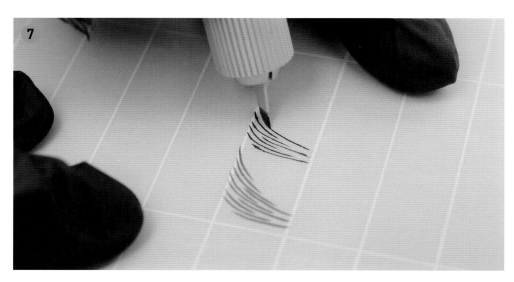

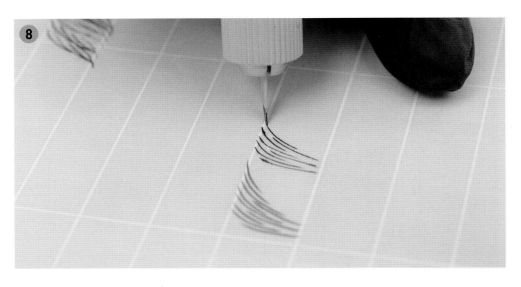

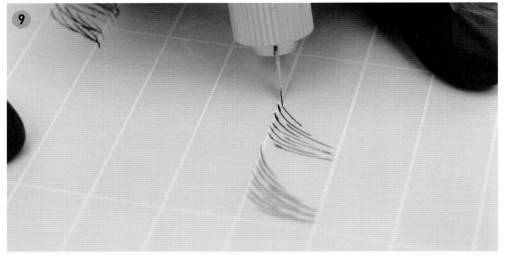

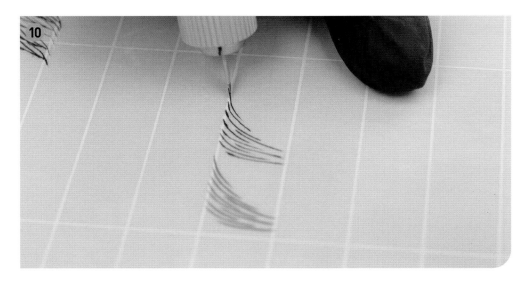

7 여자 눈썹 시술 과정

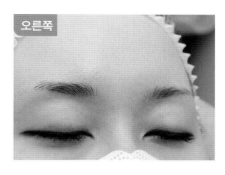
오른쪽

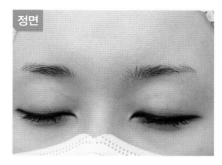
정면

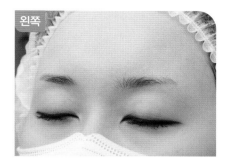
왼쪽

1 반영구화장 시술 전 사진 촬영

눈썹 시술 전에 오른쪽, 정쪽, 왼면을 사진 촬영을 한다.

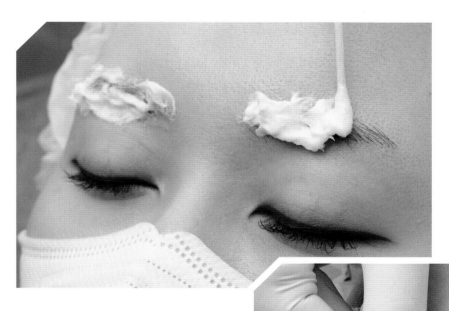

2 1차 통증 완화제 도포

눈썹 시술 부위의 유분기를 닦아 주고, 통증 완화제를 도포하여 25~30분 방치한다.

8 여자 눈썹 시술 디자인

눈썹 디자인 작업은 충분한 상담을 통해 고객에게 가장 잘 어울리는 눈썹을 디자인한다.

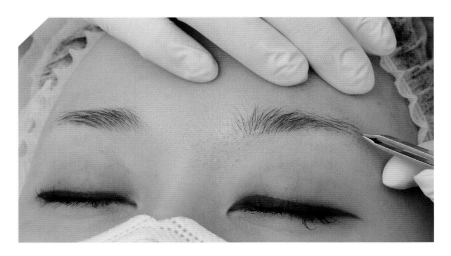

1 눈썹 수정

디자인 작업 전 불필요한 잔털을 제거한다.

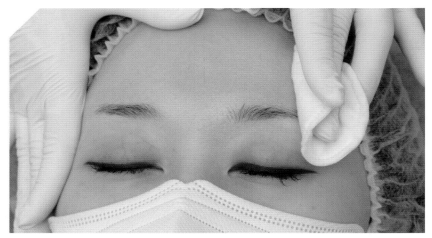

2 유분기 제거

디자인 펜슬로 작업 전 피부에 남아있는 유분기를 깨끗이 제거해야 잘 그려진다.

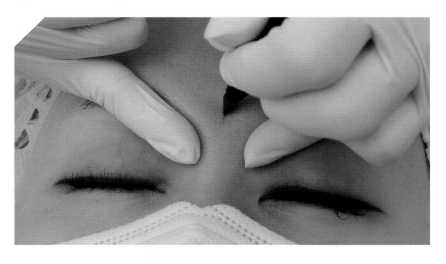

3 중심선 체크

미간의 중심을 확인하고 새끼 손가락으로 미간을 잡아주면서 체크한다.

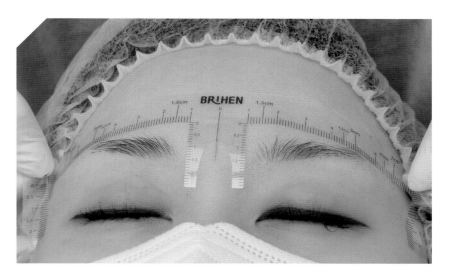

4 **눈썹 대칭자 붙이기**

1회용 디자인 눈썹 대칭자를 미간에 체크한 중심선에 맞추어 붙여준다.

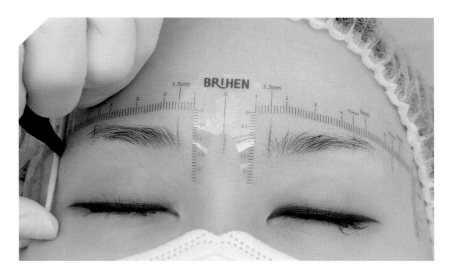

5 **눈썹 디자인 위치 체크**

눈썹의 앞머리 위치, 눈썹 산의 위치, 눈썹 꼬리의 위치를 체크한다.

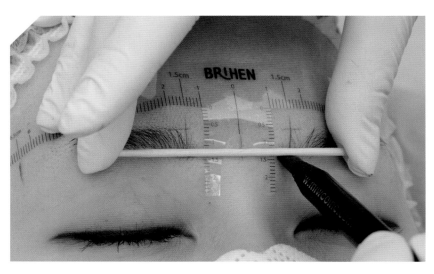

6 **눈썹 두께 체크**

눈썹의 앞머리 두께와 동일한 위치를 체크한다.

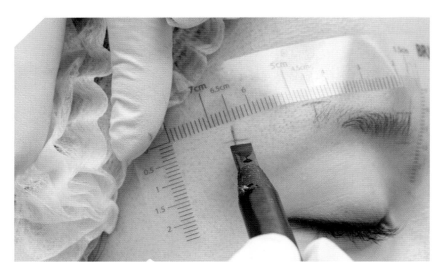

7 **눈썹 5 포인트 체크**

눈썹 앞머리, 눈썹 산, 꼬리의 큰 틀을 체크한다. 앞머리 두께, 산의 높이, 꼬리의 위치 총 5곳의 포인트를 체크한다

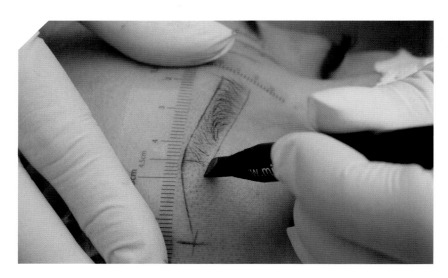

8 **5 포인트 연결**

체크한 5곳의 포인트를 펜슬 끝을 이용하여 부드럽게 연결시켜 준다.

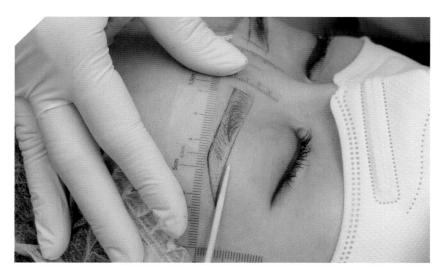

9 **디자인 라인선 정리**

눈썹 디자인 작업 후 시술 전 디자인 틀을 깨끗하게 정리해 주는 것이 좋다. 이때 포인트 면봉에 워터 클렌징을 살짝 묻혀서 닦아주면 빠르고 깨끗하게 지울 수 있다.

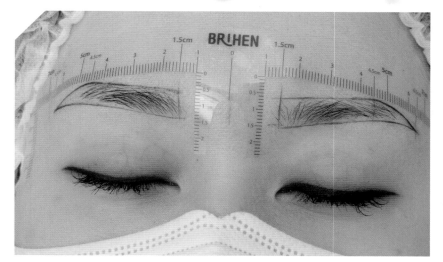

10 디자인 체크 1

정면에서 디자인의 대칭과 높낮
이를 체크한다.

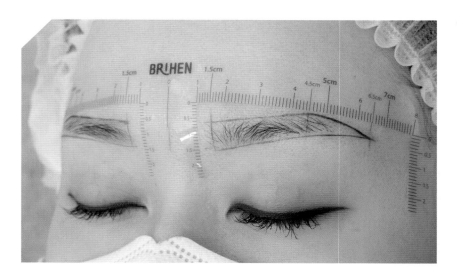

11 디자인 체크 2

왼쪽에서 디자인 라인을 체크한다.

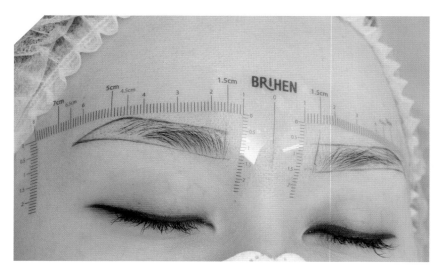

12 디자인 체크 3

오른쪽에서 디자인 라인을 체크
한다.

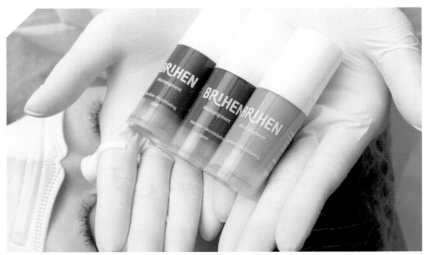

13 색소 컬러 선택

1. 시술 전 고객의 피부 타입, 헤어 컬러, 눈동자 색, 고객의 선호도에 따라 색소 컬러를 정한다.
2. 대부분 여자 눈썹의 경우 브라운 2번 컬러와 블루 코렉터를 함께 사용한다.
3. 고객의 피부 톤이 아주 밝거나 고객이 밝은 눈썹을 원할 경우 브라운 3번을 소량 추가해서 시술한다.

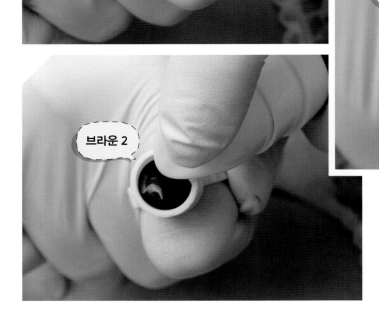

브라운 1

브라운 2

블루 코렉터

14 색소 혼합

브라운 2번 컬러와 브라운 3번 컬러, 푸른 색과 붉은 색을 잡아줄 수 있는 블루 코렉터를 소량 혼합해서 사용한다.

9 여자 눈썹 시술

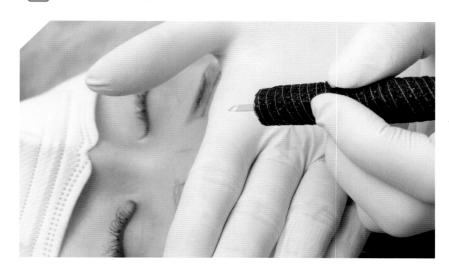

1 니들 세팅

1. 시술 전 사용할 니들을 준비한다.
2. 니들을 엠보대에 1cm 정도 안쪽으로 넣어 고정시켜준다.
3. 니들을 1cm이하로 넣어 길게 사용할 경우 흔들림이 생겨 일정한 결 디자인이 어렵다.
4. 니들의 각도는 안쪽으로 살짝 기울여준다.

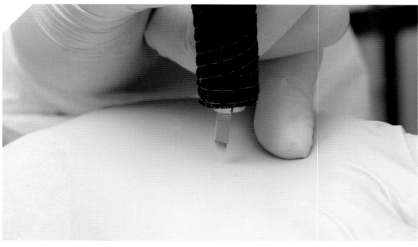

2 니들 색소 사용량

니들의 색소 사용량은 니들 끝부분에만 소량씩 묻혀 사용하는 것이 좋다.
색소 사용량이 너무 많으면 주변으로 색소가 번져 정교한 시술이 어렵다.

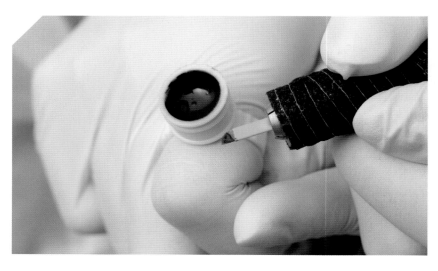

3 니들 사용 부위

1. 안쪽으로 살짝 기울여 끼운 니들은 앞부분을 사용한다.
2. 직각으로 사용하거나 살짝 뒤로 눕혀서 사용하면 시작점과 끝나는 점을 정확하게 터치하기 어렵다.

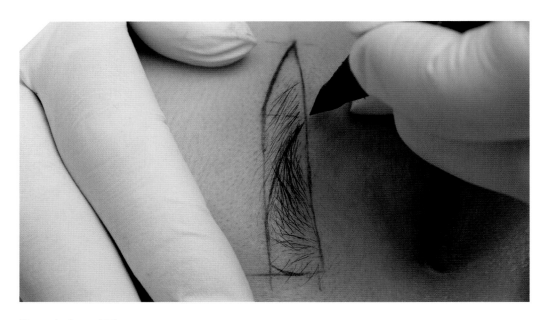

4 **가이드 라인**

시술 시작 전 눈썹 결의 흐름에 따라 가이드 라인을 표시해 준다.

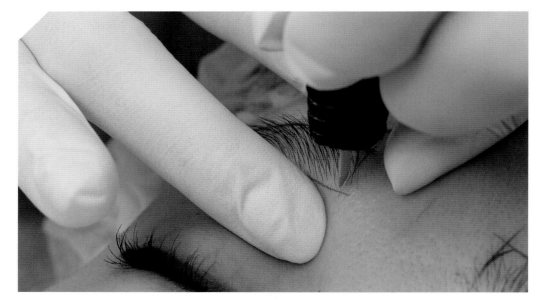

5 **스트레치 위치**

1. 시작 전 작업 부위 피부 스트레치를 체크한다. 시술 부위 주변을 디자인 선이 닿지 않는 선에서 삼각형 형태를 만들어 스트레치를 주어야 한다.

2. 피부에 팽팽하게 스트레치를 주는 것이 가장 중요하다. 스트레치가 약할 경우 시술 깊이가 깊어질 수 있으며 선이 매끄럽지 못해 탈각 후 두껍고 번지는 현상이 생길 수 있다.

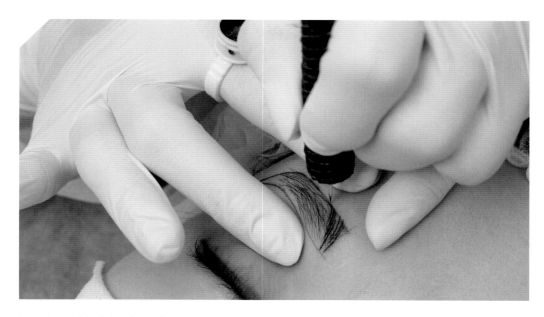

6 눈썹 앞머리 결 넣기

눈썹 앞머리 결을 '334 기법' 순서대로 넣어준다. 앞머리의 경우 니들의 각도를 80~90도까지 세워 니들의 앞부분만을 사용한다.

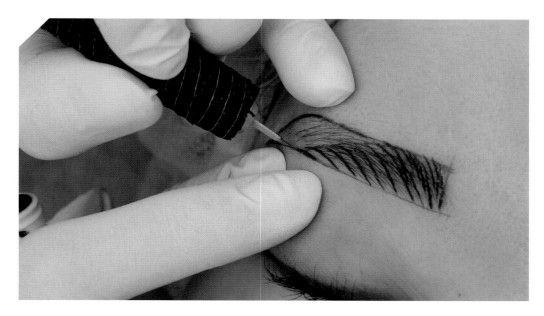

7 가이드 라인에 맞추어 결 넣기

1. 가이드 라인에 맞춰 아랫선 7~10선을 눈썹 결의 흐름에 맞춰 일정한 간격으로 넣어준다. 이때 사이에 선이 하나씩 추가될 공간을 만들어야 한다.
2. 니들의 위치에 따라 스트레치를 주는 손도 함께 움직여야 한다.

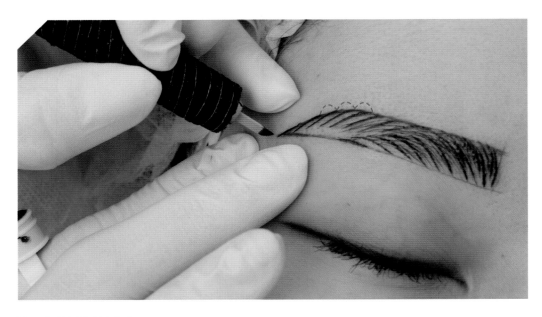

8 눈썹 뒷결 넣기

눈썹의 뒷결을 눈썹의 1/2까지 일정한 간격으로 나눠준다. 이때 선과 선의 간격이 너
무 넓지 않게 주의해야 한다.

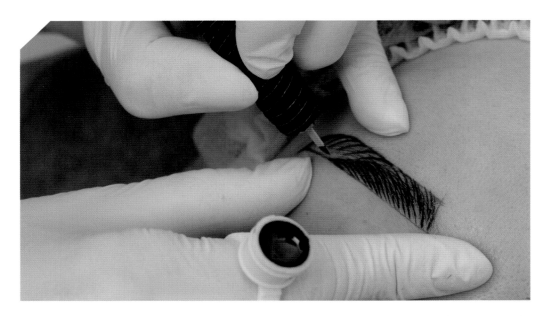

9 사이결 넣기

아랫선 7~10선 사이 사이에 결을 하나씩 추가로 넣어 준다. 이때 가이드 라인에서 모
아지는 부분에 선과 선이 거의 닿을 듯이 넣어준다. 탈각 후 가장 많이 비어 보이는 부
분이므로 특히 꼼꼼하게 터치해 주는 것이 중요하다.

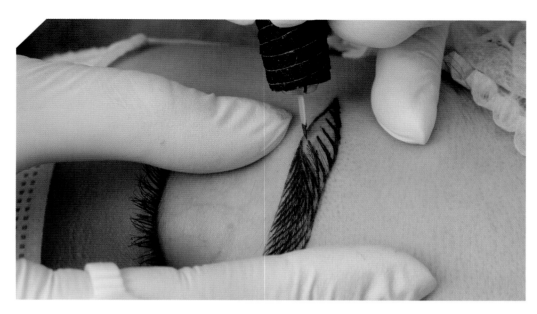

10 눈썹 뒷결 연결

눈썹 뒷부분의 결을 연결한다.

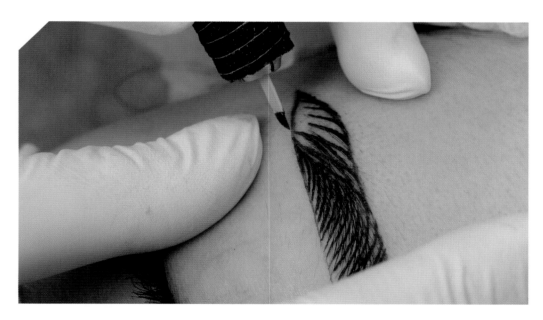

11 눈썹 뒷결 선과 선의 연결

첫 번째 선에 두 번째 선을 넣을 때 만나서 길어지고 두 번째 선과 세 번째 선도 만나
서 길어지게 하나의 선처럼 선과 선이 끝에서 만나는 결의 형태를 넣어준다.

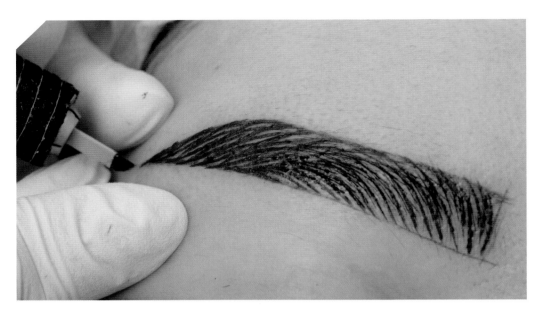

12 디자인 틀에 맞추어 전체 결 채우기

눈썹 결은 첫 시술에서 모든선을 풀로 꽉 채워 넣어준다. 이때 디자인 틀에 맞추어 시
작점과 끝나는 점이 정확이 터치가 되었는지 확인한다.

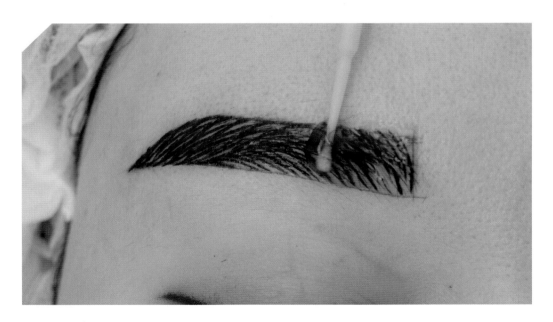

13 2차 통증 완화제

1차 터치 후 2차 통증 완화제를 도포한다. 마이크로 면봉을 이용하여 시술 부위에 부
드럽게 도포하여 준다.

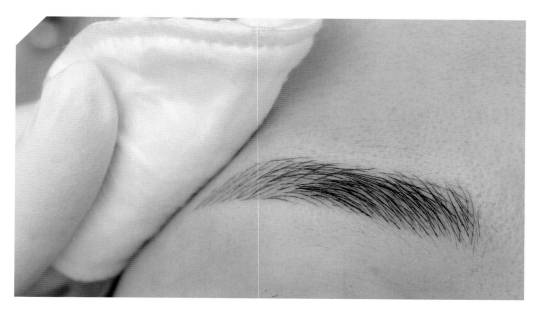

14 1차 터치 확인

2차 통증 완화제 도포는 1~2분이면 충분하다. 통증 완화제 도포 후 깨끗하게 닦아주
어 1차 터치 시 들어간 결을 확인한다.

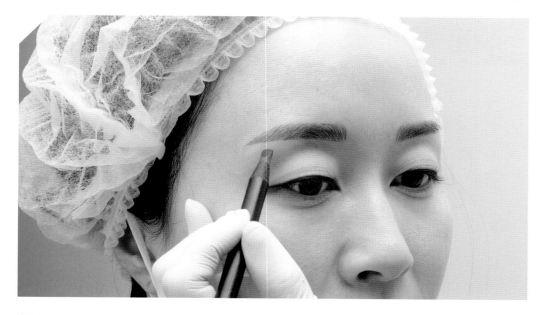

15 1차 터치 재확인

1차 터치 후 고객을 앉힌 상태에서 컬러가 잘 들어갔는지, 디자인 틀은 잘 남아 있는
지 꼼꼼히 체크한다.

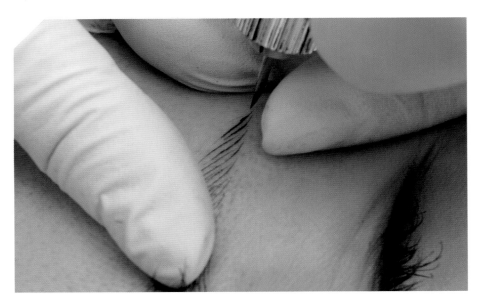

16 2차 터치

시술한 부분의 모든 선을 하나하나 체크하며, 색이 흐린 부분이나, 간격이 넓은 부분, 디자인 틀 정리를 위해 2차 터치를 진행한다.

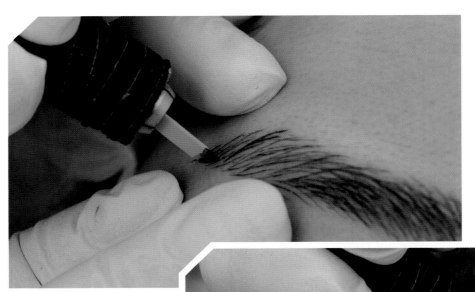

17 2차 터치 테크닉 방법

2차 터치는 1차에 넣은 선에 오버 랩을 하는 방법으로 처음 니들링한 힘보다 반 이상 빼고 부드럽게 색만 입혀준다. 이때 절대 처음과 동일한 힘을 주어서는 안 된다.

10 여자 눈썹 시술 마무리

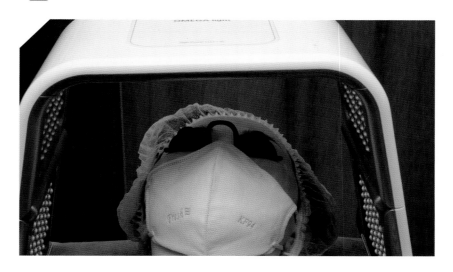

1 LED 피부 진정

모든 시술이 마무리 된 후 예민
하고 붉어진 피부에 진정, 재생
LED를 씌워주면 붉은기를 빠르
게 진정시킬 수 있다.

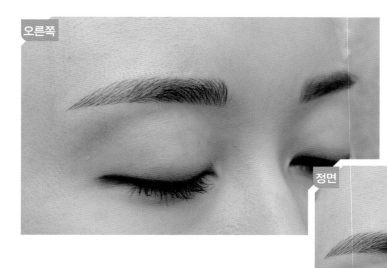

오른쪽

정면

왼쪽

2 반영구화장 시술 후 촬영

1. 시술 마무리 후 오른쪽, 정면, 왼쪽 사진
   촬영을 한다.
2. 디자인과 대칭을 다시 확인하면서 리터
   치 시 참고할 사항을 체크한다.

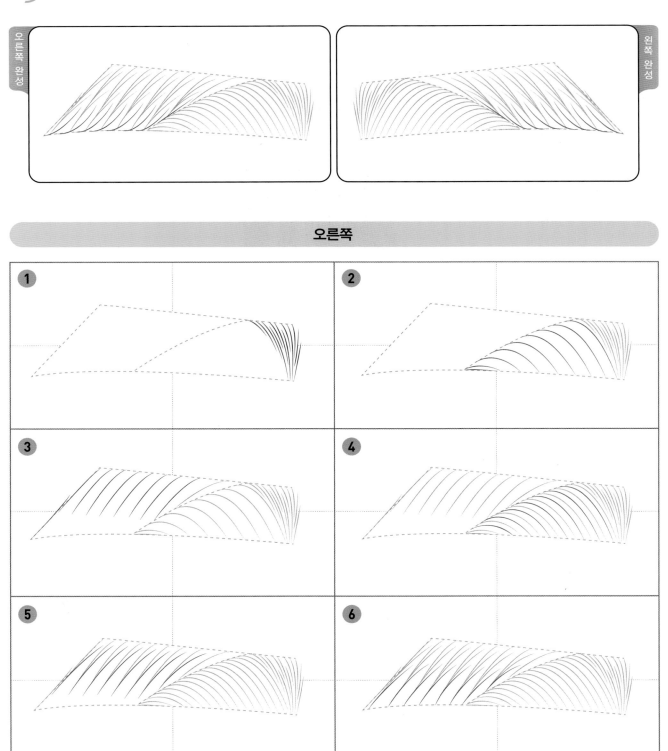

오른쪽

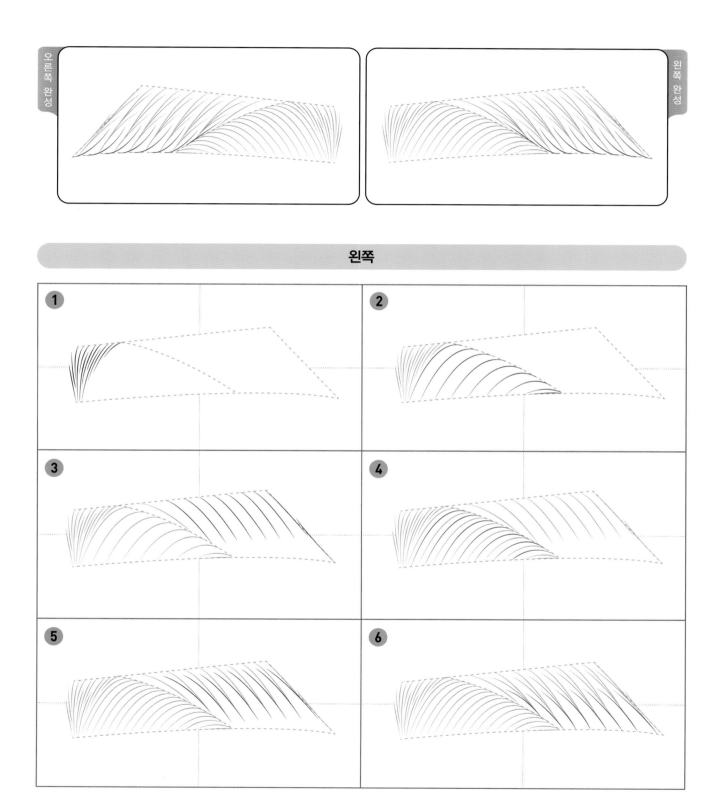

1 남자 눈썹 시술 과정

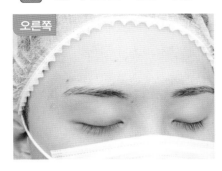
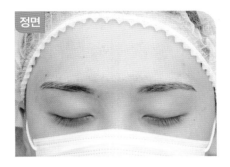
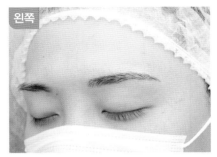

1 반영구화장 시술 전 사진촬영

눈썹 시술 전에 오른쪽, 정면, 왼쪽 사진 촬영을 한다.

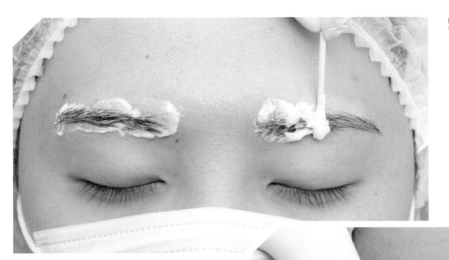

2 1차 통증 완화제 도포

눈썹 시술 부위의 유분기를 닦아주고 통증 완화제를 도포하여 20~25분 적용한다. 통증 완화제 도포 후 흡수율을 높이기 위해 랩핑해준다.

2 남자 눈썹 시술 디자인

디자인 작업은 고객과 충분한 상담을 통해 고객에게 어울리는 스타일을 고려하여 디자인 작업을 진행한다.

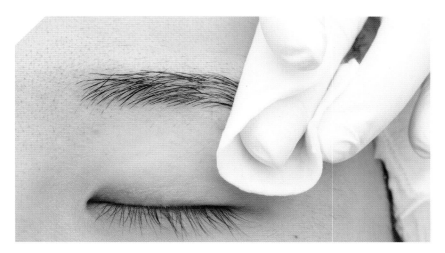

1 통증 완화제와 유분기 제거
20~25분이 경과 후 디자인 작업 전 피부에 남아 있는 유분기를 깨끗하게 닦아준다.

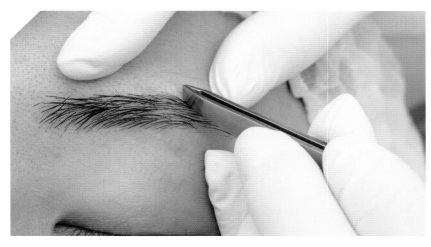

2 눈썹 정리
디자인 작업 전 불필요한 잔털을 제거한다.

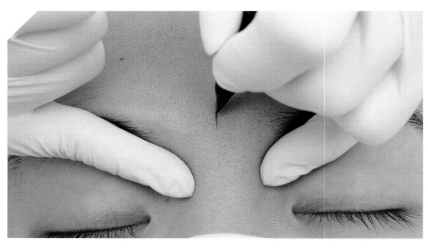

3 중심선 잡기
디자인 작업을 위해 얼굴 미간에 중심선을 잡아준다.

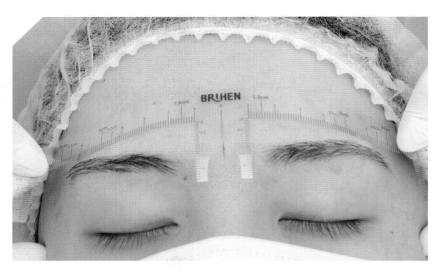

4 눈썹 대칭자 붙이기

1회용 디자인 눈썹 대칭자를 미간에 체크한 중심선에 맞추어 붙여준다.

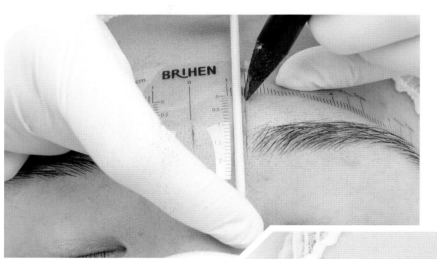

5 눈썹 위치

눈썹 앞머리 시작점, 눈썹 산의 위치를 체크한다.

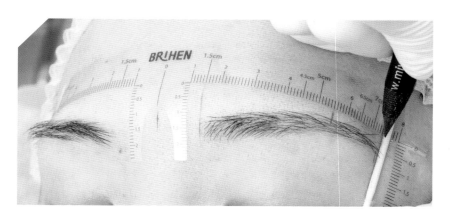

6 눈썹 꼬리 위치

눈썹이 끝나는 눈썹 꼬리의 위치
를 체크한다.

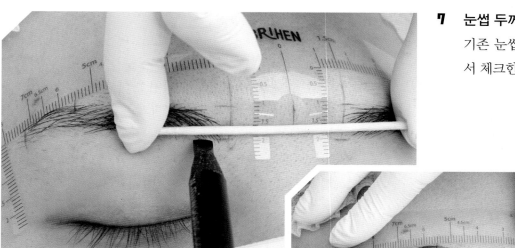

7 눈썹 두께

기존 눈썹 앞머리의 두께를 살려
서 체크한다.

8 눈썹 위치 연결

눈썹 앞머리, 눈썹 산, 눈썹 꼬리
와 측정한 눈썹 두께에 따라 위치
를 연결해 준다.

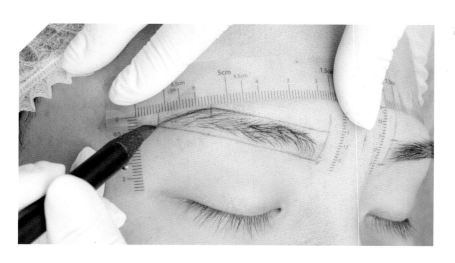

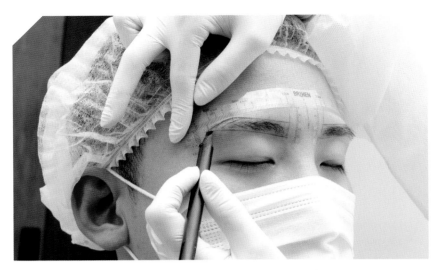

9 디자인 체크

특히, 남자의 경우 이마 근육을 많이 사용하거나 안검하수가 있는지 체크한다. 반드시 디자인은 고객을 앉혀서, 눈을 뜨고 감는 등의 눈의 움직임, 대화할 때의 눈썹 근육과 이마 근육의 움직임을 여러 번 반복해서 확인한다.

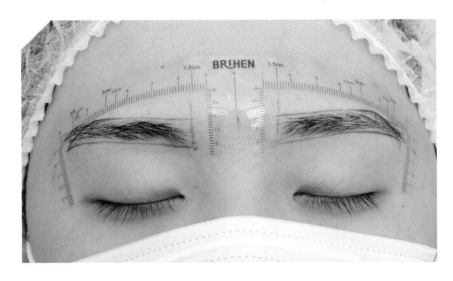

10 디자인 완성

얼굴형과 비율에 맞는 눈썹 디자인을 완성한다.

3 남자 눈썹 시술

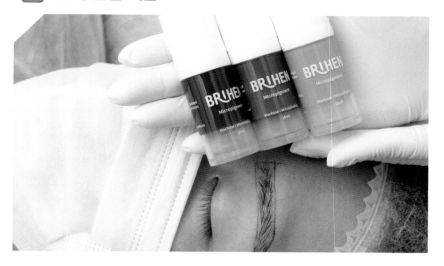

1 색소 컬러 선택

남자 눈썹의 경우 눈썹 모의 색이
나 두께를 보고 컬러를 혼합한다.
모델의 경우 눈썹의 모량은 적지
만 모의 두께가 두껍고 짙은 편이
라 컬러는 진하게 들어간다.

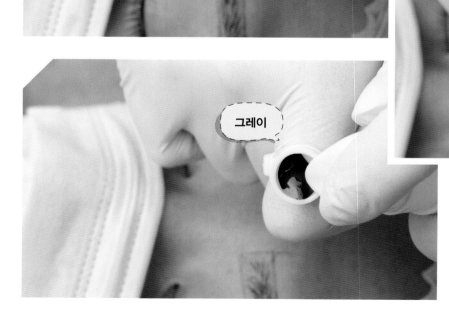

2 색소 혼합

브라운 1번과 그레이 그리고 블
루코렉터를 아주 소량 섞어준다.

브라운 1

블루코렉터

그레이

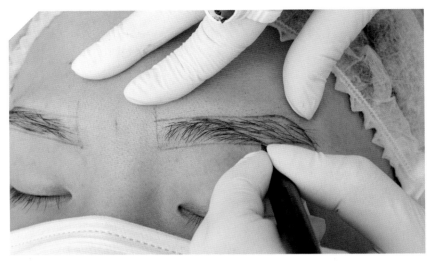

3 가이드 라인 잡기

색소가 완성되면 작업 전 눈썹 결
의 방향을 파악하고 가이드 라인
을 펜슬로 그려준다. 이는 정교한
작업을 위한 기본 과정이다.

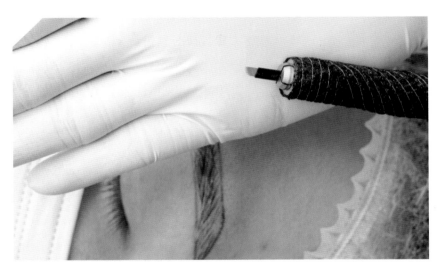

4 니들 세팅

보통 남자의 눈썹은 모가 두꺼운
편이라 니들은 0.16mm 16p의
사선니들을 사용한다.

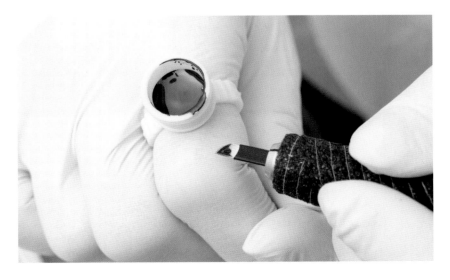

5 니들 색소량

니들 끝에만 색소를 소량 묻혀 작
업한다.

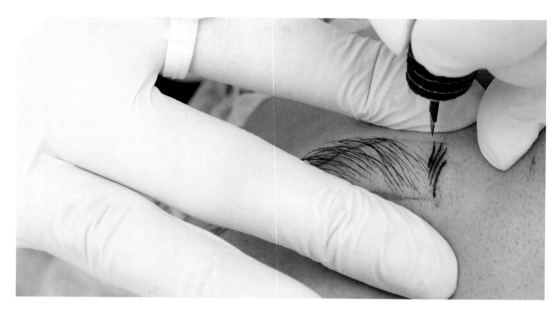

6　눈썹 앞머리 결 넣기 1

남자 눈썹 앞머리 결은 여자 눈썹 앞머리 결보다 조금 더 위쪽으로 결을 살려 넣어준다.

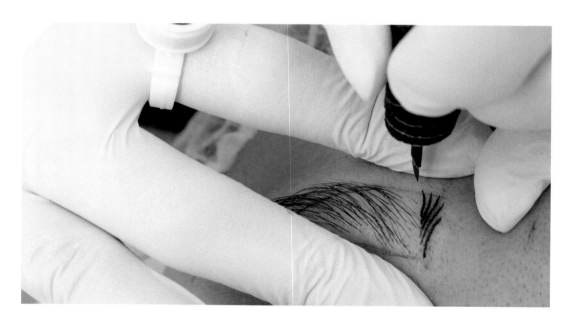

7　눈썹 앞머리 결 넣기 2

남자 피부는 여자 피부에 비해 피지 분비와 모공이 넓은 편이며, 피부에 붉은기가 있는 경우 시술 시 출혈이 발생할 수 있다. 특히, 남자 피부는 피부 밀도가 여자에 비해 넓은 편이라 시술 시 깊이 조절을 잘해야 한다. 출혈이 발생하더라도 피부의 상처는 벌어지면 안 된다.

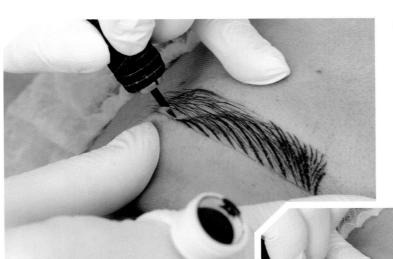

8 가이드 라인에 맞추어 결 넣기
가이드 라인을 따라 아랫선 7~10선을 눈썹 결의 흐름에 맞추어 일정한 간격으로 넣어준다. 이때 사이에 선이 하나씩 추가될 공간을 만들어 준다.

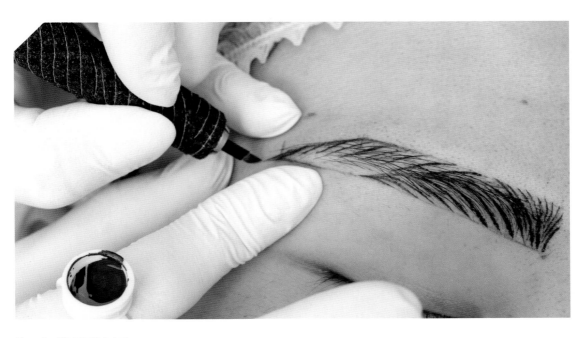

9 눈썹 뒷결 넣기
눈썹 뒷결을 눈썹의 1/2까지 일정한 간격으로 구분하여 선과 선 간격이 넓지 않게 넣어준다.

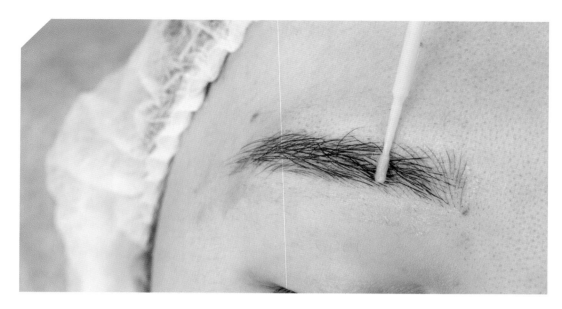

10 2차 통증 완화제 도포

2차 통증 완화제를 도포해 준다. 보통 2차 통증 완화제로 리도카인과 에피네프린이 함유된 겔타입의 테그45를 발라준다. 피부에 약간의 자극은 있지만, 소량씩 사용하는 경우 빠른 지혈 효과가 있다.

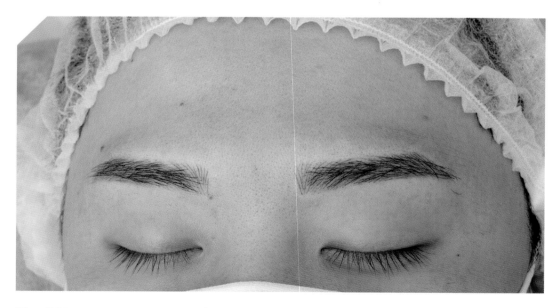

11 출혈 방지

남자들의 경우 출혈이 많이 날 경우 2차 통증 완화제 도포 후 1분 뒤 제거하는 것을 2회 정도 반복하면 출혈이 완전히 멈춘다. 완전히 출혈이 멈춘 뒤 1차 시술한 결에 색을 입혀 주는 2차 작업을 진행한다.

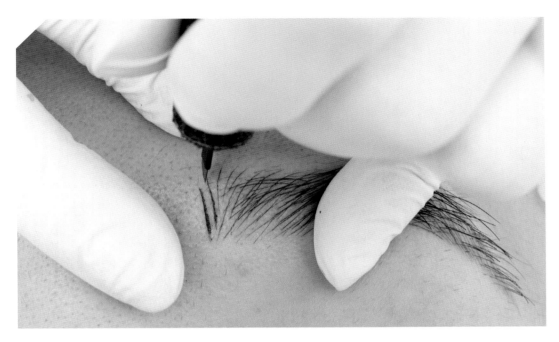

12 2차 터치 1

시술한 부분의 모든 선을 체크하면서 2차 터치를 진행한다.

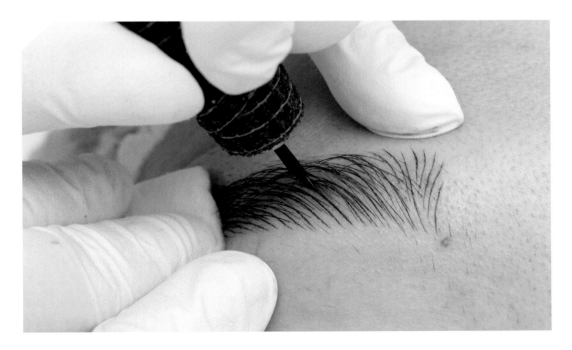

13 2차 터치 2

1차에 넣은 선에 오버랩을 하는 방법으로 처음 니들링한 힘보다 반 이상 빼고 부드럽게
색만 입혀준다.

4 남자 눈썹 시술 마무리

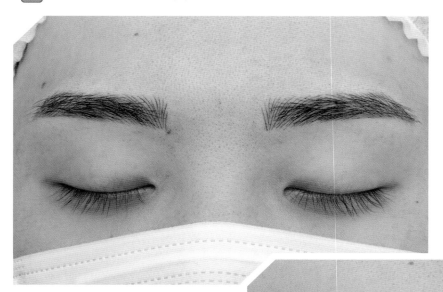

1 눈썹 시술 후 촬영

엠보 기법 눈썹 시술이 끝난 후 고객을 앉힌 상태에서 체크한 뒤, 사진 촬영을 진행한다. 반영구화장 시술 후 주의사항을 자세히 안내한다.

① 머신 페더링 기법

1 머신 페더링 기법 정의

반영구화장 기법 중 가장 정교한 머신 페더링 기법은 디지털머신을 이용하여 1R 니들로 눈썹 결을 한올한올 자연스럽게 표현하는 기법으로 깃털처럼 표현된다고 하여 '페더링 기법'이라 불리고 있다. 또는 '디지털 엠보 기법'이라고도 불리며 외국에서는 feathering, hair stroke으로 불린다.

페더링 기법은 머신의 RPM, 니들의 길이, 니들의 각도, 시술 속도, 시술 깊이에 따라 경과가 매우 다르게 나타나며, 시술자는 충분한 연습을 한 후 시술해야 한다. 페더링 테크닉이 미숙하여 머신의 압 조절에 실패하게 되면 선이 섞여 색이 탁하게 남을 수 있다.

2 디지털 머신 사용법

사용하는 머신은 1회용 소모품이 아니기 때문에 머신 사용 전 손에 닿는 부위에 1회용 위생 용품을 사용하여 철저한 위생관리에 신경 써야 한다.

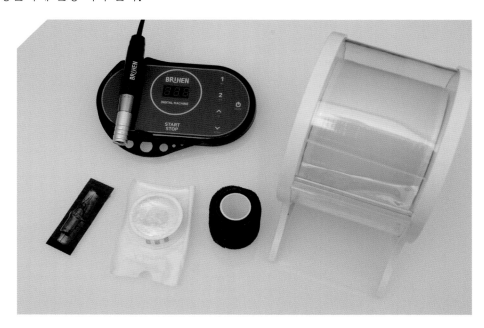

1 먼저 머신의 본체, 핸드피스와 사용할 니들을 준비한다. 여기에 사용할
1회용 베리어 필름, 클립코드 슬리브, 그립밴드를 준비한다.

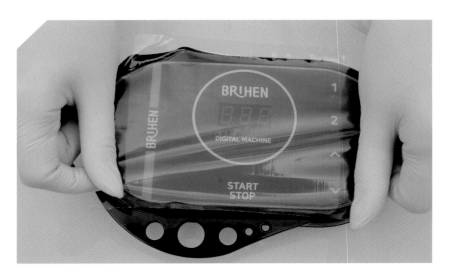

2 손으로 터치하게 되는 머신 본체에 베리어 필름을 부착 시켜준다.

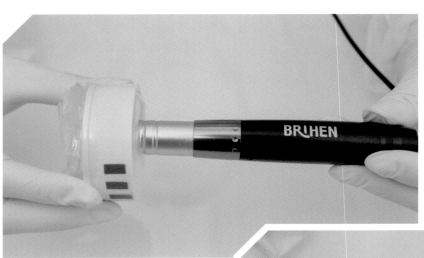

3 핸드피스와 본체를 연결하는 코드는 시술 시 시술자나 고객의 몸에 스치는 경우가 많이 발생한다. 따라서 1회용 위생커버인 클립코드 슬리브를 핸드피스 부분에서 본체 연결되는 코드까지 길게 끼워준다.

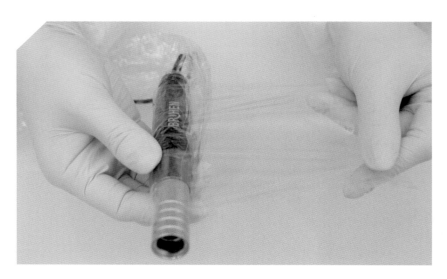

4 핸드피스에 클립코드 슬리브를 끼우고 고정시키기 위해 위에 베리어 필름을 전체적으로 감싸준다.

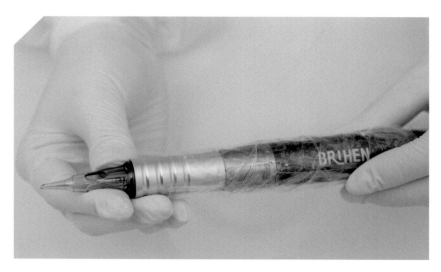

5 사용할 1회용 니들을 끼우고 니들의 길이를 조절해 준다.

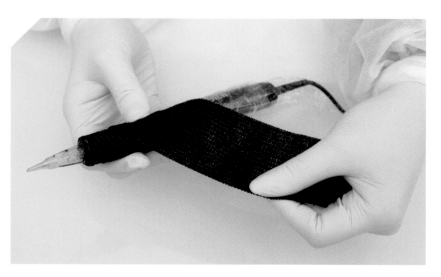

6 1. 핸드피스를 잡을 때 필름으로 인해 미끄러지지 않도록 그립밴드를 감싸준다.

   2. 사용자의 손 크기나 사용감에 따라 그립밴드의 두께를 조절하면서 감아준다.

3 머신 페더링 시술 시 피부의 깊이

머신 페더링 시술 시 니들의 각도는 90도로 니들의 끝만 사용하며 시술 깊이는 표피의 각질층까지 시술한다.

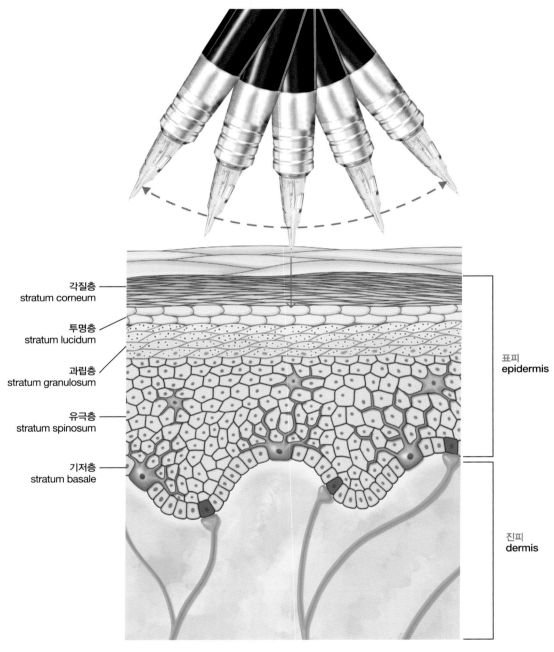

각질층
stratum corneum

투명층
stratum lucidum

과립층
stratum granulosum

유극층
stratum spinosum

기저층
stratum basale

표피
epidermis

진피
dermis

⌃ **표피의 구조**

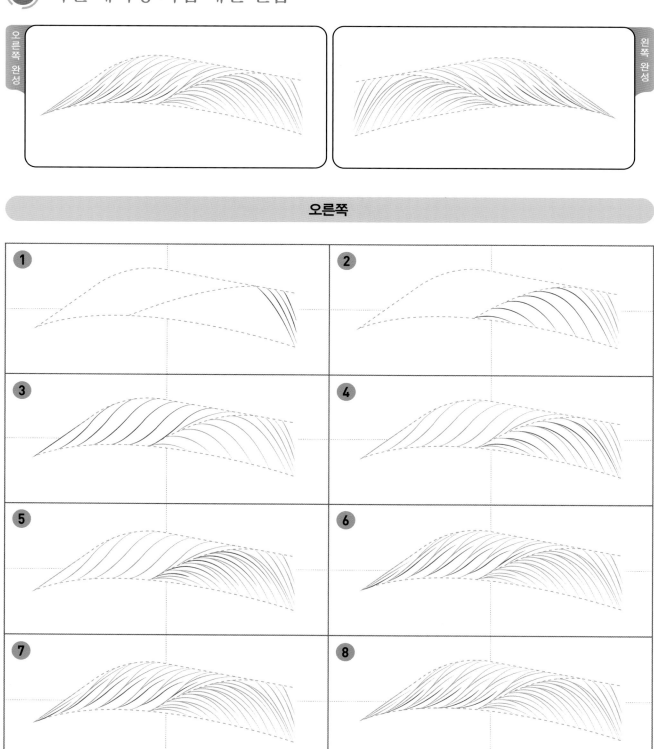

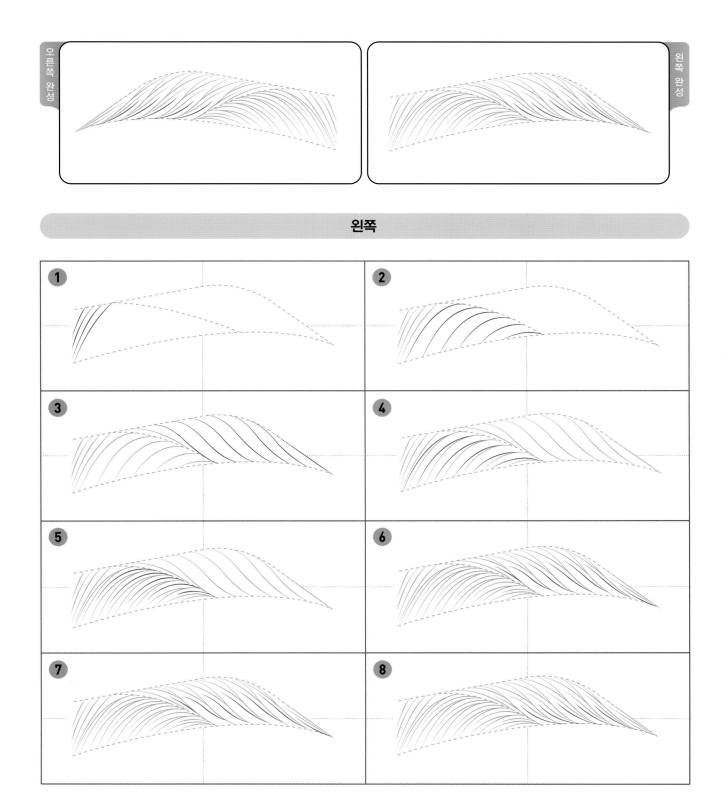

1 머신 그립 각도

1. 머신 페더링 기법 작업 시 머신 각도는 90도를 가장 많이 사용하며, 부분적인 곡선 또는 니들의 종류에 따라 75도, 45도 각도를 다양하게 사용한다.

2. 1R 니들을 사용할 경우 니들의 가장 끝 부분만을 사용하기에 머신 각도가 너무 눕혀지지 않도록 주의해야 한다.

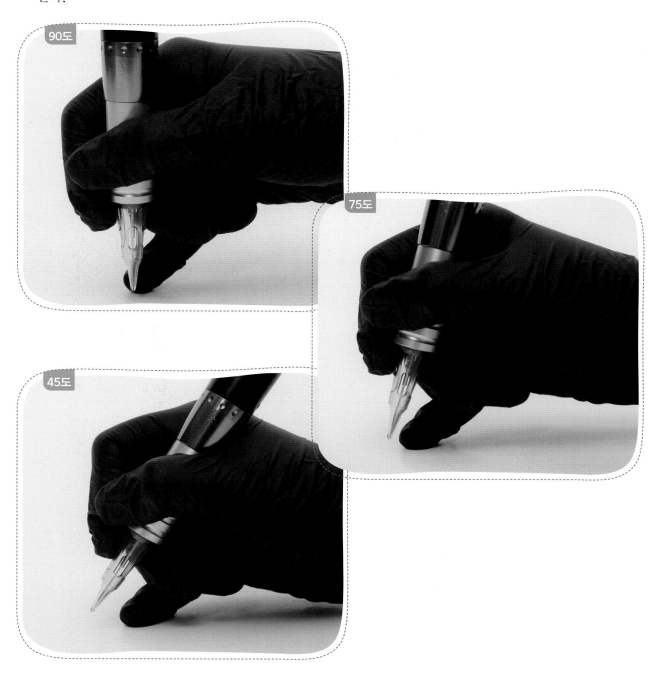

2 직선 연습

1. 페더링 기본 직선 연습 시 머신 각도는 90도를 유지한다.

2. 시작점은 가운데에서 시작하여 반으로 나누어 아래, 위 터치를 나누어서 진행한다.

3. 선을 그을 때는 박음질(----) 하듯이 지나온 선을 여러 번 나누어 반복해서 지나가며 하나의 선을 만들어준다.

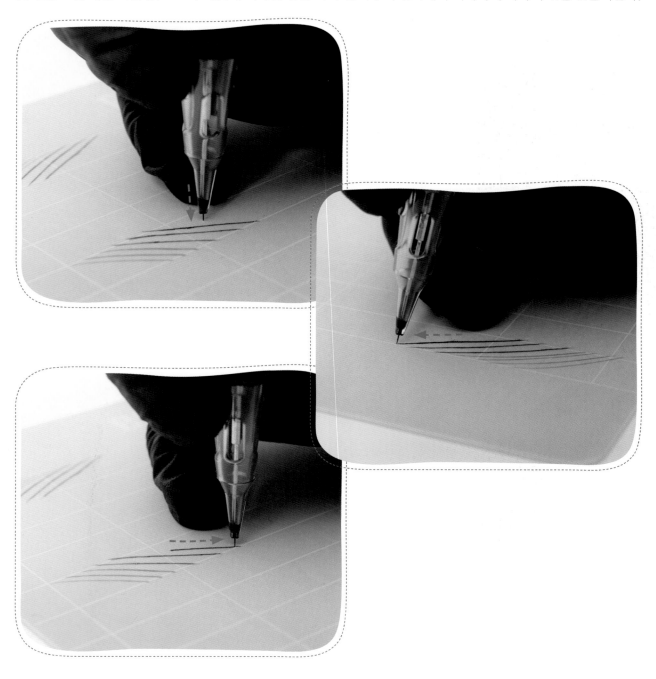

3 곡선 연습

곡선을 그릴때도 가운데에서 시작해 반으로 나누어 아래, 위로 터치한다. 이때 머신의 각도는 90도를 유지하며, 75도 각도 이하로 눕혀지지 않도록 주의해야 한다.

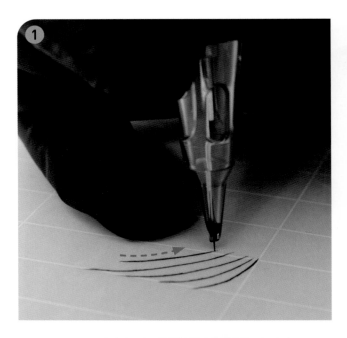

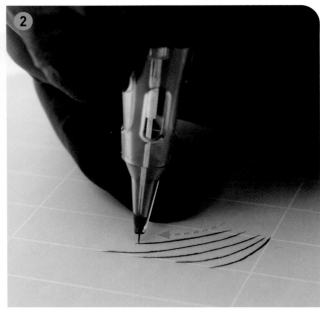

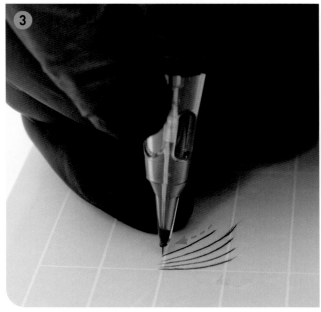

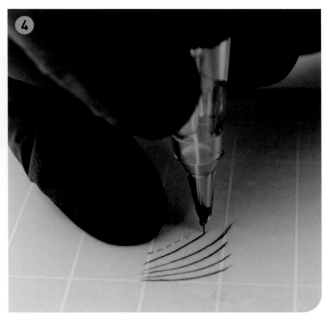

4 1단 디자인 기본틀 연습

눈썹 결을 알아보기 쉽게 펜슬로 스케치 한 다음 전체 기본틀을 잡아준다. 이때 디자인 틀의 시작 부분과 끝나는 부분을 정확하게 터치해 주어야 디자인이 지워졌을 경우에도 디자인 틀이 그대로 남아 있다.

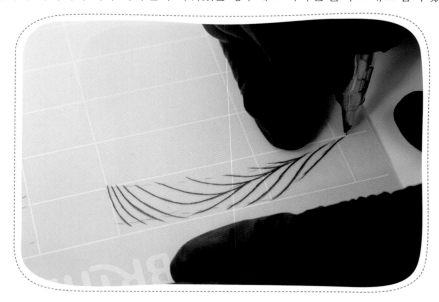

5 2단 사이선 넣기 연습

눈썹 결의 1단 터치가 들어가면 그 위에 사이선으로 2단 터치가 들어가 준다. 선과 선사이 결을 넣을 때는 1차 터치보다 힘이 많이 빠지는 경우가 많다. 그러므로 2차 사이 선을 넣을 때는 좀더 천천히 니들 끝 부분이 정확하게 피부에 닿는 느낌을 기억하며 작업한다.

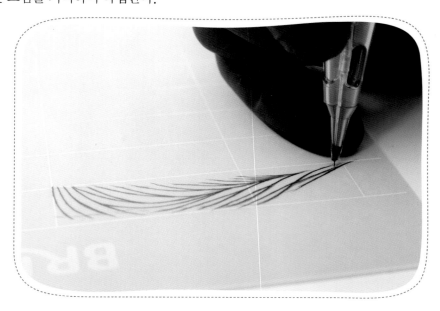

6 **3단 사이선 넣기 연습**

2단까지 작업한 결 사이의 비어보이는 부분에 3단 선이 추가로 들어간다. 이때 눈썹의 중앙 부위에 구분되어
있는 가이드 선 라인이 겹치도록 그려준다.

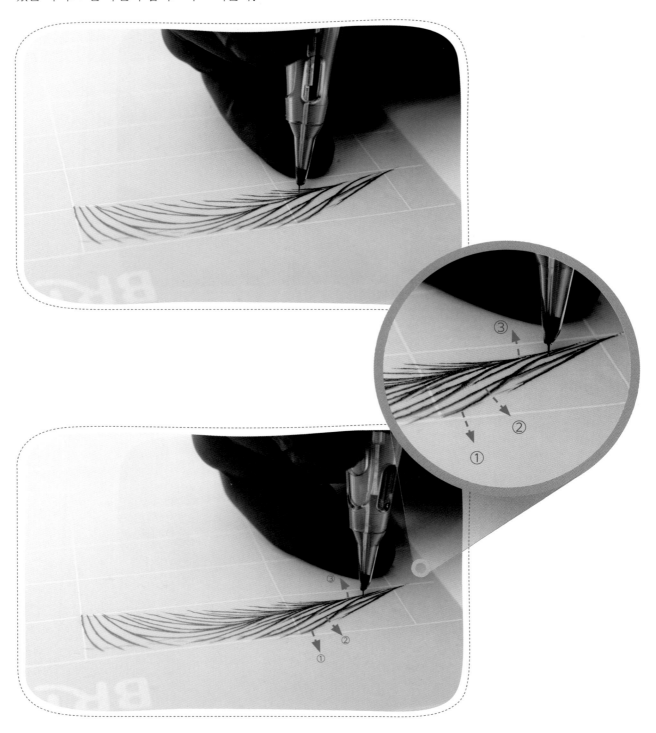

7 3단 결 모두 들어간 최종 패턴

1. 3단 결이 모두 최종적으로 들어간 패턴이다.

2. 페더링 기법은 선과 선이 모두 자연스럽게 연결되어 있는지와 가이드 라인 중심선이 가장 진하게 들어갔는지를 체크한다.

3. 페더링 기법은 힘을 완전히 빼고 아주 자연스럽게 터치하기 때문에 1차 결 작업 후 오버 랩 작업을 진행한다. 피부 타입에 따라 시술 후 컬러 발색을 체크하고 흐리거나 색소가 잘 먹지 않은 부분은 오버 랩 작업을 추가적으로 한다.

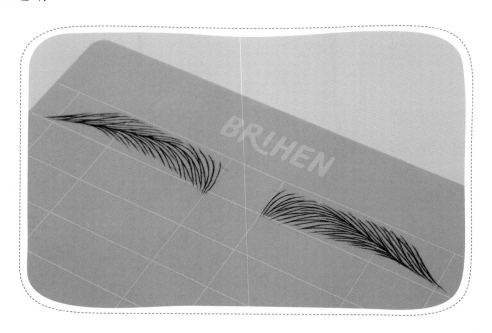

③ 머신 페더링 기법 눈썹 시술 과정

1 여자 눈썹 시술 전 준비사항

1 시술 전 사진 촬영을 진행한다. 사진은 시술 전,후를 비교하기 위한 목적으로 눈썹의 오른쪽, 정면, 왼쪽 방향을 반드시 촬영해야 한다.

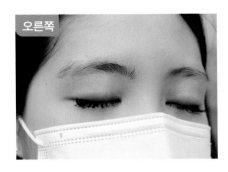
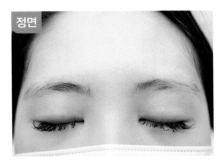
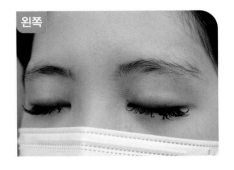

2 여자 눈썹 시술 디자인

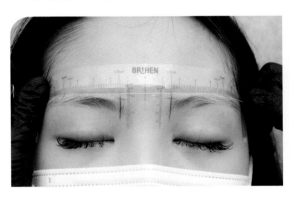
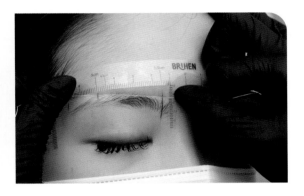
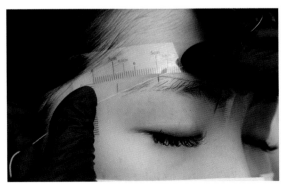
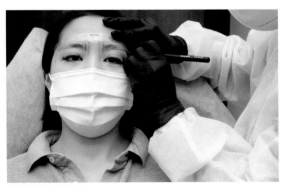

1 펜슬 사용이 어렵다고 느끼는 경우에는 실을 이용하여 눈썹 산의 양쪽 대칭 라인을 표시하고, 눈썹의 앞머리와 눈썹 산까지의 길이, 눈썹 산에서 눈썹 꼬리의 길이를 표시해 준다. 이후에 펜슬로 라인 작업을 하면 쉽게 작업할 수 있다.

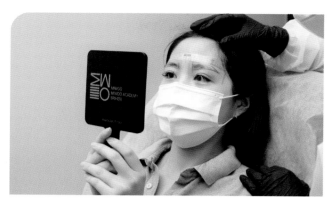 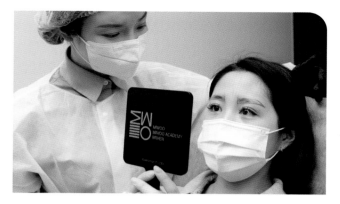

2 눈썹 디자인 작업 후 고객과 전체적인 디자인 상담을 진행한다. 눈썹 대칭 스티커를 제거한 후 고객의 다양한 표정을 보면서 눈썹 디자인과 대칭을 꼼꼼하게 체크한다.

3 머신 페더링 기법 시술은 선 하나를 작업하는 시간이 평균 15초 이상 걸리는 섬세하고 정교한 작업으로 실수를 줄이기 위해 눈썹 결 흐름을 따라 기본 틀 스케치를 진행한다.

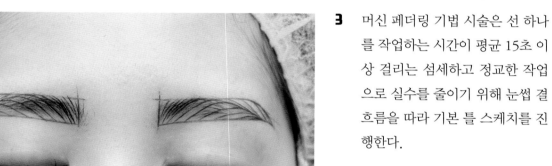

3 여자 눈썹 시술

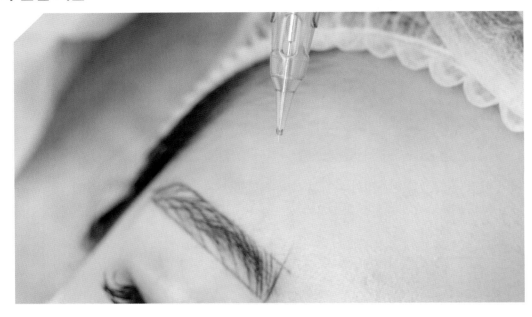

1   1. 머신 페더링 기법 작업 시 사용하는 니들은 1R, 0.3mm 니들을 사용한다.

      2. 니들 길이는 1mm 이상 2mm 미만으로 작업해야 색소 번짐 없이 결 하나하나 정확하게 터치할 수 있어 디자인이 무너지지 않는다.

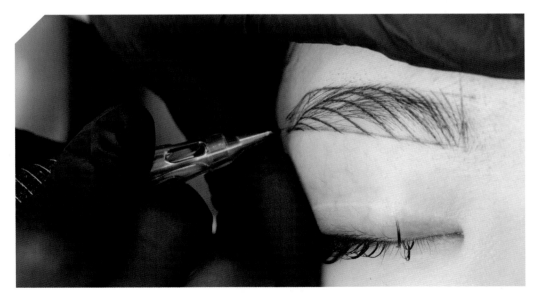

2   머신 페더링 기법은 니들 끝의 1mm 미만으로만 사용하면서 표피의 각질층을 살살 긁듯이 시술한다. 머신 페더링 기법의 처음 시작은 눈썹 모량이 많은 중앙 가이드 라인부터 시작하여 앞으로 채워준 다음 뒷결을 채워준다.

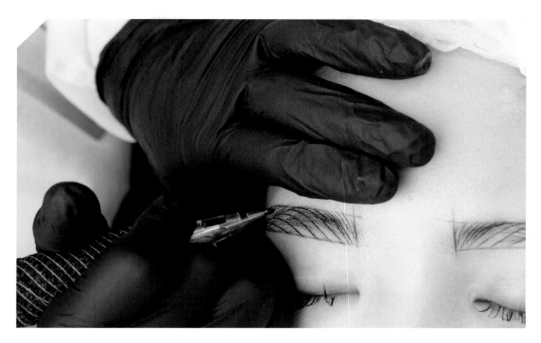

3 손 전체를 이용하여 눈썹 위치에 따라 ㄱ자 모양으로 눈썹 전체 피부를 스트레치 준다.

4 머신을 잡고 있는 손은 새끼손가락을 이용하여 눈썹 아래를 스트레치 준다.

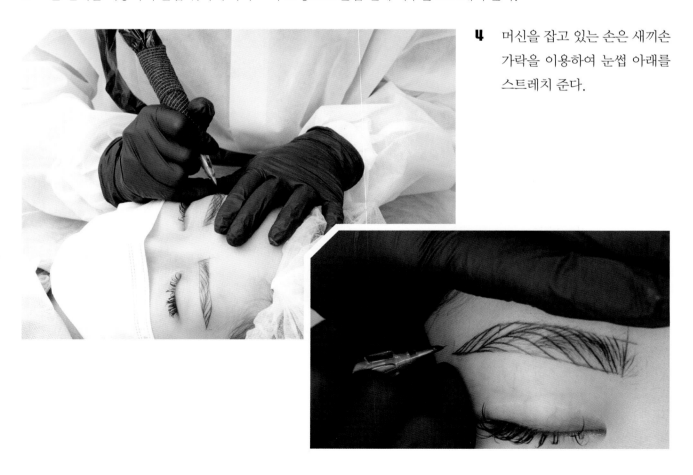

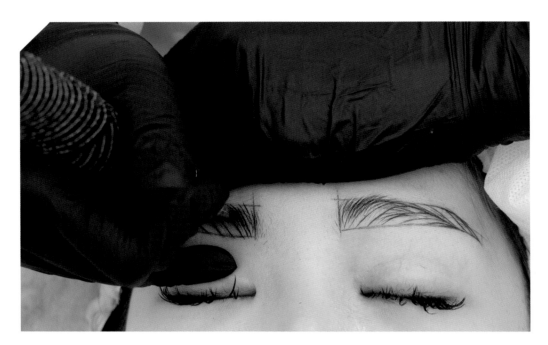

5　앞머리 시술 시 스트레치 방법은 사진에서와 같이 손바닥 전체로 이마를 당겨주며 머신을 잡고 있는 손의 새끼 손가락으로 눈썹 아래 눈두덩이 뼈 위치에 고정하여 아래로 당겨주듯이 스트레치 준다.

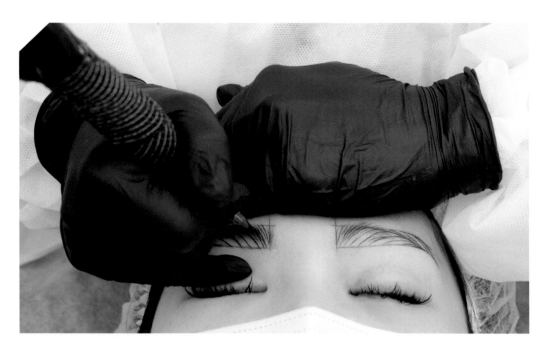

6　앞머리 부분은 특히 깊이 조절에 신경쓰면서 아주 가볍게 그리고 천천히 터치해 준다.

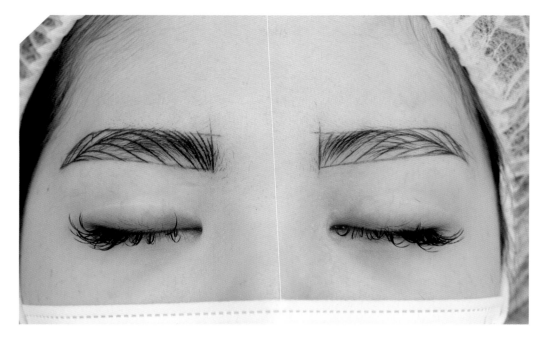

7   1. 왼쪽 눈썹 1차 스케치 기본 틀 작업 완성이다. 스케치한 작업이 꽉 차게 들어가는 것이 중요하다. 스케치 작업보다 머신 페더링 기법 작업 시 선이 덜 들어갔거나 과하게 들어갈 경우 디자인 수정이 필요하다.

      2. 머신 페더링 기법 작업 시에는 선 하나하나 신중하게 터치해야 한다.

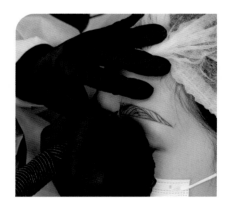 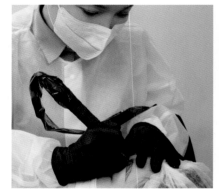 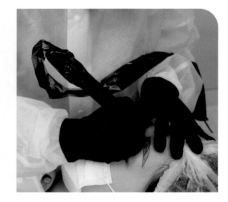

8   1. 왼쪽 눈썹을 작업 할 때는 같은 자리에서 고객의 고개를 돌려 각도를 조절하면서 작업한다. 머신을 잡은 손을 얼굴 볼에 지탱해 주고, 새끼 손가락으로 눈썹 아래 눈두덩이 뼈를 눌러 스트레치 준다.

      2. 반대쪽 손은 엄지와 검지를 이용하여 눈썹 앞머리 부분과 눈썹 산 위치를 넓게 잡아 피부를 팽팽하게 스트레치 준다. 사진에서와 같이 시술시 안정적인 자세를 연습한다.

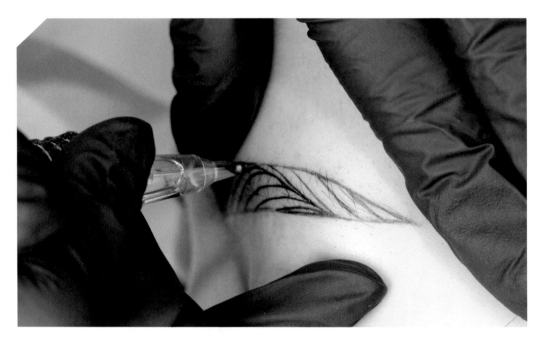

9 오른쪽 눈썹의 처음 시작점인 중앙 가이드라인 작업 시 손 전체를 이용하여 눈썹 전체를 스트레치 준다.

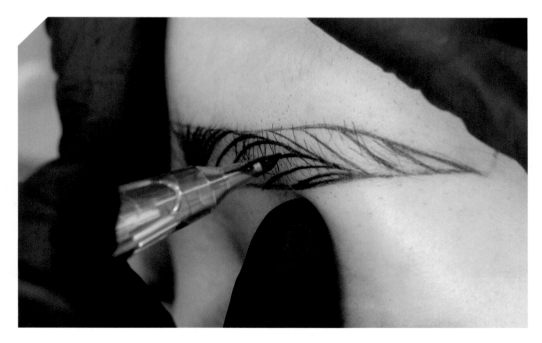

10 스케치 해 놓은 눈썹 결을 꼼꼼하게 채워주면서 작업한다. 가이드라인의 모든 선은 하나의 선으로 연결되어야 한다.

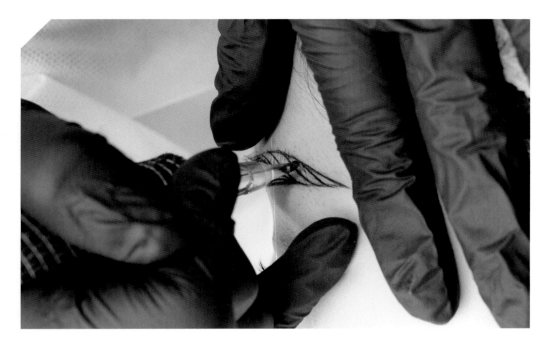

11 눈썹 뒷결 작업 시 시술자는 자신의 몸을 고객 머리 위쪽으로 올리고, 눈썹 산과 꼬리 부분을 손바닥 전체로 스트레치 준다. 또한, 머신을 잡은 손의 새끼 손가락도 스트레 치를 주어야 한다. 결의 방향은 아래에서 위로 올리면서 부드럽게 그려준다.

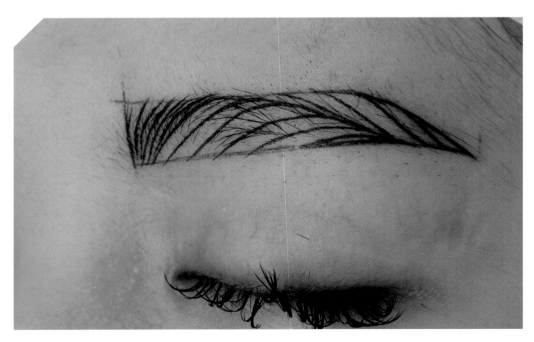

12 1차 머신 페더링 기본틀 작업이 완성된 오른쪽 눈썹이다. 스케치 작업보다 선이 부족 하거나 과하게 들어갈 경우 디자인 수정이 필요하다.

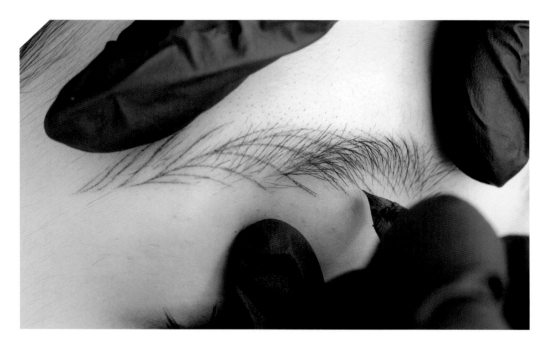

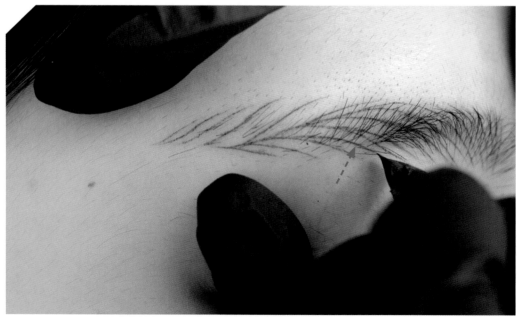

13 1차 작업 후 색소를 제거한 후 피부를 완전히 건조시킨 다음 디자인 펜슬로 두 번째 눈썹 사이 결을 스케치해준다.

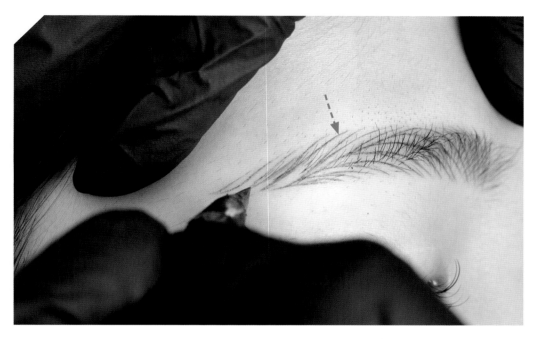

14 눈썹 가이드 라인은 시작점에서 2/3 지점까지 사이결을 그려주며, 눈썹 뒷결도 눈썹 위 시작점에서 중간까지 삼각형 모양을 만들어 사이결을 그려준다.

15 펜슬로 스케치가 들어간 결을 따라 머신을 이용하여 부드럽게 작업이 들어간다.

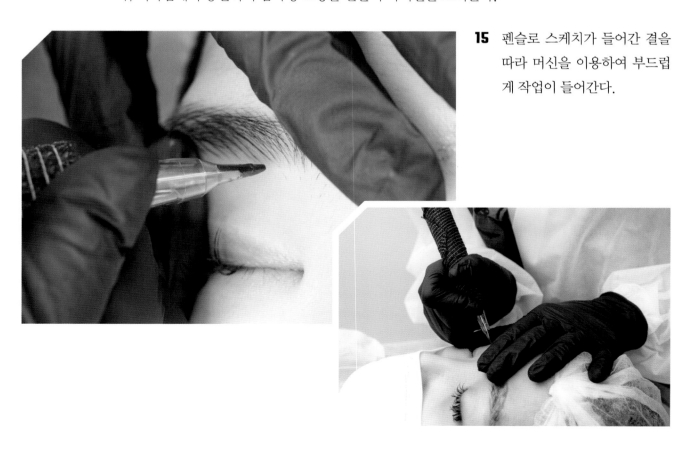

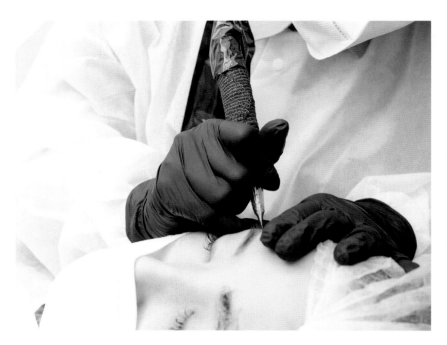

16 1. 눈썹 중간에서 아래 방향으로 끝부분은 가볍게 날려준다.
2. 시작점과 끝나는 지점에서 머신을 멈추게 되면 탈각 후 색 번짐과 뭉침이 생길 수 있다.
3. 눈썹 사이 결의 정교한 작업 시 자세와 스트레치 잡는 손의 위치를 1차 터치때 보다 눈썹 가까이 위치시킨다.
4. 사이결 작업 시 1차 결 작업 때보다 속도를 천천히 하는 것이 좋다.

17 2차 사이결 작업이 완성된 모습이다.

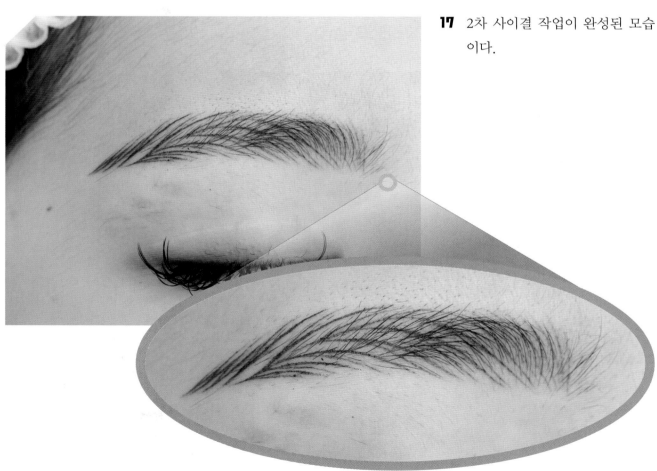

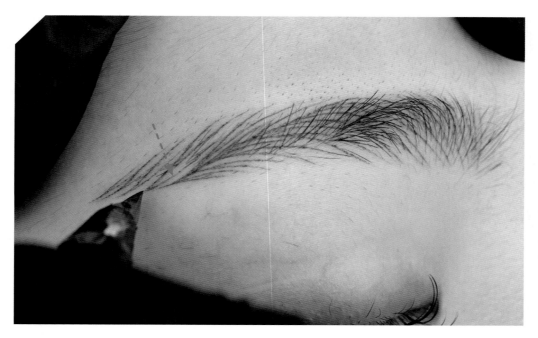

18 2차 결 완성 후 눈썹 결 사이 비어 보이는 곳에 3차 결 스케치가 들어간다. 눈썹 모의 양에 따라 2차 결까지 들어가는 경우와 3차 결까지 들어가는 경우가 있다.

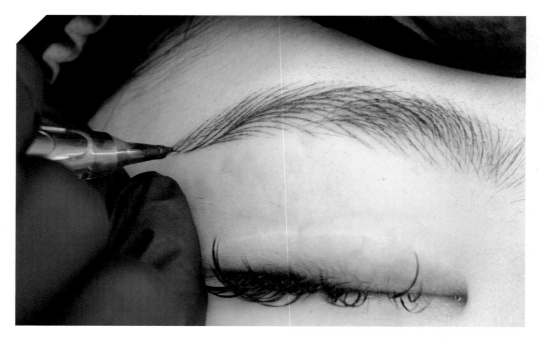

19 3차 결 이후에도 결과 결 사이가 비어 보이는 경우에는 모의 흐름을 확인하면서 추가 결이 들어간다. 스케치 후 2차 결 작업과 동일하게 머신을 이용하여 천천히 꼼꼼하게 작업한다.

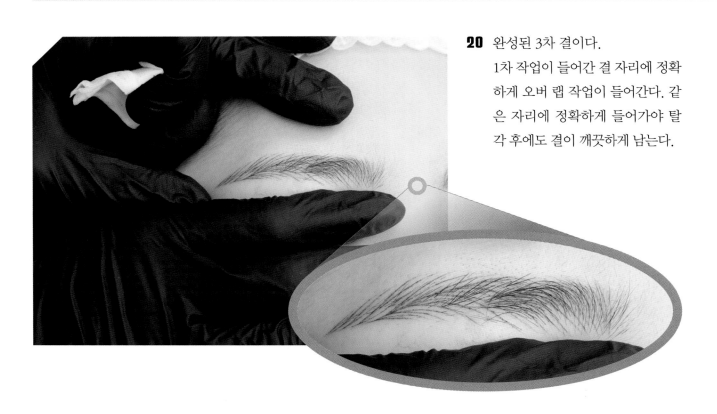

20 완성된 3차 결이다.

1차 작업이 들어간 결 자리에 정확
하게 오버 랩 작업이 들어간다. 같
은 자리에 정확하게 들어가야 탈
각 후에도 결이 깨끗하게 남는다.

21 왼쪽과 오른쪽 눈썹 모두 3차
결까지 머신 1차 작업 후 발색
을 확인한다.

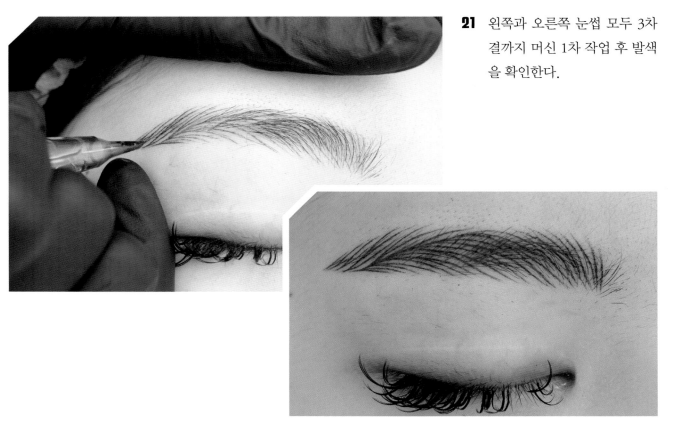

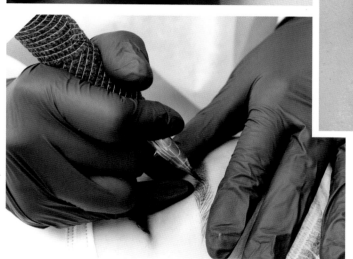

22 탈각 후 80% 이상 색소 발색을 남기기 위해 1차 머신 터치 작업 시의 힘보다 50% 이상 힘을 빼고 같은 결에 색소를 입히는 오버 랩 작업을 진행한다.

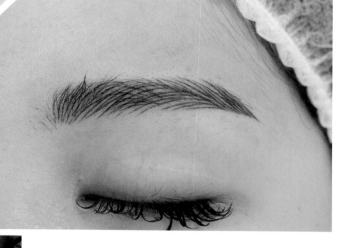

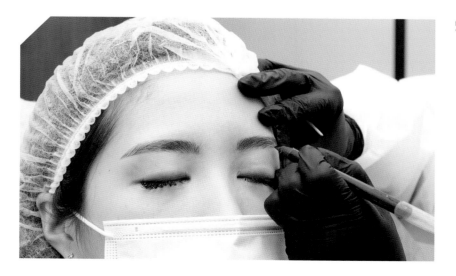

23 1. 80% 정도 눈썹이 완성되고 나면 앉아서 디자인 체크를 진행한다.

2. 결은 잘 들어갔는지 색소는 잘 들어갔는지, 눈썹 대칭은 맞는지 체크하고 보완해야 하는 부분은 펜슬을 이용하여 체크한다.

4 여자 눈썹 시술 마무리

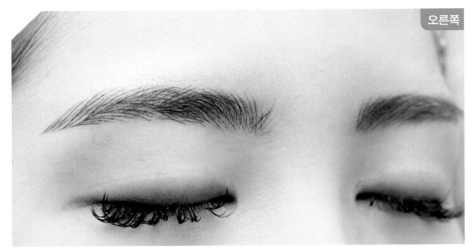

오른쪽

1 완성된 머신 페더링 기법 작업이다. 작업이 완성된 오른쪽, 정면, 왼쪽 모습을 사진 촬영 후 주의사항을 안내한다.

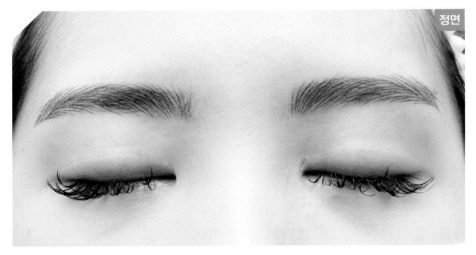

정면

2 머신 페더링 기법 작업은 피부 표피층 시술로 아프지 않고 아주 가볍게 터치하기에 시술 직후에도 자연스럽고 탈각도 많이 이루어지지 않는다.

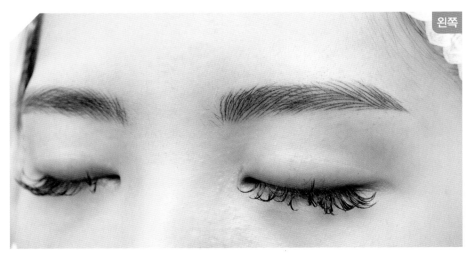

왼쪽

3 간혹 피부가 많이 예민한 경우 시술 시 많이 붉어질 수 있는데 이런 경우 각질이 생기며 탈각률이 높을 수 있다

5 남자 눈썹 시술 전 준비사항

1 작업 전 현재 눈썹 상태를 사진 촬영한다. 사진 촬영은 시술 전·후를 비교할 목적으로 꼭 필요한 부분이다.

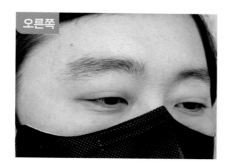

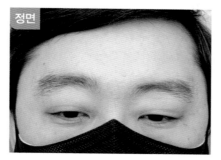

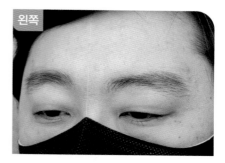

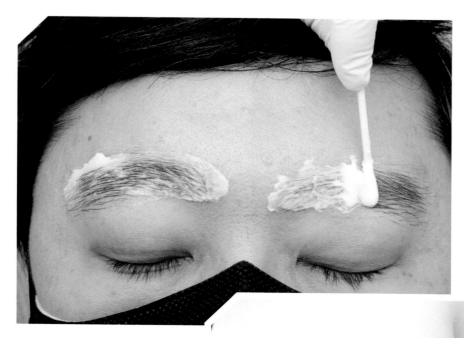

2 눈썹 시술 전 통증 완화제를 도포하고 20~25분 정도 흡수를 돕기 위해 랩핑한다.

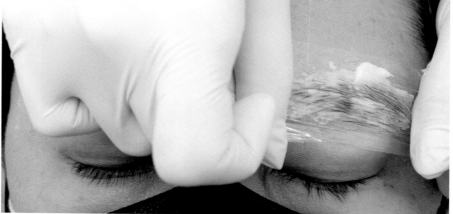

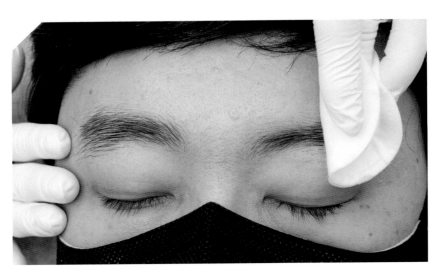

3 25분 경과 후 도포했던 통증 완화 제와 유분기를 깨끗하게 제거한다.

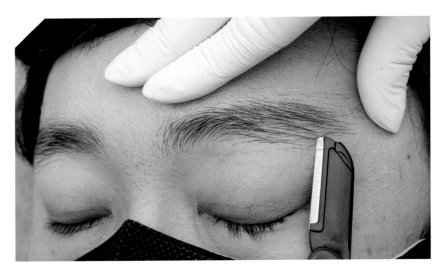

4 눈썹의 불필요한 부분을 눈썹 칼로 정리해 준다.

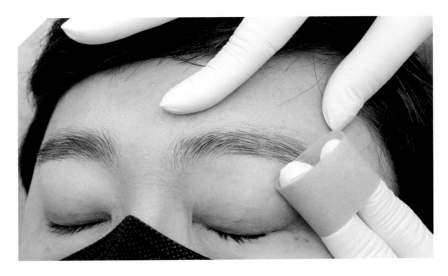

5 눈썹 정리 후 종이테이프로 붙어 있는 잔털을 정리해 준다.

6 남자 눈썹 시술 디자인

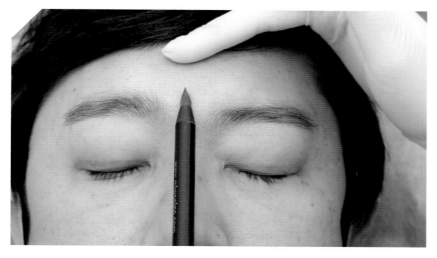

1 남자 눈썹 디자인은 자신이 가지고 있는 눈썹 틀을 살려주는 것이 좋다.

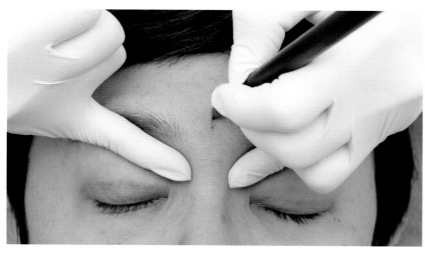

2 남자 눈썹 디자인을 할 때 가장 먼저 미간의 중심선을 체크한다.

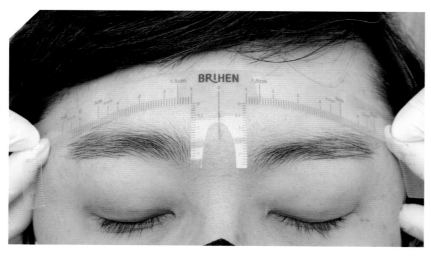

3 눈썹 대칭자를 미간의 중심선에 맞추고 눈썹 산 위치보다 0.5cm 위에 붙여준다. 처음 눈썹 대칭자를 붙이는 경우에 어려울 수 있지만, 여러 번 시도하면서 정확한 위치에 붙여 대칭을 체크한다.

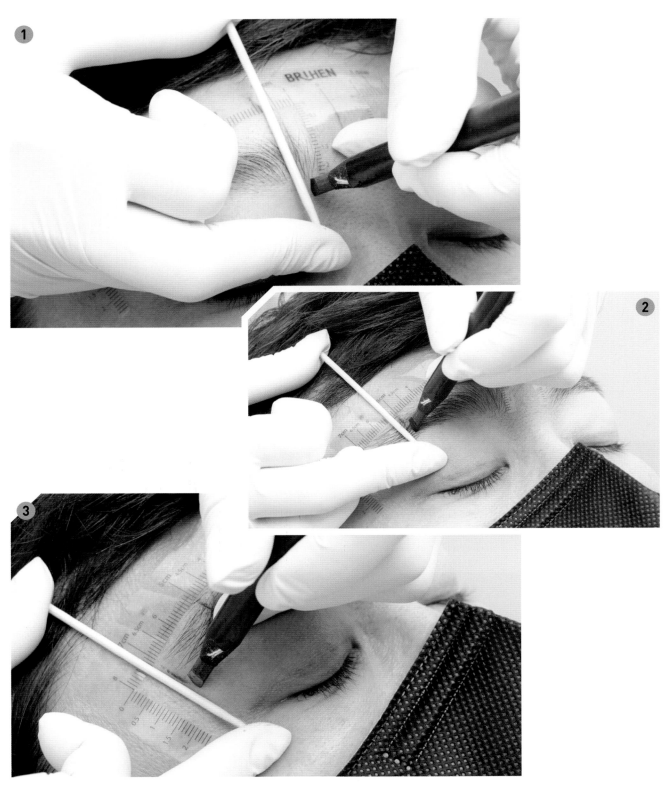

4 눈썹 앞머리 위치, 눈썹 산의 위치, 눈썹 꼬리 위치를 얼굴 비율에 맞게 체크한다.

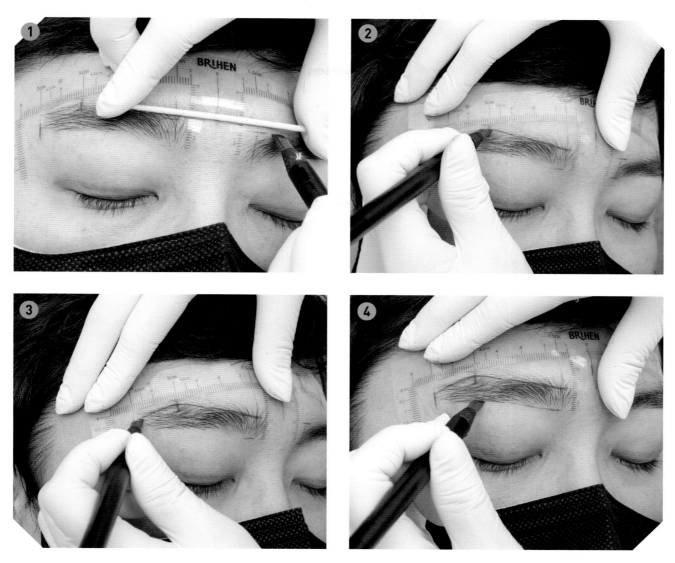

5 눈썹 꼬리의 위치, 눈썹의 앞머리 두께를 체크하고 체크해 놓은 선을 펜슬로 가늘고 부드럽게 연결한다.

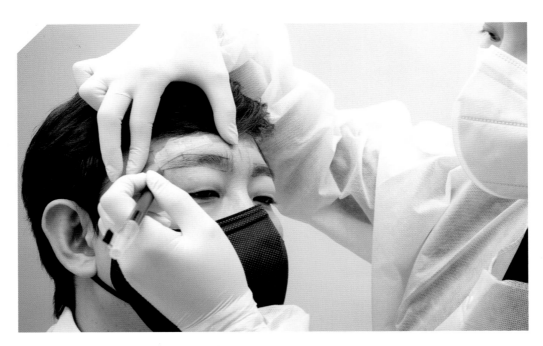

6 눈썹 디자인 후 고객을 앉힌 상태에서 근육의 움직을 보면서 디자인을 다시 한번 체크한다.

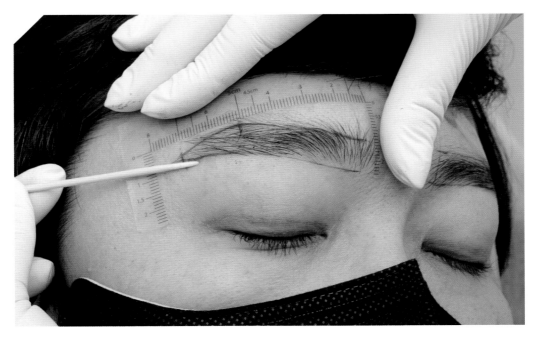

7 눈썹 디자인 작업 후 부분 수정은 포인트 면봉을 이용하여 깨끗하게 정리해 준다.

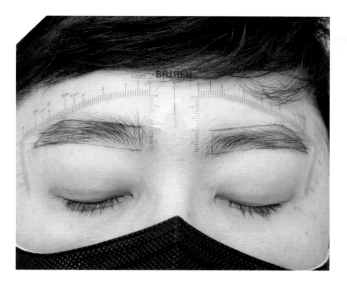

8 눈썹 디자인의 아웃라인이 완성된 모습이다.

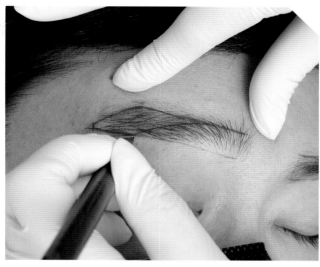

9 눈썹 대칭자를 제거하고 눈썹 중앙에 가이드 라인을 그려준다.

10 1차로 들어갈 결을 펜슬로 스케치 작업을 진행한다.

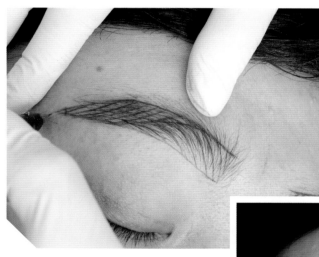

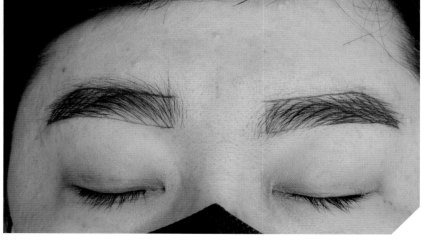

7 남자 눈썹 시술

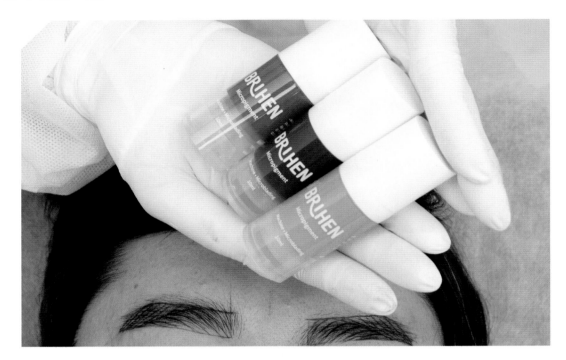

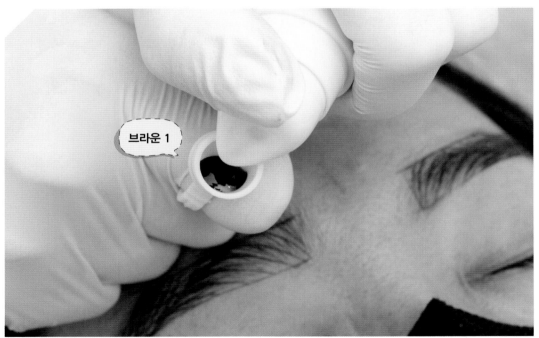

1 색소는 브라운 1번, 그레이, 블루 코렉터를 준비한다. 눈썹 모의 두께와 눈썹 컬러에 따라 색상은 조금 밝거나 어둡게도 가능하다.

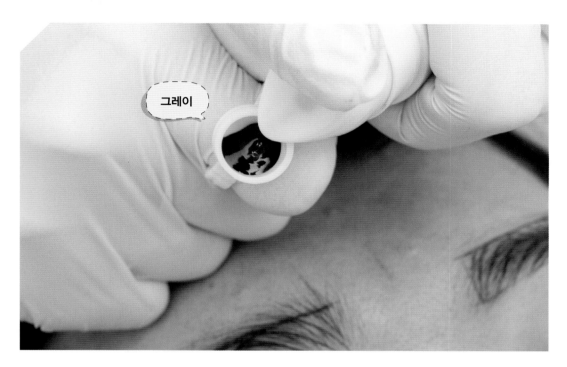

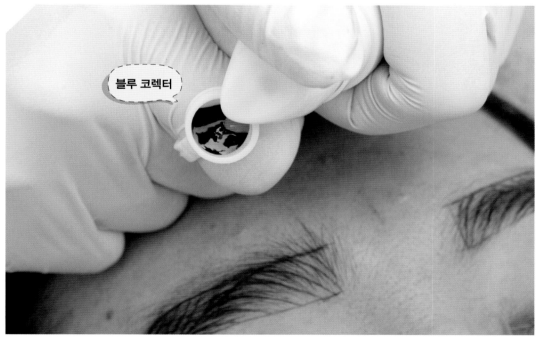

2 색소의 비율은 브라운 1번 1 펌프, 그레이 1/2 펌프, 블루 코렉터 1/5 펌프 비율로 블루
　　코렉터는 아주 소량 넣어준다.

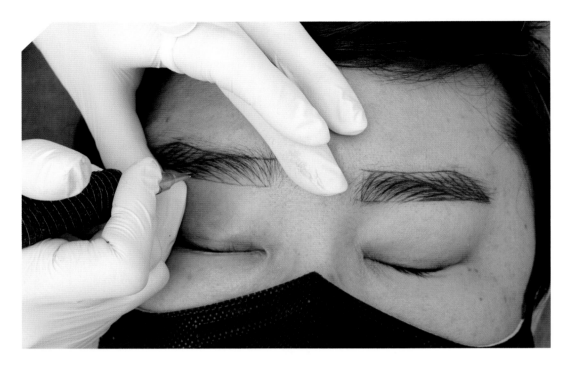

3 0.30mm 1R 니들로 작업을 진행한다.

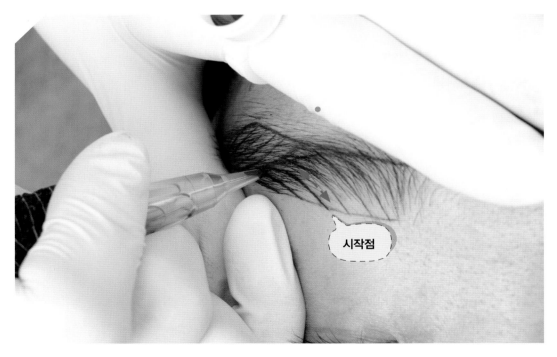

시작점

4 첫 시작은 눈썹 중앙 가이드 라인부터 시작하여 앞을 채워준 후 뒷결을 채워준다.

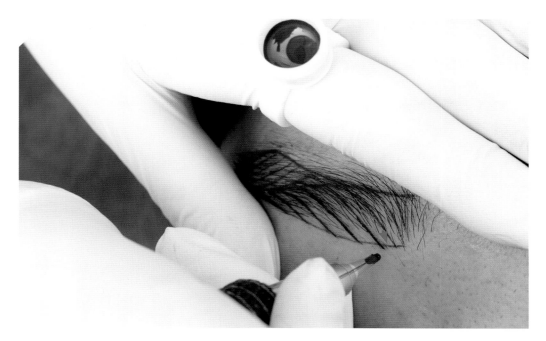

5 머신으로 결 작업할 때는 중앙에서 시작해 아래, 위로 박음질하듯 들어가다가 끝에서
는 살짝 힘을 빼고 날려주어야 한다.

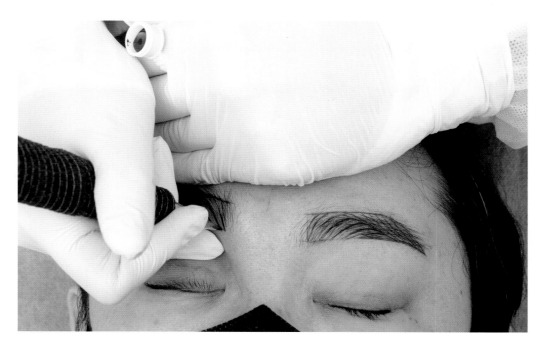

6 손 전체를 이용해서 눈썹을 넓게 스트레치를 주고 머신을 잡은 손의 새끼 손가락도 눈
썹 아래 눈두덩이를 당겨 스트레치 준다.

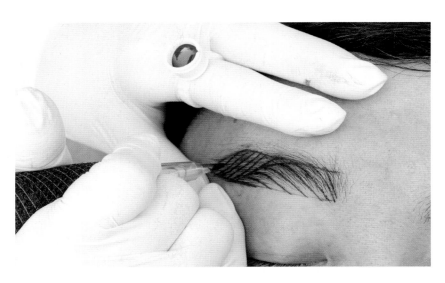

7 니들 1mm 미만의 끝을 사용하
여 표피의 각질층을 살살 긁듯이
뒷결을 채워준다.

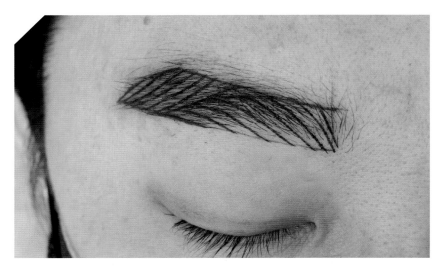

8 1차 머신 작업이 완성된 모습이다.

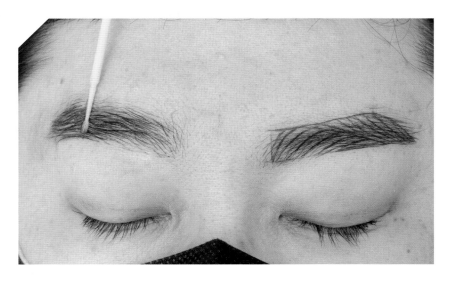

9 반대쪽 눈썹을 작업하기 전,
2차 통증 완화제를 도포한다.

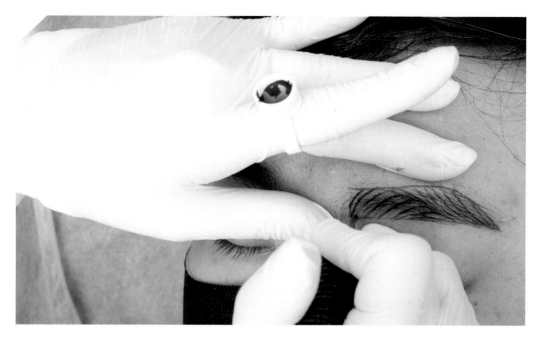

10 왼쪽 눈썹 작업도 오른쪽 눈썹을 작업한 동일한 위치에서 시작한다.

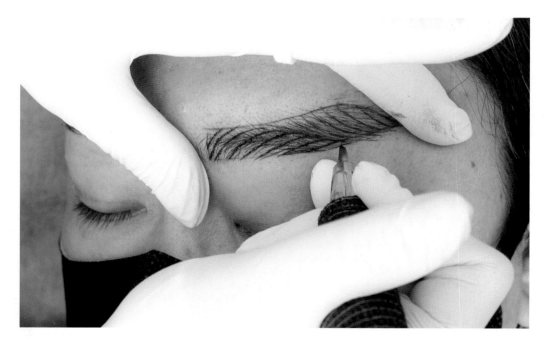

11 머신을 잡은 손으로 볼쪽을 살짝 눌러주면서 새끼 손가락으로 눈썹 아래를 스트레치 준다.

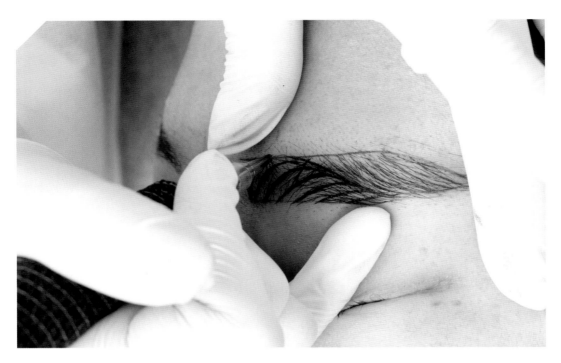

12 중앙 가이드 라인에서부터 시작해 앞머리 쪽으로 결 작업한다. 얼굴의 각도를 작업자가 시술하기 용이한 각도로 돌려준다.

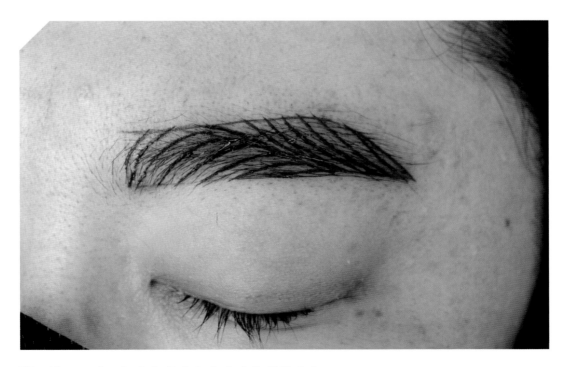

13 왼쪽 눈썹 1차 머신 페더링 기법 작업 완성이다.

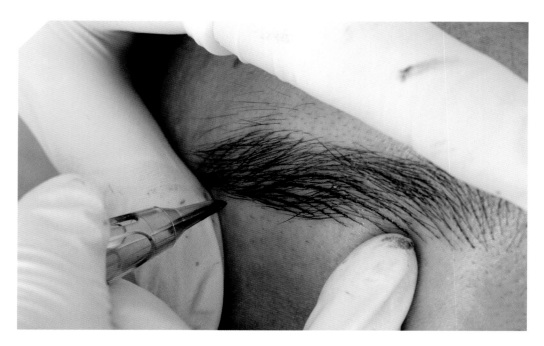

14 1차 결 사이로 2차 결 작업이 들어간다. 오른쪽과 왼쪽 눈썹 결과 결 사이 간격을 체크
하며 진행한다.

15 2차 결 작업이 들어가기 전 디
자인 펜슬로 스케치해야 결 간
격을 일정하게 맞출 수 있다.

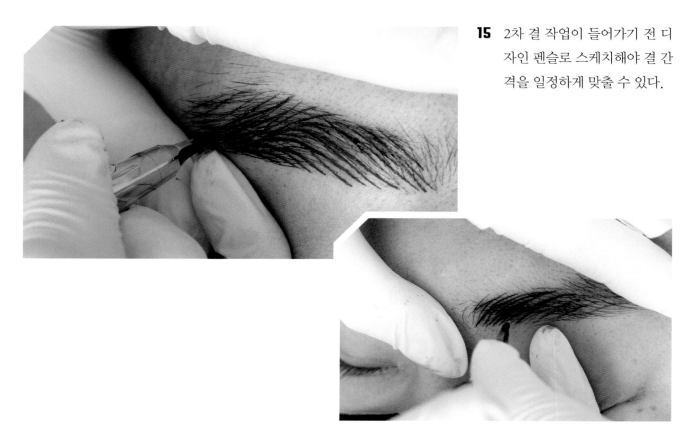

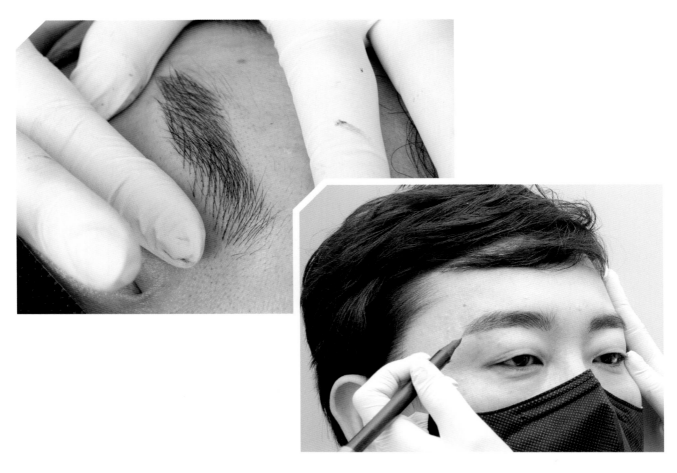

16 1차, 2차 결이 모두 완성된 후 고객을 앉힌 후 색이 흐린 부분이 없는지 디자인을 체크한다.

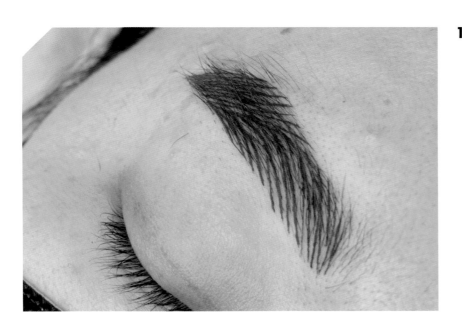

17 디자인 체크 후 작업 한 모든 결 위에 오버 랩하면서 시술한다. 이 때에는 처음 머신 시술 힘보다 50% 이상 힘을 빼고 색만 선명하게 남기면서 아주 부드럽게 터치해 준다.

8 남자 눈썹 시술 마무리

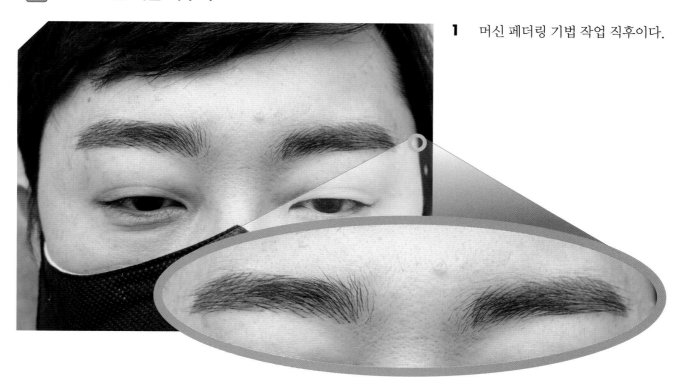

1 머신 페더링 기법 작업 직후이다.

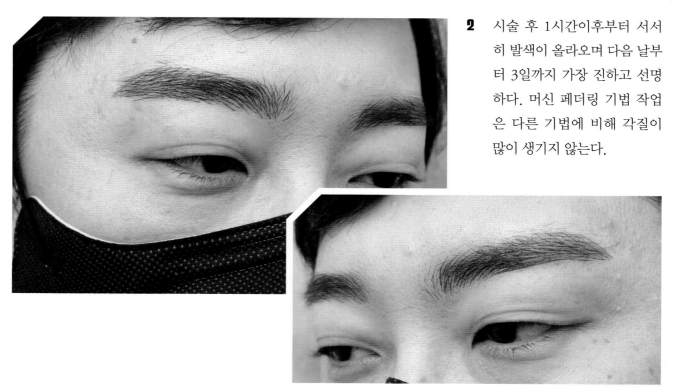

2 시술 후 1시간이후부터 서서히 발색이 올라오며 다음 날부터 3일까지 가장 진하고 선명하다. 머신 페더링 기법 작업은 다른 기법에 비해 각질이 많이 생기지 않는다.

① 머신 쉐딩 기법

1 머신 쉐딩 기법 정의

머신 쉐딩 기법은 전체적으로 메이크업을 한 것처럼 그라데이션 효과를 주는 기법으로 꼬리 부분이 가장 진하며 눈썹 앞머리로 갈수록 연하게 음영을 준다. '머신 쉐딩 기법', '그라이데이션 기법', '옴브레 기법' 등 다양한 이름으로 불린다. 시술자의 힘 조절과 리듬감이 중요한 기법으로 부드럽게 머신 터치의 리듬감을 이용하여 미세 도트가 보이도록 터치하면서 한 겹, 두 겹, 세 겹 레이어드 되어 색으로 표현되는 방식이다.

2 머신 쉐딩 기법 적응증

1. 눈썹 숱이 거의 없는 경우
2. 자연스럽게 그라데이션 효과를 주고 싶은 경우
3. 기존 눈썹의 붉고 푸른 잔흔이 남아있는 경우

3 머신 쉐딩 눈썹 그라데이션

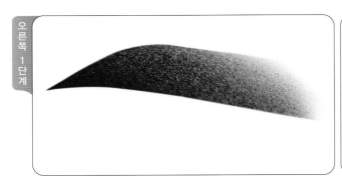

오른쪽 1단계

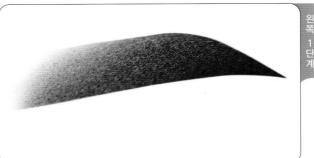

왼쪽 1단계

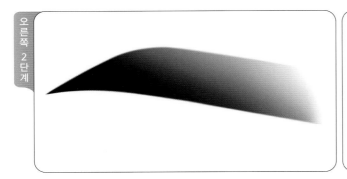

오른쪽 2단계

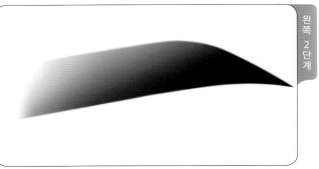

왼쪽 2단계

4 머신 쉐딩 기법 시술 시 피부의 깊이

머신 쉐딩 기법 시술시 90도 각도로 리듬에 맞추어 스윙하듯이 부드럽게 시술하고 시술 깊이는 표피 각질층까지 시술한다.

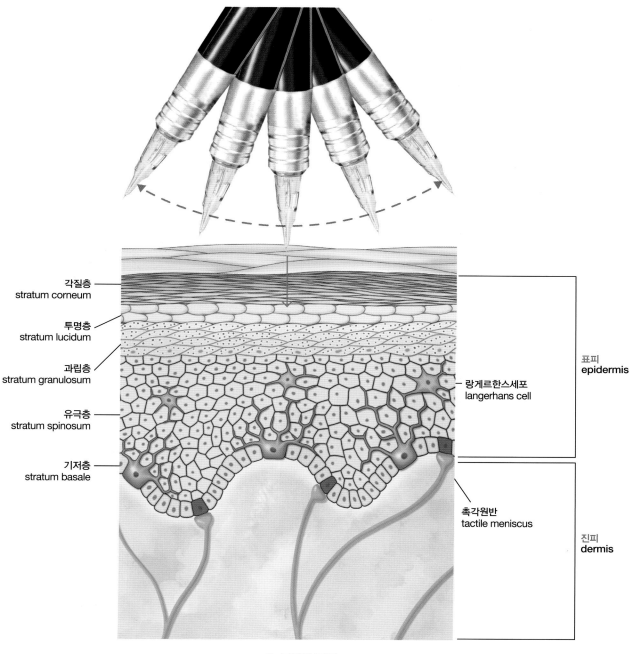

각질층
stratum corneum

투명층
stratum lucidum

과립층
stratum granulosum

유극층
stratum spinosum

기저층
stratum basale

랑게르한스세포
langerhans cell

촉각원반
tactile meniscus

표피
epidermis

진피
dermis

⌃ 표피의 구조

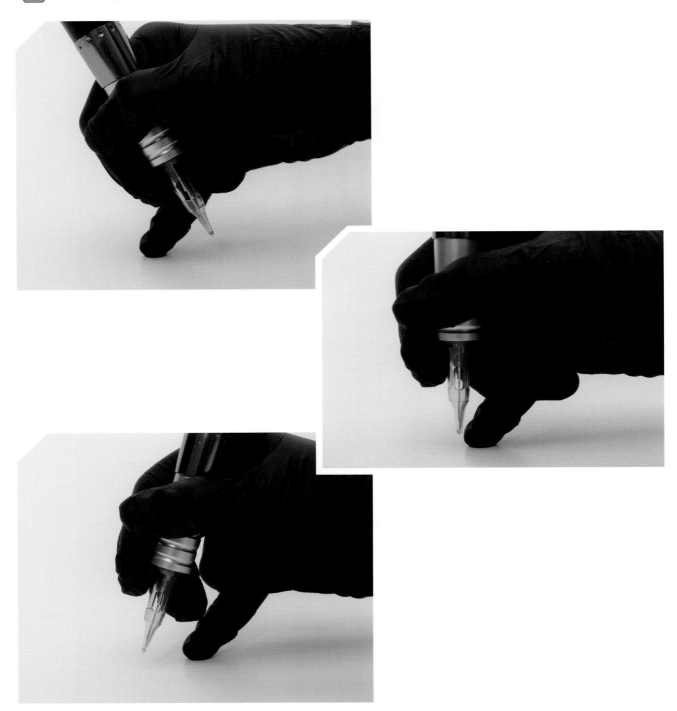

1   머신 핸드피스는 가볍게 잡아주고 새끼 손가락으로 지지하면서 중앙에서부터 위, 아래로 부드럽게 스윙한다.

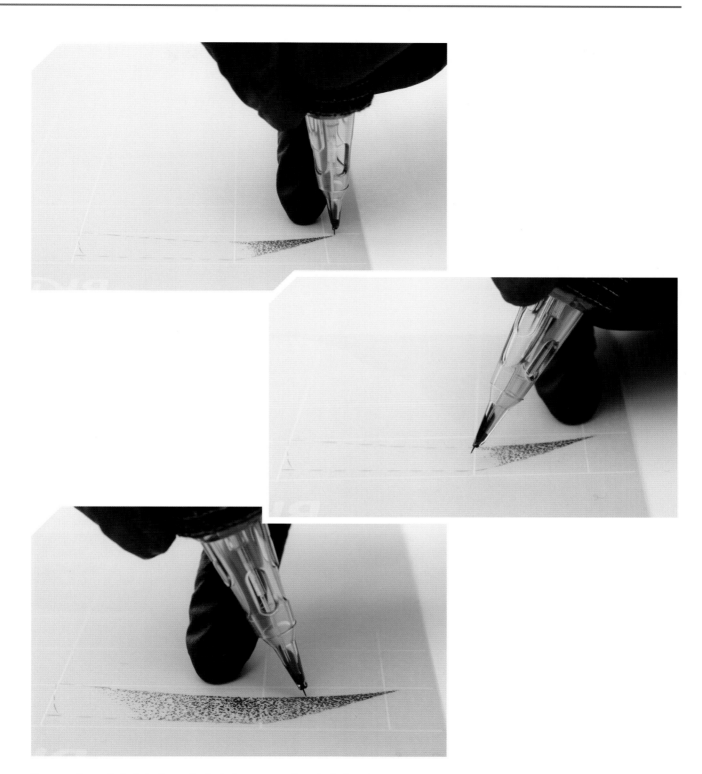

2 눈썹 꼬리에서부터 눈썹 앞머리 쪽으로 이동하면서 부드럽게 스윙한다. 닷이 찍히도록 천천히 꼼꼼하게 색을 채워 나간다. 특히, 소리에 귀를 기울여야 한다. 스윙할 때는 '당당당당' 튕겨지는 소리가 난다. '즉즉즉즉' 하는 피부 긁는 소리가 나지 않도록 주의해야 한다.

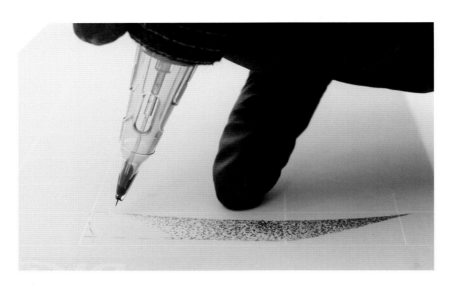

3 눈썹의 꼬리가 가장 진하고 앞으로 갈수록 점점 연하게 그라데이션을 준다.

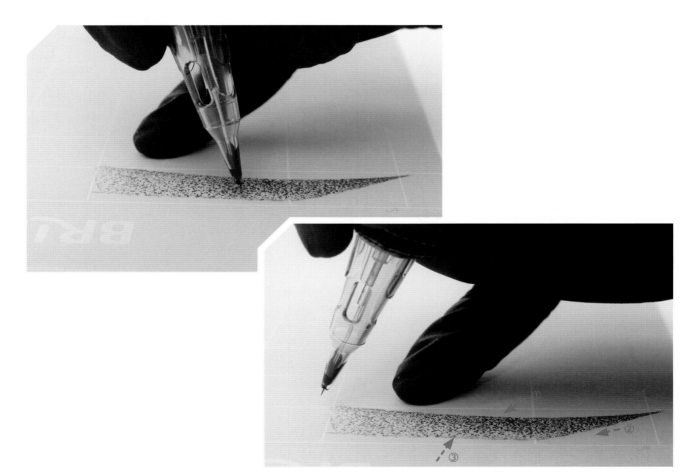

4 눈썹을 위, 중간, 아래 3등분으로 나누었을 때 눈썹 꼬리 부분을 가장 진하게 하고 눈썹 앞쪽으로 갈수록 연하게 터치한다.

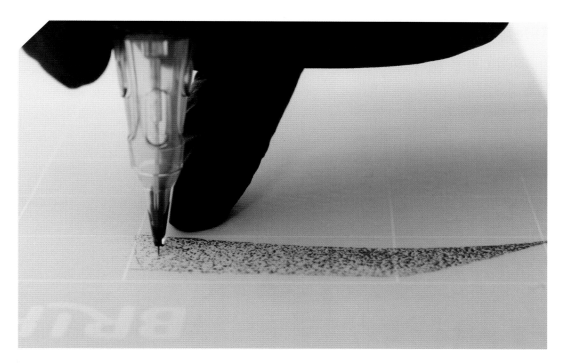

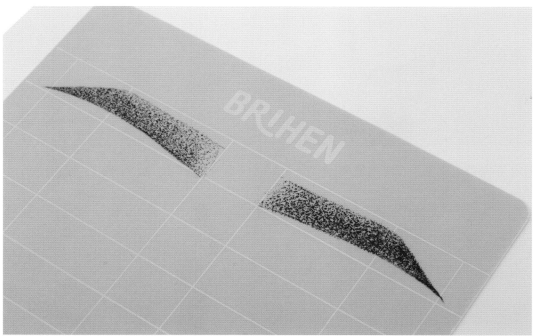

5 머신을 터치할 때는 선이 남지 않도록 주의한다.

6 여자 눈썹 시술 전 준비사항

1   눈썹 시술 전의 눈썹 상태를 왼쪽, 정면, 오른쪽 사진 촬영한다.

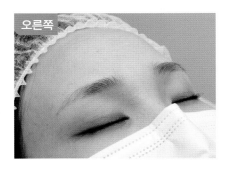
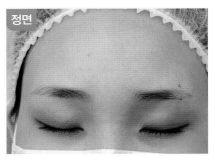
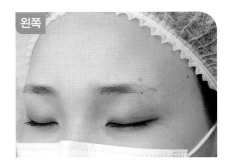

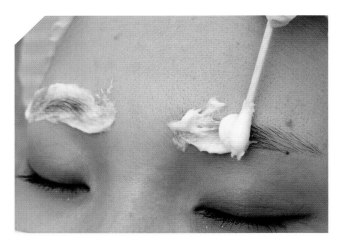
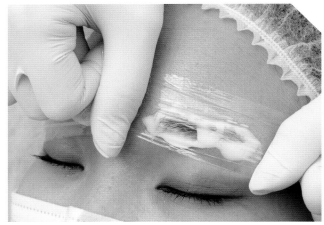

2   사진 촬영 후 통증 완화제를 도포하고, 평균 20~25분 랩핑한다.

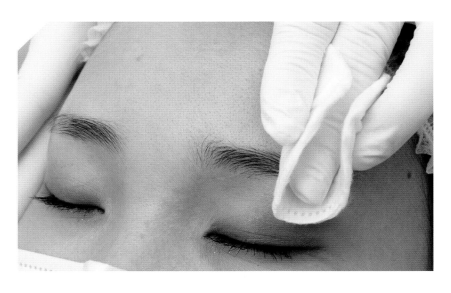

3   1차 통증 완화제를 제거한다. 이때 유분기를 깨끗이 닦아줘야 디자인 작업 시 번지지 않고 잘 그려진다.

7 여자 눈썹 시술 디자인

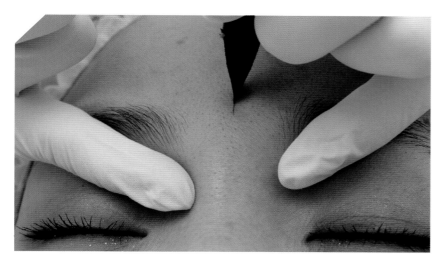

1 디자인 작업 전 미간의 중심선을 먼저 체크한다.

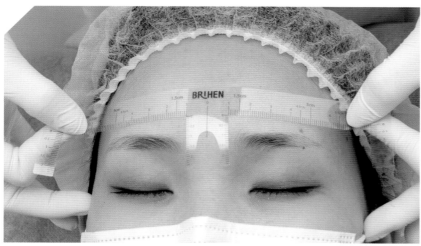

2 1회용 눈썹 대칭자를 체크한 미간의 중심선에 맞춘 다음 눈썹 산보다 위에 붙여준다.

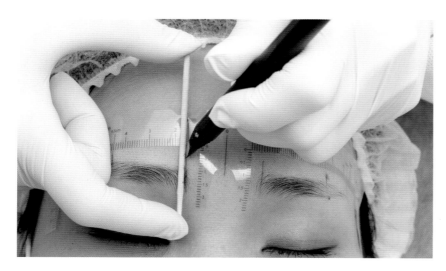

3 눈썹 앞머리 위치를 체크해 준다.

4 눈썹 앞머리, 눈썹 산 길이, 꼬리 길이, 앞머리의 두께를 체크한 뒤 디자인 펜슬을 이용하여 얇고 부드럽게 연결한다.

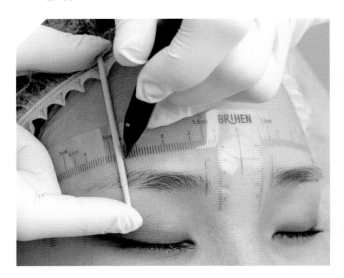
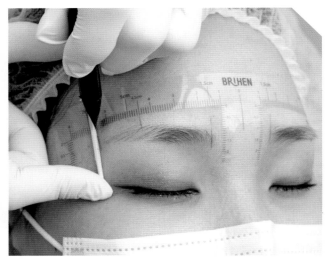

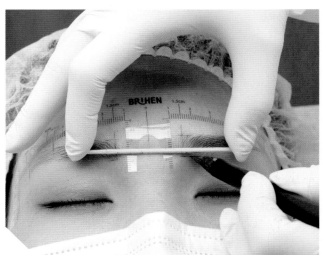
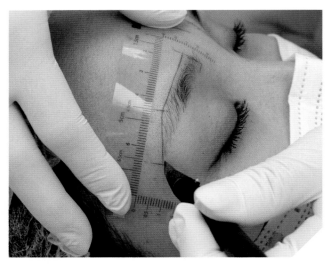

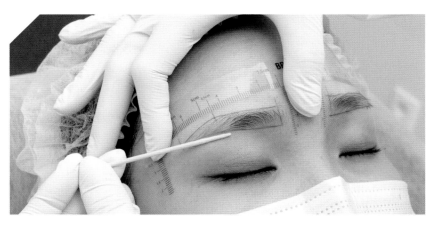

5 포인트 면봉에 워터 클렌징을 묻혀 수정할 부분을 섬세하게 수정해준다.

6 디자인 작업 시 고객을 앉힌 상태에서 눈 뜨고, 눈 감는 동작을 반복하면서 디자인 대칭이 맞는지 체크하고 고객에게 최종 디자인을 확인시켜준다.

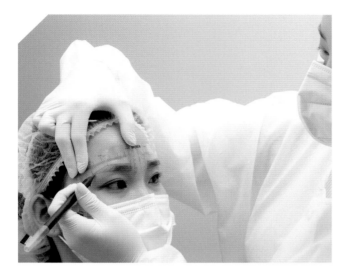
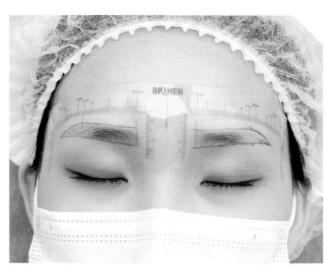

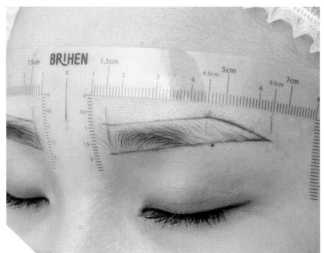
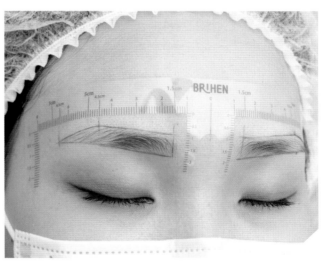

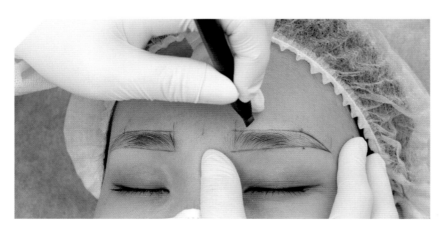

7 최종 디자인 확인 후 시술 작업 전 앞머리 라인을 펜슬로 체크한다. 이는 시술 시 넘어가지 않기 위한 경계선이다.

8 여자 눈썹 시술

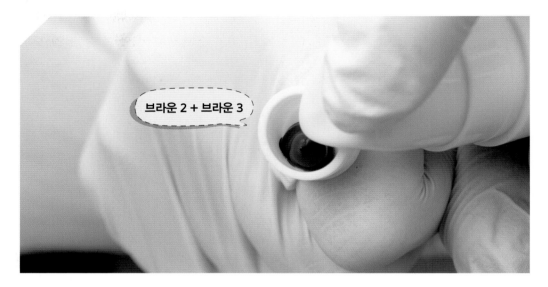

1 피부 톤과 고객이 원하는 컬러 톤을 고려하여 색소배합을 한다. 밝은 톤을 선호하는 고객은 브라운 2번과 3번 그리고 발색과정에서 최종 남아있는 컬러에 붉은기가 없도록 레드 코렉터를 소량 믹스해 준다.

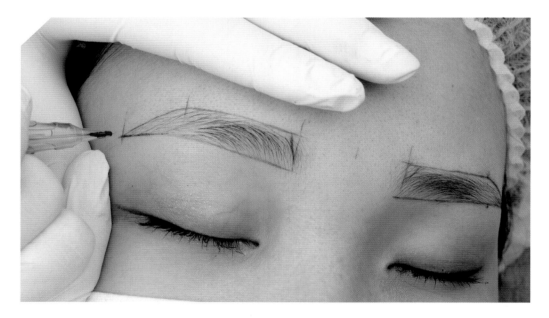

2 1. 디자인 틀이 벗어나거나 부족하지 않도록 천천히 그리고 꼼꼼하게 눈썹 꼬리에서부터 부드럽게 스윙하며 터치한다.
   2. 머신을 잡은 손으로 볼쪽을 살짝 눌러주며, 다른 손으로는 작업할 위치에 스트레치 준다.

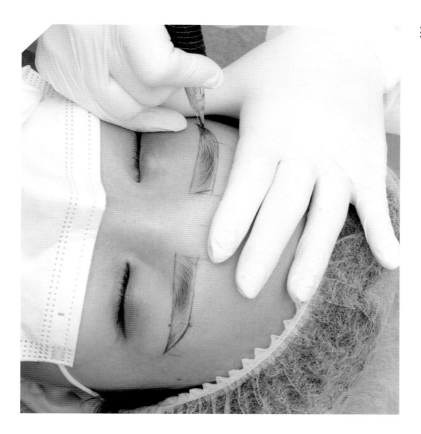

3 손바닥과 손가락을 이용하여 이마 전체를 팽팽하게 당기듯 스트레치하면서 눈썹 전체 라인을 보며 작업한다.

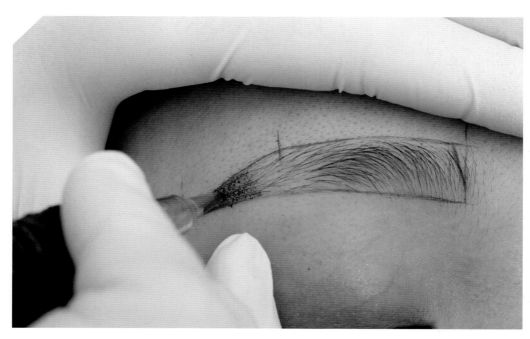

4 쉐딩 눈썹도 팽팽하게 스트레치를 주어야 한다. 미세 닷이 촘촘하게 찍히는 것을 확인하면서 시술한다.

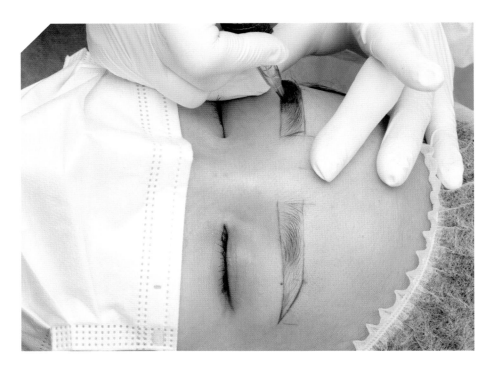

5 중앙 부분을 작업할 때는 눈썹 전체를 넓게 스트레치 준다. 피부가 팽팽하게 당겨진 상태에서 속도는 천천히 작업한다.

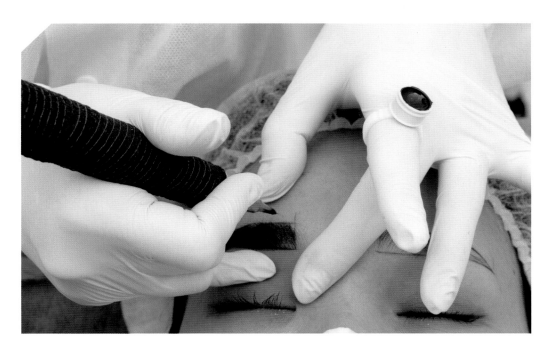

6 눈썹 앞머리 부분은 삼각형 스트레치를 주면서 천천히 작업한다. 스윙 터치가 어려울 경우 하나하나 닷을 찍어서 표현하는 방법도 있다.

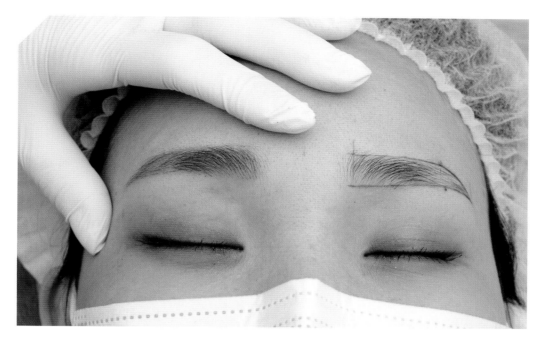

7   1차 터치 후 색소를 닦아내고 발색을 확인한다.

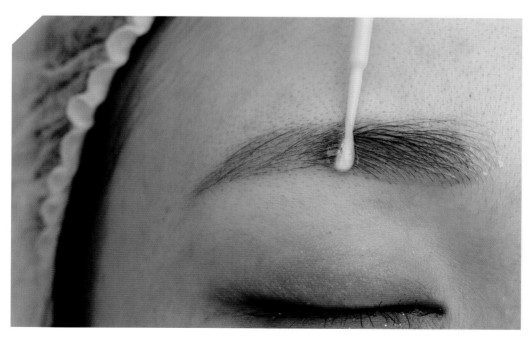

8   디자인틀이 잘 남아있는지 확인하고 2차 통증 완화제를 도포한 다음 반대 쪽 눈썹 시
술을 시작한다.

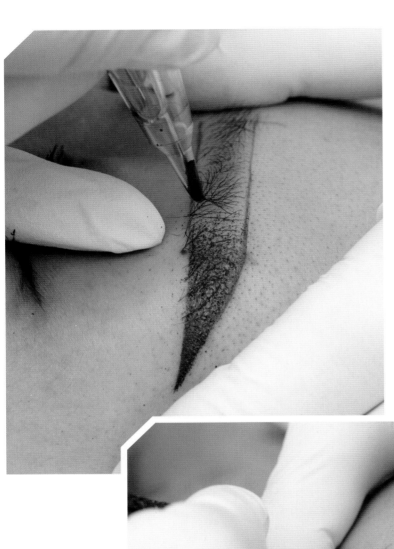

9 반대쪽 눈썹도 눈썹 꼬리에서 부터 시작한다.

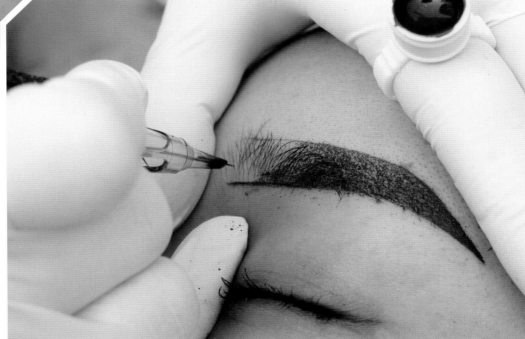

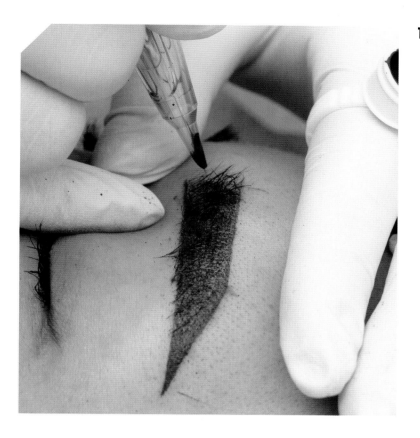

10 눈썹 꼬리 부분의 발색을 가장 진하게 하기 위해 라인부터 깔끔하게 작업하며 눈썹 앞쪽으로 자연스럽게 색을 채워준다.

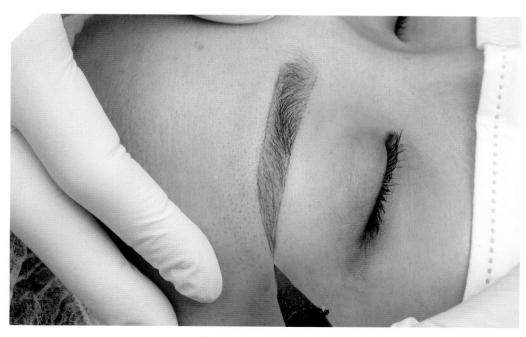

11 1차 작업 후 통증 완화제를 도포했던 부분에 펜슬을 이용하여 다시 살짝 디자인 라인을 체크해 놓는다. 실수를 줄이기 위한 방법이다.

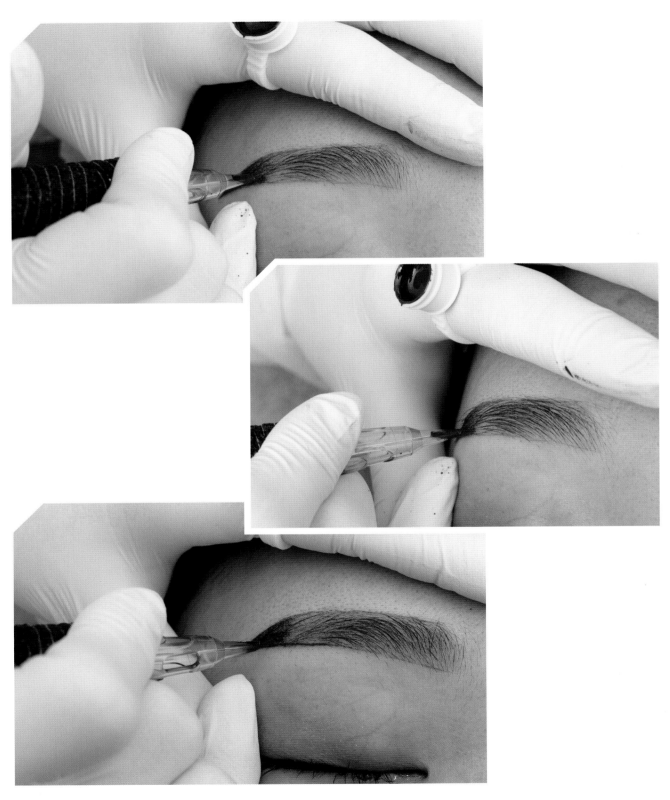

12 발색을 확인하면서 1차 터치와 동일한 방법으로 2차 터치, 3차 터치를 진행한다.

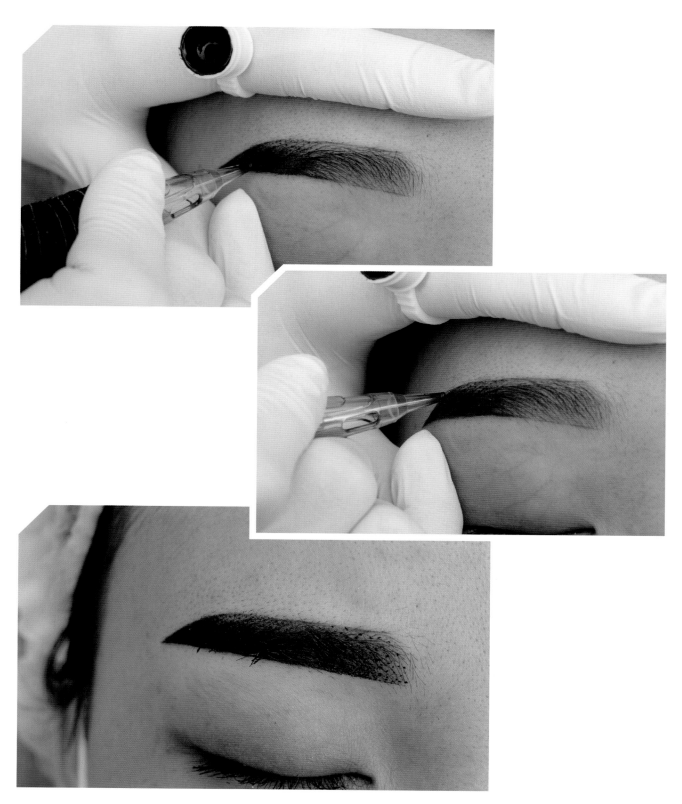

13 피부 타입과 발색에 따라 평균 3~4차 터치가 들어갈 수 있다.

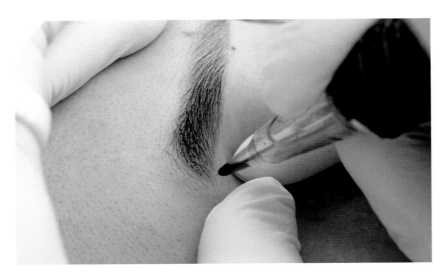

14 앞머리 부분은 가로 방향, 세로 방향으로 모든 작업 부위 중 가장 힘이 약하게 들어간다. 조금씩 터치하고 닦아가며 얼룩이 생기지 않도록 주의한다.

15 머신 쉐딩 기법으로 완성된 눈썹이다. 시술 직후 보다 1시간 뒤 발색이 조금 더 진하게 올라온다. 따라서, 시술 직후에 발색이 너무 진하게 나오지 않도록 주의한다.

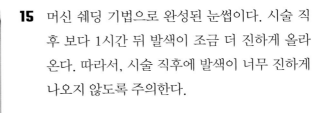

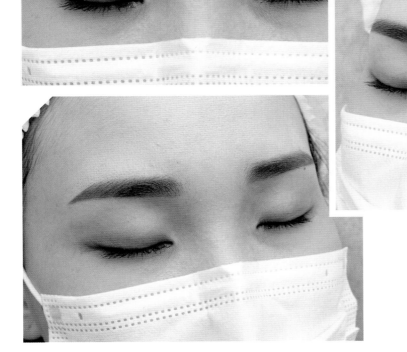

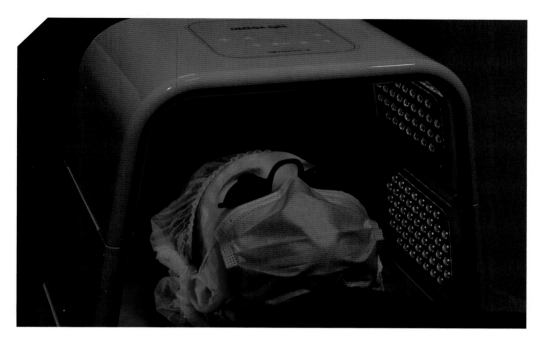

16 반영구화장 시술 마무리 후 시술 부위 진정을 위해 LED 재생관리를 10분 정도 진행
해 준다.

쉐딩 기법 시 튕겨주는 소리

쉐딩 기법은 작업 시 니들 끝이 피부
를 가볍게 날려주며 '당당당당' 튕겨
주는 소리가 나는 것이 좋다. 만약 '즉
즉즉즉' 피부 전체에 니들 끝이 닿아
긁는 소리가 나면서 시술이 들어가면
시술 후 붉어지거나 출혈이 생길 수
있다. 쉐딩 눈썹 시술 시 붉어짐과 출
혈이 발생할 경우 아무리 색이 진하게
들어가도 탈각 후 컬러가 통 탈각이
되는 경우가 발생한다. 부드럽고 가볍
게 색을 얹어주어야 탈각 후에도 80%
정도 발색이 남는다.

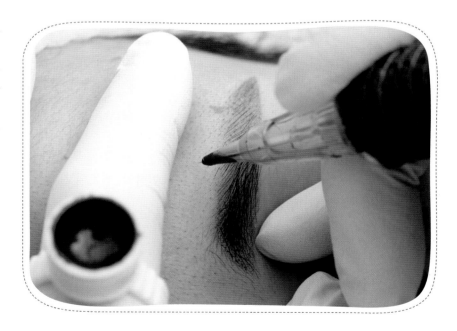

① 콤보 눈썹

❶ 콤보 눈썹 정의

콤보 기법은 엠보 기법과 머신 쉐딩 기법을 혼합하여 시술하는 기법이다. 눈썹 결과 색을 함께 채워주는 방법으로 더욱 또렷하고 풍성한 느낌을 연출할 수 있다.

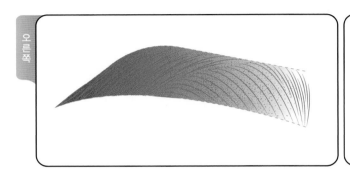
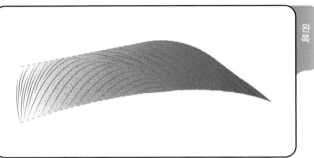

❷ 콤보 눈썹 적응증

1. 눈썹 숱이 적은 경우
2. 예전 눈썹 잔흔이 붉거나 푸르게 남아있는 경우
3. 눈썹 결과 색의 콤비네이션으로 눈썹을 더욱 또렷하고 진하게 남는 것을 원하는 경우

❸ 콤보 눈썹 장점

1. 잦은 눈썹 반영구화장 시술로 잔흔이 남아 있는 경우 엠보 기법만으로는 결 표현과 잔흔을 커버하기가 어렵다. 콤보 눈썹은 더욱 풍성한 눈썹 결을 표현하며, 기존의 잔흔 컬러 중화작업을 동시에 진행하기 때문에 수정 눈썹 작업하기에 좋다.
2. 피부 타입에 따라 시술 시 착색률이 낮을 수 있다. 착색률이 낮으면 각질 탈각 후 색소 발색력이 떨어지게 된다. 콤보 눈썹은 2가지 기법을 함께 진행하여 색소 착색력을 높일 수 있다.
3. 콤보 눈썹은 엠보 기법과 머신 쉐딩 기법이 함께 들어가 결과 색을 표현한다.

② 콤보 기법 패턴 연습

1 콤보 기법 중 엠보 기법 연습

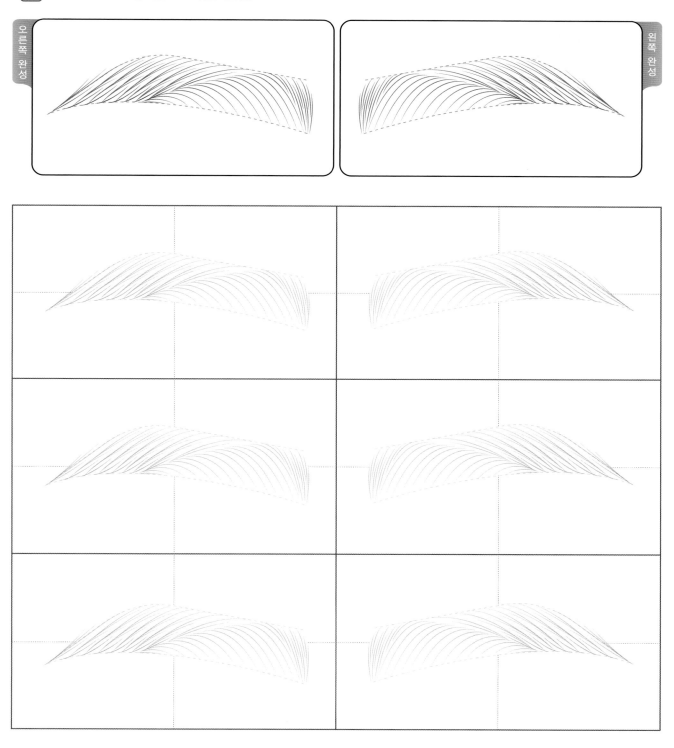

오른쪽 완성

왼쪽 완성

2 음영을 주기 위한 머신 쉐딩 기법 연습

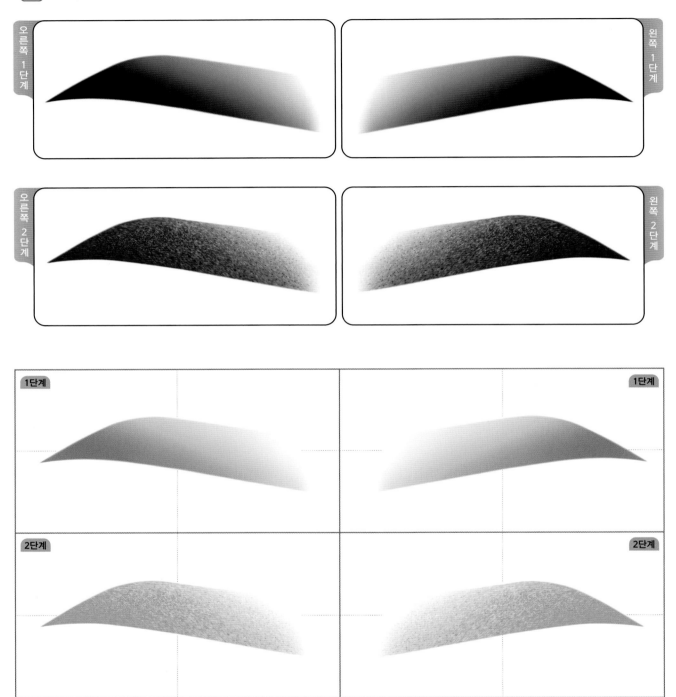

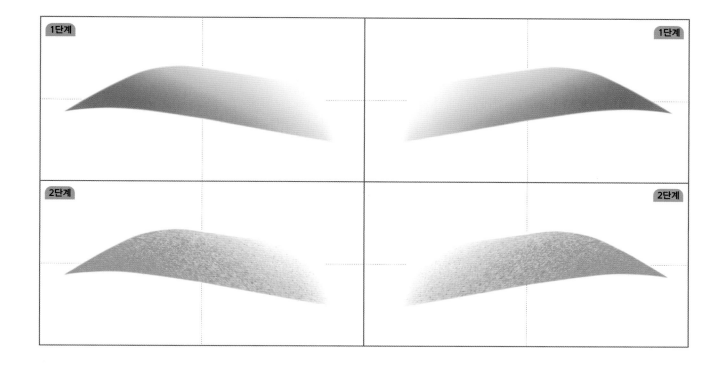

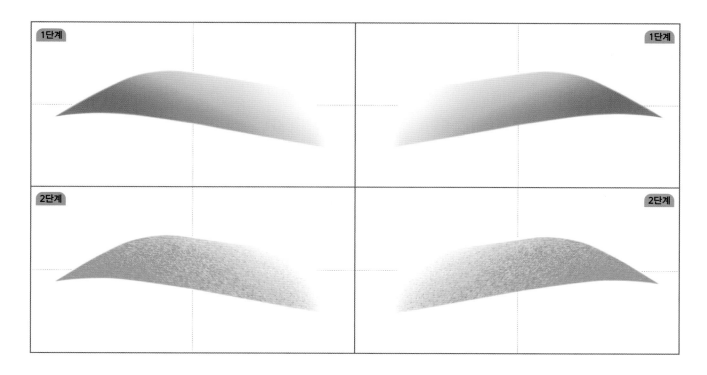

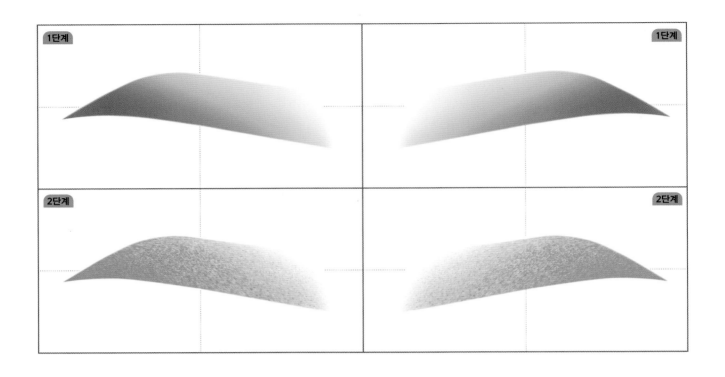

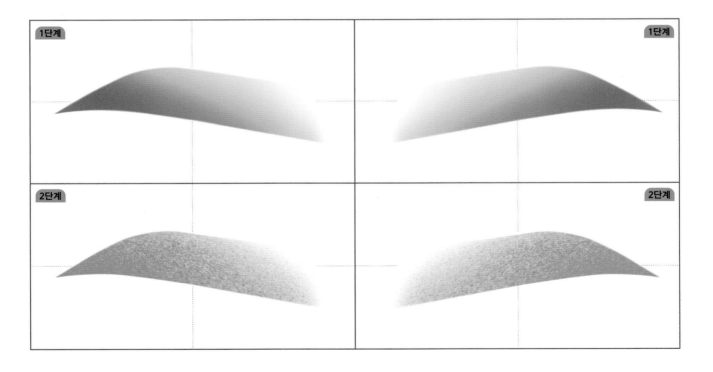

3 엠보 기법과 머신 쉐딩 기법 응용한 콤보 기법

엠보 기법과 머신 쉐딩 기법을 혼합하여 시술하며 엠보 기법 결 작업 후, 쉐딩 기법 작업을 진행한다. 이때 쉐딩 기법 작업은 꼬리 부분을 가장 진하게 표현하면서 미세 닷 느낌으로 점이 흩뿌려지듯이 표현한다.

오른쪽 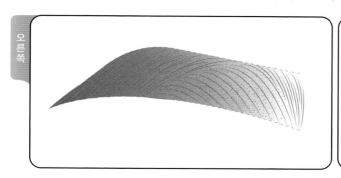 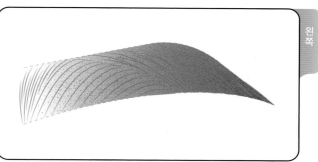 왼쪽

4 콤보 기법 눈썹 시술 전 준비사항

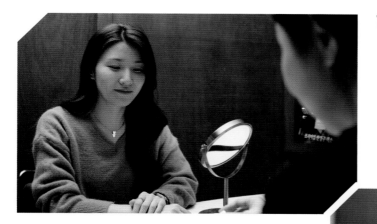

1 눈썹 시술 전 고객과 충분한 상담이 필요하다. 특히, 기존에 눈썹 반영구화장 시술을 받았던 경험이 있는 경우 잔흔에 따라 시술 시 들어갈 수 있는 기법이 달라진다. 시술 기법과 사용하는 색소에 대한 충분한 상담이 이루어져야 한다.

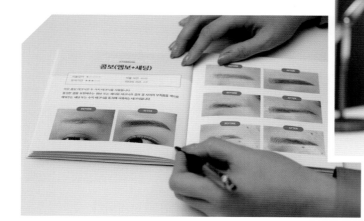

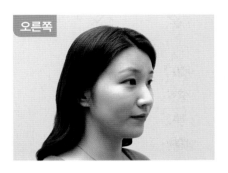

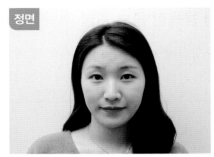

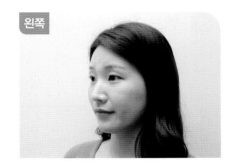

2 시술 전 눈썹을 우측, 정면, 좌측 상태로 사진 촬영하여 눈썹 상태를 파악한다.

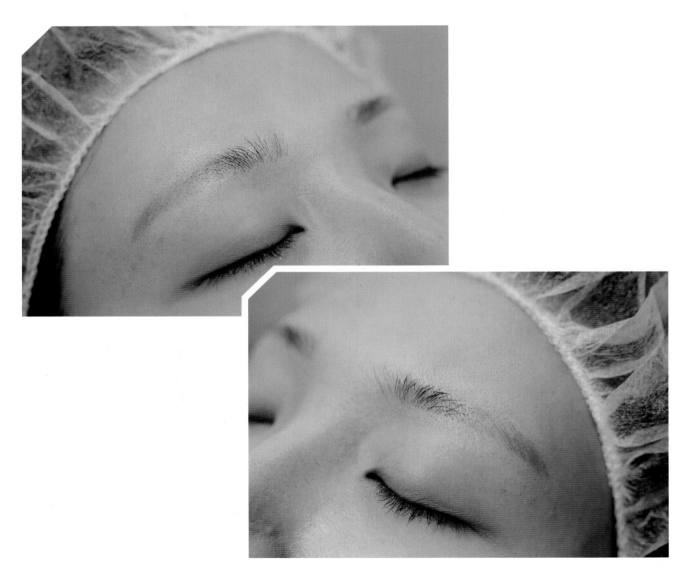

3 모델의 눈썹은 몇 년 전 엠보 기법 시술 후 붉은 잔흔과 엠보 기법의 결 상흔이 남아 있는 상태이다.

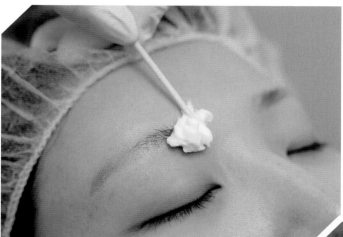

4 1. 눈썹 시술 전 통증 완화제 도포 후 20~25분
　　정도 랩핑한다.

2. 디자인 작업이 빠른 경우 통증 완화제 도포
　후 디자인 작업 순으로 진행되며, 디자인 작
　업이 서툴러 시간 소요가 많은 경우 디자인
　작업 후 통증 완화제를 도포하여 준다.

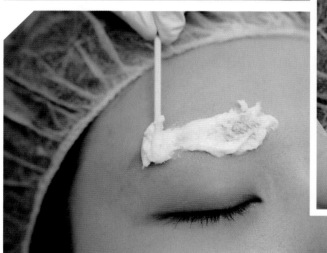

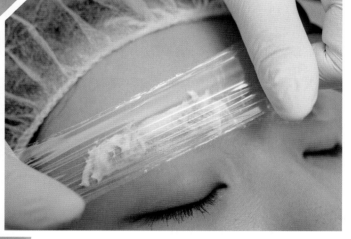

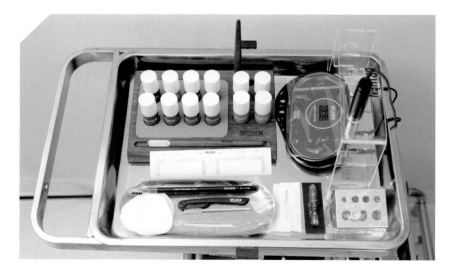

5 콤보 눈썹은 엠보 기법과 머신 쉐
딩 기법을 함께 작업하므로 미리
시술에 필요한 도구를 준비한다.

5 눈썹 시술 디자인

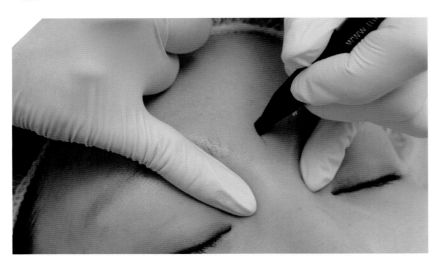

1 디자인 작업을 위해 미간의 중심 선을 체크한다.

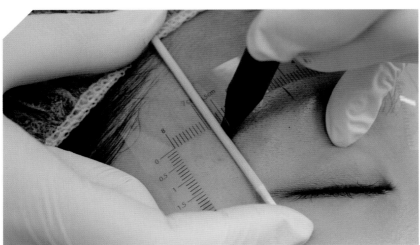

2 눈썹 대칭자를 이용하여 눈썹 앞 머리, 눈썹 산, 눈썹 꼬리 위치를 체크한다.

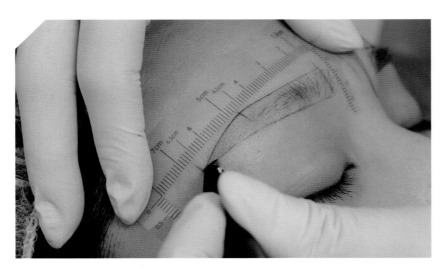

3 체크한 위치를 얇은 선으로 연결 한다.

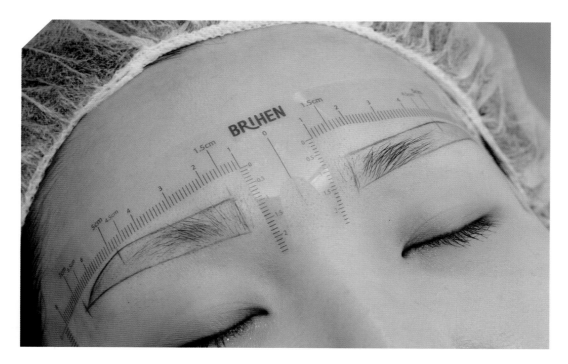

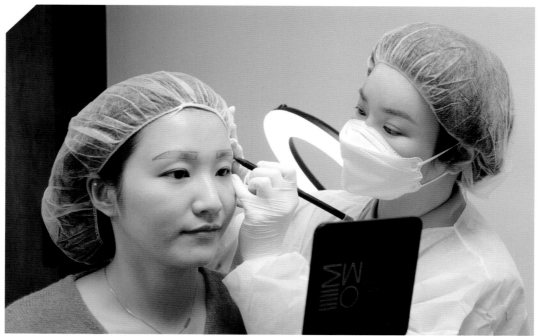

4 눈썹 디자인 작업 시 고객이 눕거나 앉은 상태에서의 눈 움직임(눈 뜨고, 눈 감기)을 모두 체크한다. 특히, 이마 근육을 많이 사용하는 경우 고객과 대화를 나누면서 눈썹 근육의 움직임을 고려하여 디자인한다.

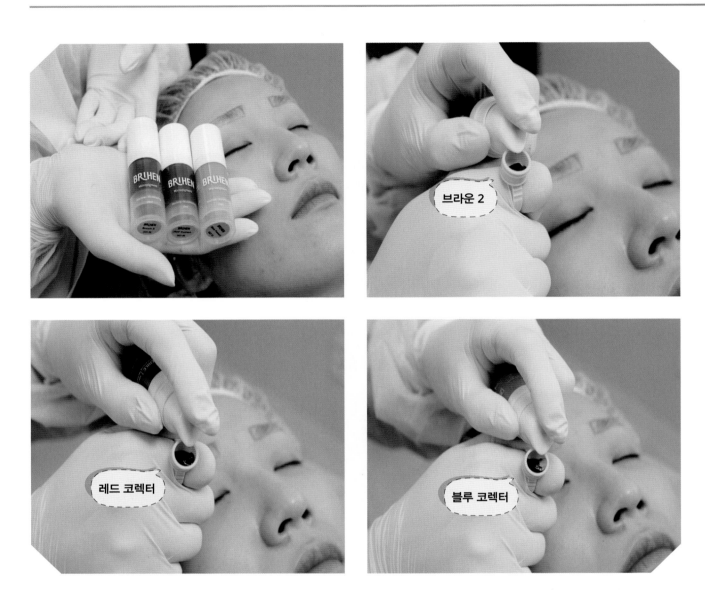

5 고객의 피부 타입과 눈썹 잔흔에 따라 눈썹 색소 컬러 배합을 진행한다. 붉은색의 잔흔이 남아있는 경우 레드 코렉터(카키 계열 색소)를 함께 믹스하여 사용한다.

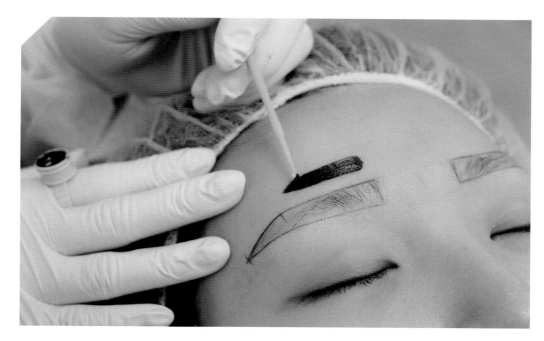

6 믹스한 컬러는 피부 표면에 도포하여 발색을 테스트한다.

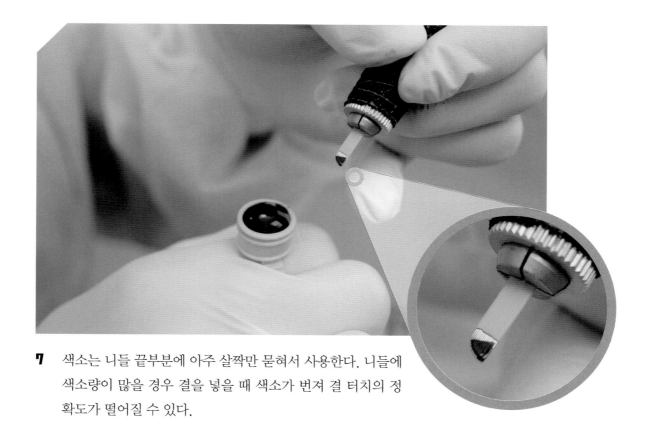

7 색소는 니들 끝부분에 아주 살짝만 묻혀서 사용한다. 니들에 색소량이 많을 경우 결을 넣을 때 색소가 번져 결 터치의 정 확도가 떨어질 수 있다.

6 눈썹 시술

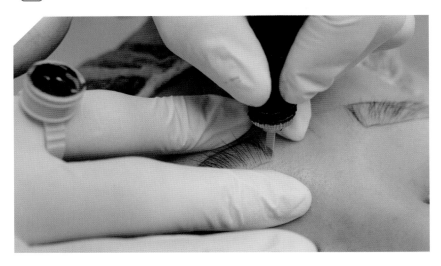

1 앞머리 시작 선부터 피부의 스트레치와 엠보대의 각도를 확인한다.

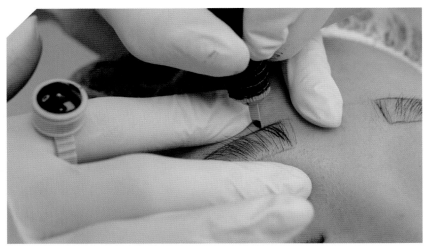

2 삼각형의 작은 트라이 앵글을 만들어주며 작업 부위에 따라 스트레치를 주는 손의 위치도 함께 이동한다.

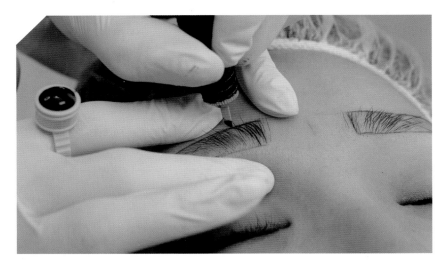

3 피부가 팽팽하게 당겨지는 느낌이 들어야 하며 색소나 디자인 틀을 그려놓은 선이 양손에 묻지 않도록 주의한다.

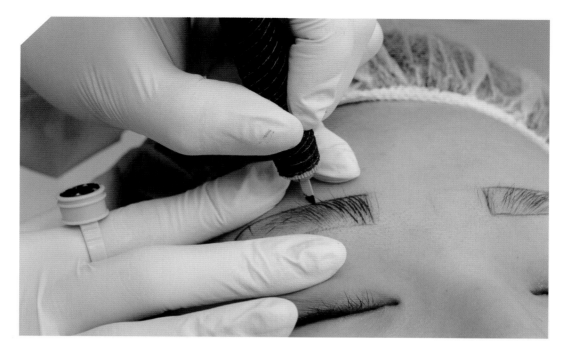

4 눈썹 앞머리는 '334 기법'으로 채워 주면서 중앙 가이드 라인까지 7~10선을 눈썹 결의 흐름에 맞추어 일정한 간격으로 넣어준다.

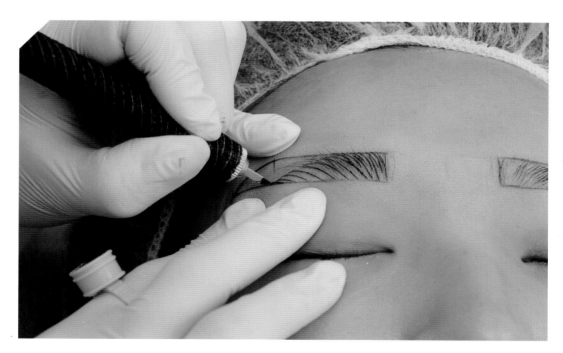

5 니들 위치에 따라 스트레치 주는 손 위치도 움직여야 한다. 중앙 가이드 라인에 결을 넣을 때 사이 결이 들어갈 공간을 주면서 들어간다.

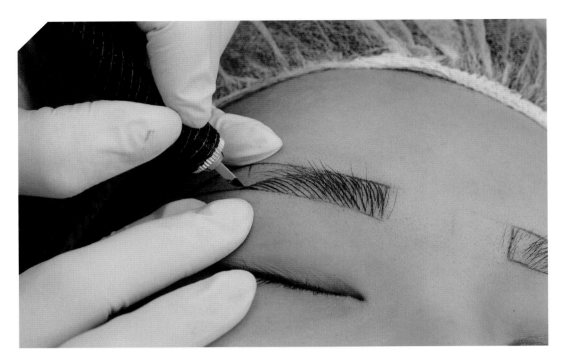

6 엠보대는 90도에서 75도 정도 각도를 세워 작업하며 중앙 가이드 라인에서 모아지는 부분의 선과 선이 거의 닿을 듯이 사이사이에 결을 넣어준다.

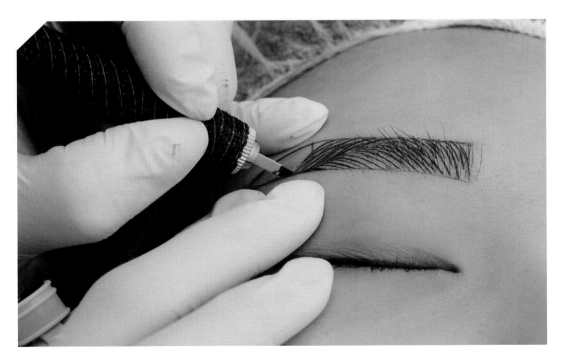

7 눈썹 뒷부분은 결과 결을 연결하면서 채워준다.

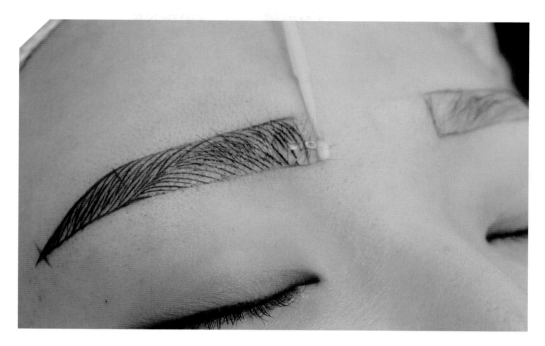

8 1차 터치 후 겔타입의 2차 통증 완화제를 발라준다.

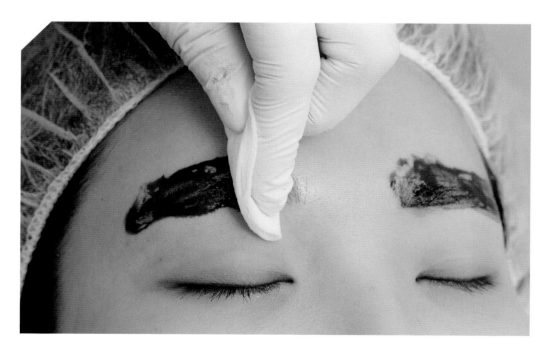

9 통증 완화제는 피부 흡수가 빨라 1~2분 동안 방치한 후 잔여감 없이 깨끗하게 닦아
준다.

10 1차에서 작업한 결을 확인하여 1차 작업에서 부족한 부분은 다시 터치한다. 이때 터치는 1차 시술에 사용한 힘의 반으로 줄여서 색을 입혀주는 방법으로 아주 가볍게 터치한다.

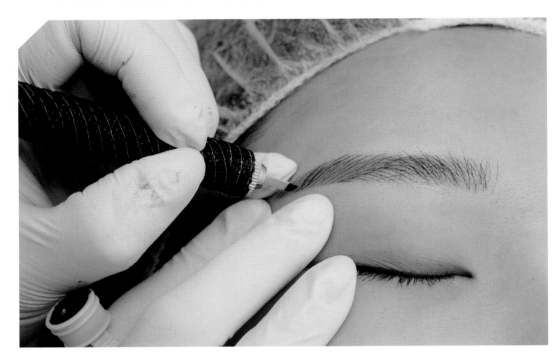

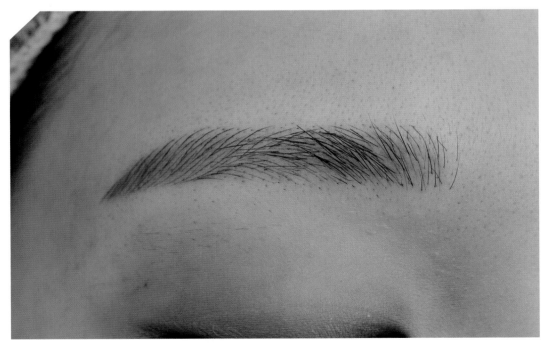

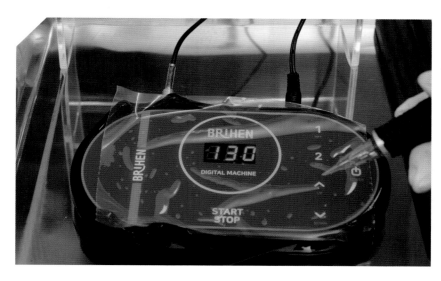

11 콤보 작업을 위해 디지털 머신을 준비한다. 머신의 속도는 110-130으로 시술자의 힘을 체크한 후 속도를 조절한다.

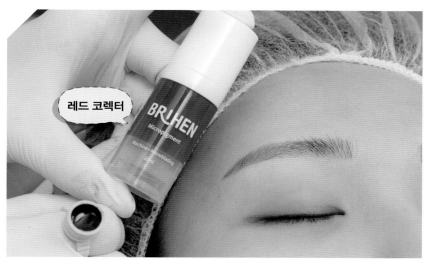

레드 코렉터

12 기존 잔흔인 붉은기를 중화하기 위해 색소를 배합하여 사용하던 색소 컵에 레드 코렉터를 추가한다.

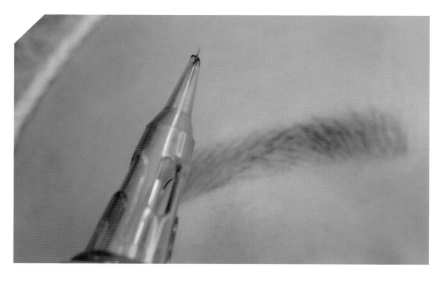

13 니들은 1R, 0.35mm를 사용한다.

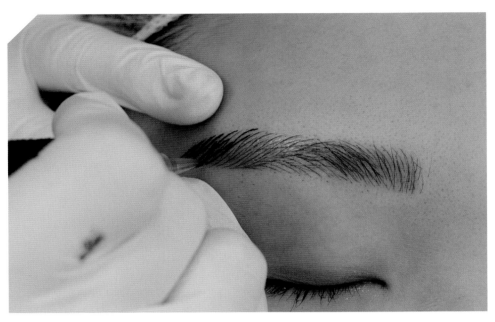

14 디지털 머신을 이용하여 1차 엠보 작업한 선을 따라 힘을 빼고 아주 부드럽게 색소를 입혀주듯 가볍게 터치한다.

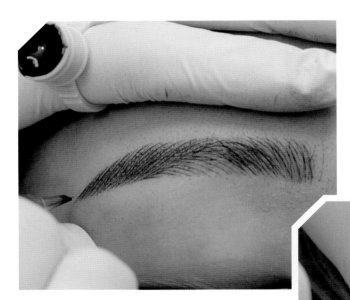

15 결터치가 마무리되면 눈썹 전체 부분에 색을 입혀주는 작업이 들어간다. 붉은기만 완화시켜주는 작업이기 때문에 아주 가볍게 스윙하며 터치하여 미세한 닷이 흩뿌려지듯 색소를 입혀주면 된다. 이는 붉은기가 심하지 않고 약한 붉은기에서 작업이 가능하며, 붉은기에 따라 중화방법이 다르다.

16 시술 마무리 후 고객을 앉힌 상태에서 디자인 체크를 고객과 함께 진행한다.

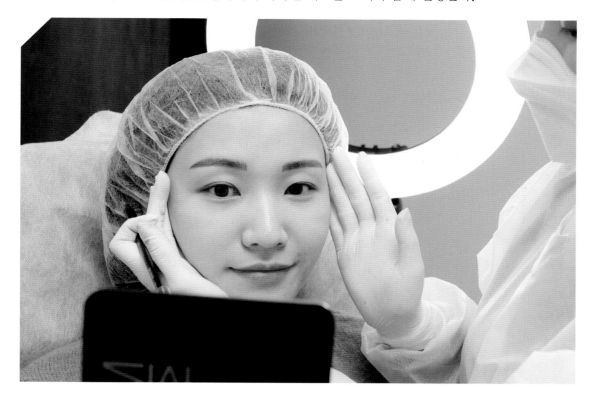

7 눈썹 시술 마무리

1 완성된 콤보 눈썹이다. 눈썹 시술 후 처음과 동일한 위치에서 사진 촬영한다.

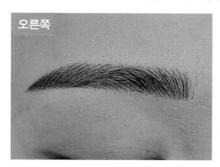
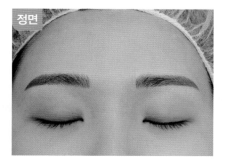
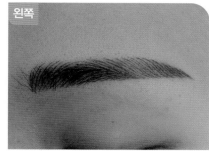

2 마지막으로 재생 크림을 도포한다. 시술 후 주의사항과 탈각과정, 시술 후 경과, 리터치 주기를 꼼꼼하게 설명한다.

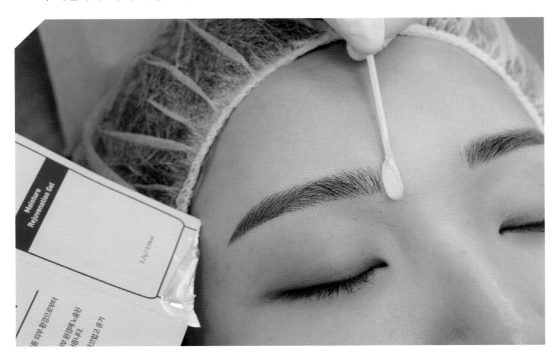

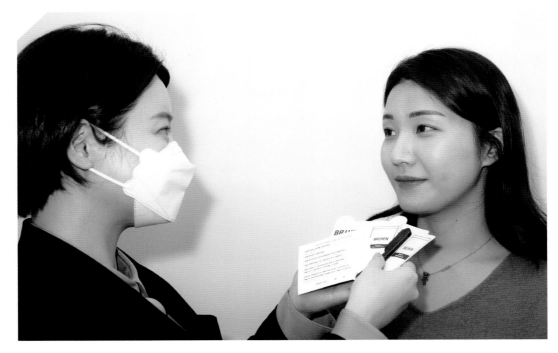

3 완성된 콤보 눈썹이다.

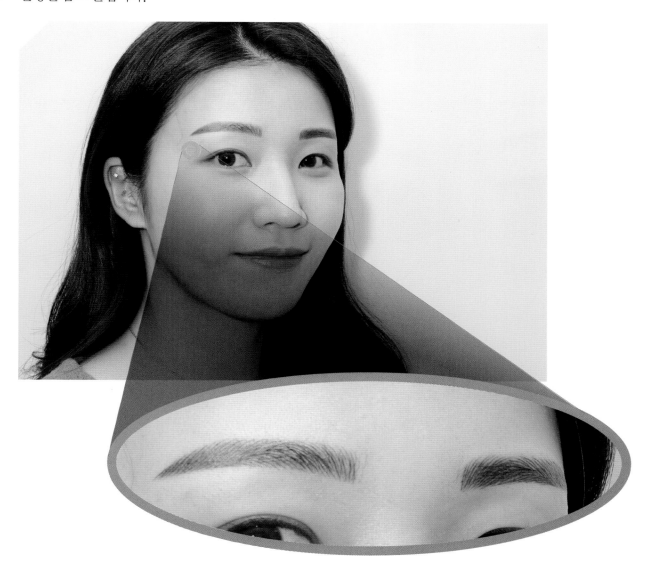

외국인 반영구화장 눈썹 시술

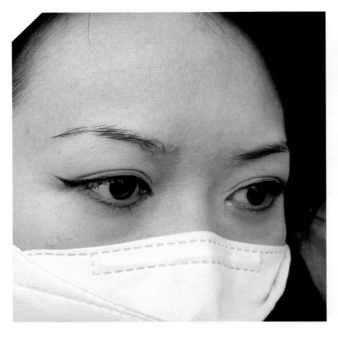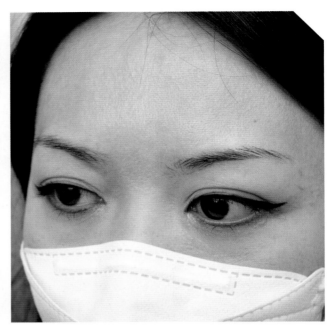

1 우즈베키스탄 모델이다. 외국인의 경우 각 나라마다 선호하는 눈썹 디자인이 매우 다르기 때문에 눈썹 디자인 작업 전 충분한 상담이 필요하다. 외국인 고객과 충분한 상담을 통해 고객이 원하는 스타일을 이해하고 시술 과정을 자세히 설명해 준다.

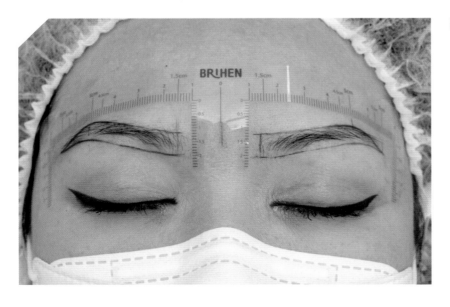

2 고객이 원하는 디자인이 얼굴형에 맞는지를 체크하며 디자인 작업을 진행한다. 디자인 대칭자를 이용하여 아치눈썹을 그려준다.

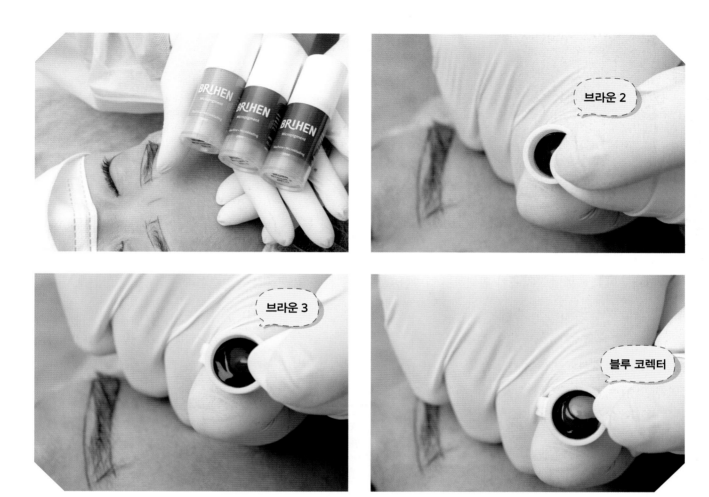

3 작업할 색소를 준비한다. 고객이 원하는 컬러 톤과 피부 톤, 헤어 컬러, 눈동자 컬러를 확인 후 색소를 믹스한다. 브라운 2번 1 펌프, 브라운 3번 1/5 펌프, 블루 코렉터 1/5 펌프를 준비한다.

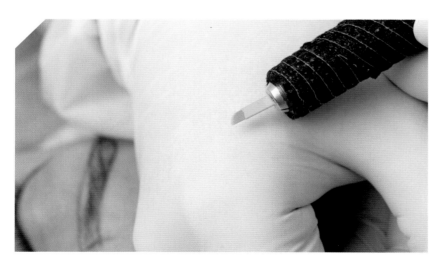

4 0.15mm, 16핀의 사선 니들을 준비한다. 니들이 얇을수록 더욱 정교한 시술이 가능하다.

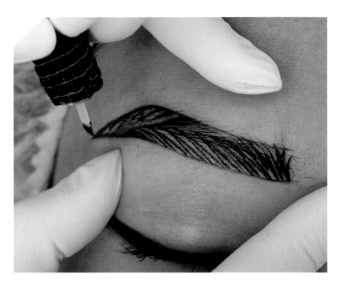
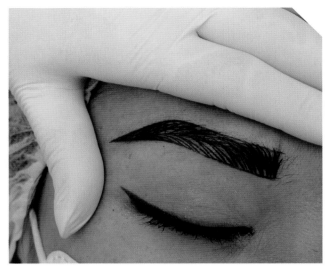

5   먼저 엠보 기법 작업에 들어간다. 본인의 눈썹 결 흐름과 작업한 결이 잘 어울리게 작업하는 것이 좋다.
 고객들의 니즈를 충족시키기 위해서는 다양한 눈썹 결 흐름을 미리 충분히 연습한다.

6   완성된 엠보 기법 눈썹이다.

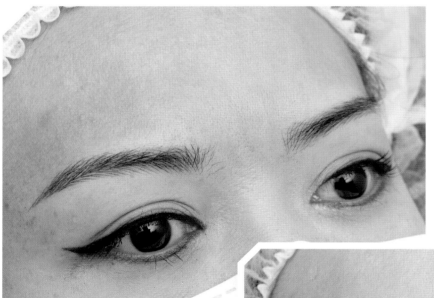

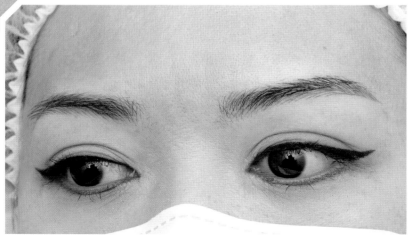

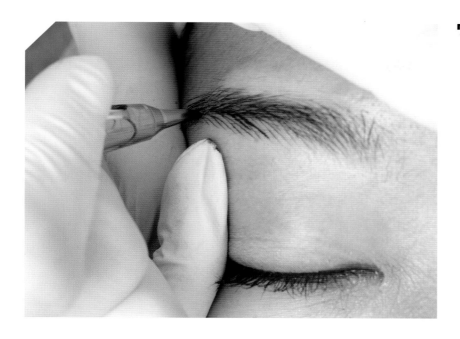

7 머신 0.3mm, 1R 니들을 이용하여 엠보 기법 작업을 한 눈썹 결에 색을 입히는 작업을 진행한다. 색만 넣어 주는 정도로 힘을 완전히 빼고 스치듯이 들어간다.

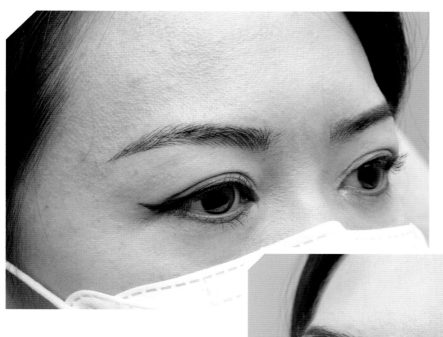

8 완성된 아치 콤보 눈썹이다. 콤보 눈썹은 두 가지 기법을 이용하여 색소를 꼼꼼하게 주입하는 기법이기 때문에 탈각 후 색소 손실이 많이 이루어지지는 않는다. 피부 타입에 따라 다소 개인차는 있지만 평균 80% 이상 색소 발색이 이루어진다.

Chapter 07 중화 눈썹

① 눈썹 중화

반영구화장 시술 시 평균 유지기간은 1~2년 정도로 피부의 각화주기에 의해 서서히 색이 흐려지면서 자연스럽게 탈각된다. 이때 시술의 깊이 또는 사용하는 색소의 배합에 따라 변색되어 남는 경우도 발생한다.

눈썹 시술 시 예전에는 검정 또는 회색 계열의 색소를 많이 사용하였다면 최근에는 브라운 계통의 색을 많이 사용하게 된다. 검정과 회색 계통은 시간이 지나면서 서서히 푸른 색과 회색으로 색이 변색되는 경우가 있으며 브라운 계통의 색은 레드 또는 주황, 자주색으로 변색된다. 중화 시술을 할 경우 보색의 원리를 이용하여 무채색으로 교정해 줄 수 있다.

1 푸른 눈썹 중화

1. 푸른 눈썹으로 남게 되는 것은 블랙 계열의 색소를 사용할 경우 색소의 성분에 의해서 또는 시술 깊이, 피부톤에 의해서 영향을 받을 수 있다.
2. 블랙 브라운, 다크 브라운의 경우 시술 시 깊이와 고객의 피부 타입에 따라 푸른 빛이 도는 경우도 있다.
3. 푸른 색 눈썹을 중화할 경우 오렌지 계열의 색소나 다크 코렉터 색소(살구색 계열)또는 노란색 계열의 색소로 중화작업 한다.
4. 밝은 오렌지 계열 또는 살구색 계열 색소로 중화 후 라이트 브라운 또는 브라운 컬러를 보조적으로 가볍게 터치해 줄 수 있다.

2 붉은 눈썹

1. 최근 10~15년 사이 눈썹 반영구화장 시술 후 가장 많이 발생하는 잔흔이 붉은색이다. 이는 브라운 색소의 주요 성분에 의해서 시간이 지남에 따라 각화과정에 의해 브라운 색소가 탈각되고 색소의 주요성분과 피부톤에 의해서 붉은색 잔흔이 남게 된다.
2. 최종적으로 브라운 컬러의 종류, 고객의 피부 톤, 시술 깊이에 따라 주황에서부터 레드, 자주빛으로 잔흔이 남게 된다.
3. 시술 시 붉은색이 나는 것을 최대한 방지하기 위해 옐로우 계열의 색소를 소량 믹스해서 사용하면 붉은기를 예방 할 수 있다.
4. 붉은 눈썹의 보색은 초록색이며, 붉은 잔흔이 남아있는 눈썹 시술 시 카키 계열이나 그레이 계열의 색소를 믹스해서 사용한다.

3 회색 눈썹

1. 문신에서 사용하는 검정 계열의 색소는 시간이 지남에 따라 각화과정에 의해 회색으로 잔흔이 남는 경우가 발생한다.
2. 회색 눈썹 중화 시 오렌지 계열 색소나 살구색 계열 색소를 사용하여 좀 더 부드러운 컬러감으로 중화 할 수 있다.
3. 회색 컬러 눈썹을 연출하고자 하는 경우 블랙과 노란색 색소를 믹스하면 회색 컬러를 맞출 수 있다.

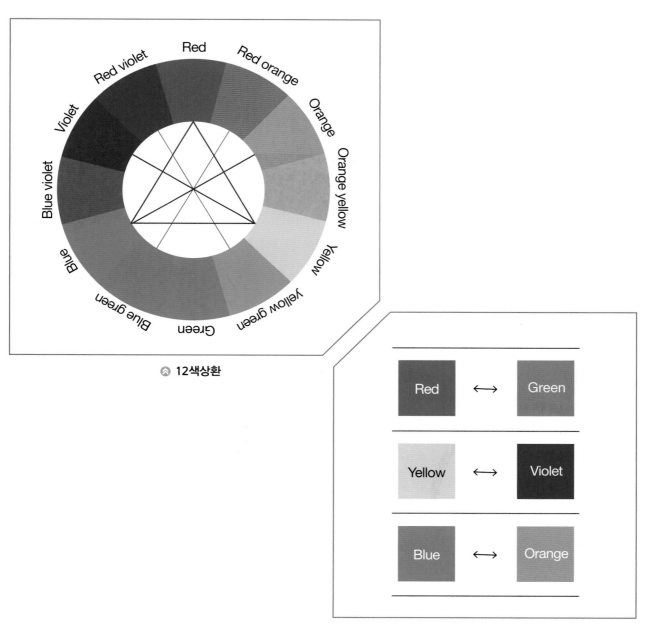

⊗ 12색상환

⊗ 보색관계

① 아이라인 정의

아이라인은 신체에서 가장 얇은 피부 조직으로 이루어져 있다. 아이라인 시술은 단점을 보완하면서 또렷하고 생기있는 눈매 연출이 가능한 시술법으로 주로 점막 부위와 속눈썹 사이를 채워주는 방법과 눈의 형태에 따라 아이라인 디자인을 넣어주는 방법이 있다. 눈꺼풀이 얇아 실혈관이 보이는 경우 과도한 두께의 아이라인 디자인은 색소 번짐 현상이 생길 수 있어 시술 시 주의해야 한다.

② 아이라인 시술 범위

1 눈의 구조

아이라인은 점막 부위와 속눈썹 사이까지만 들어가는 점막 아이라인과, 꼬리의 길이와 각도에 따라 두께감이 있는 아이라인 디자인이 있다. 점막 아이라인의 경우 마이봄샘을 기준으로 마이봄샘까지 내려가지 않도록 시술한다. 만약 시술 시 마이봄샘이 손상될 경우 안검염이 발생할 수 있다.

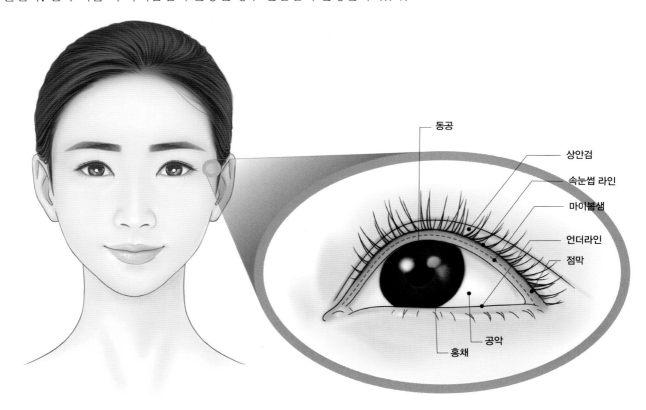

동공
상안검
속눈썹 라인
마이봄샘
언더라인
점막
공막
홍채

2 마이봄샘

1. 독일의 해부학자 마이봄(Meibom, H)이 발견하였다고 하여 마이봄샘이라 이름 붙여졌다.

> 마이봄샘 = 눈꺼풀 판샘

2. 마이봄샘은 눈꺼풀에서 지방을 분비하는 지방샘이다.

3. 눈꺼풀의 가장자리를 따라서 눈꺼풀판 전체 두께의 대부분을 차지한다.

4. 윗 눈꺼풀에는 30개~40개 정도의 마이봄샘이 있으며, 아래 눈꺼풀에는 20개~30개의 마이봄샘이 분포하고 있다.

5. 이곳에서 액체가 조금씩 나와 눈동자와 눈꺼풀의 움직임을 매끄럽게 하는데 마이봄샘에 화농균이 침입해 눈병을 일으키면 맥립종(다래끼)이 생기게 된다.

3 아이라인 디자인

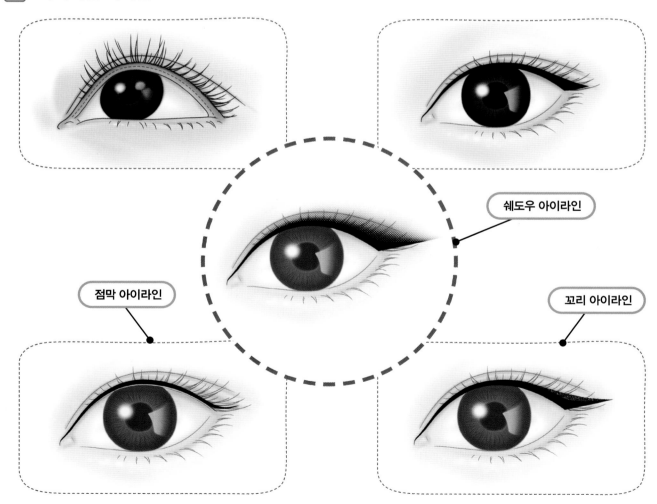

쉐도우 아이라인

점막 아이라인

꼬리 아이라인

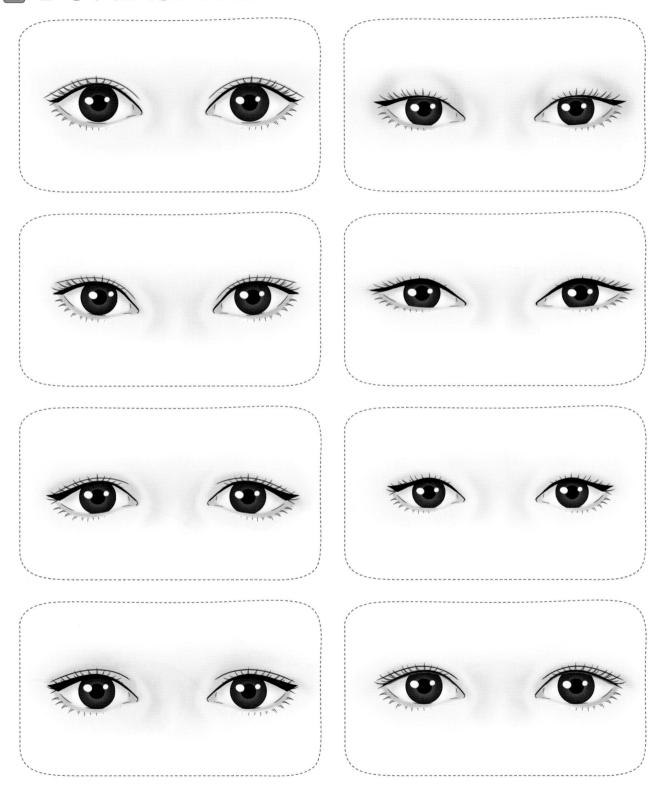

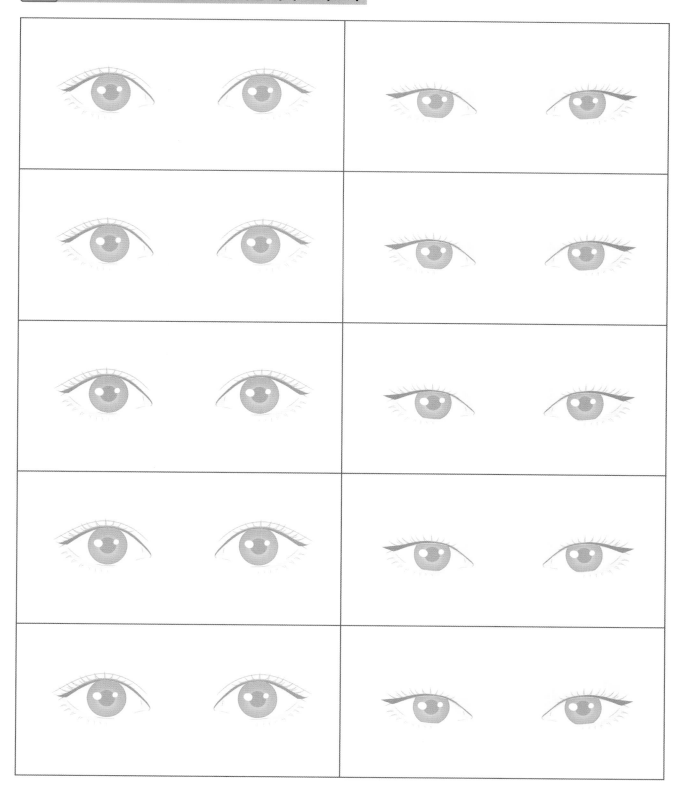

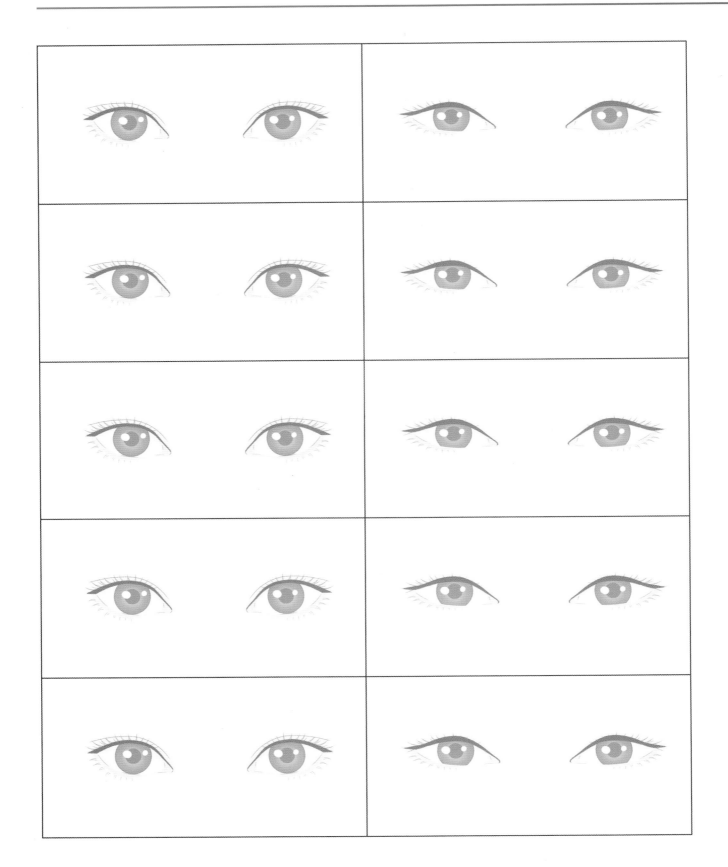

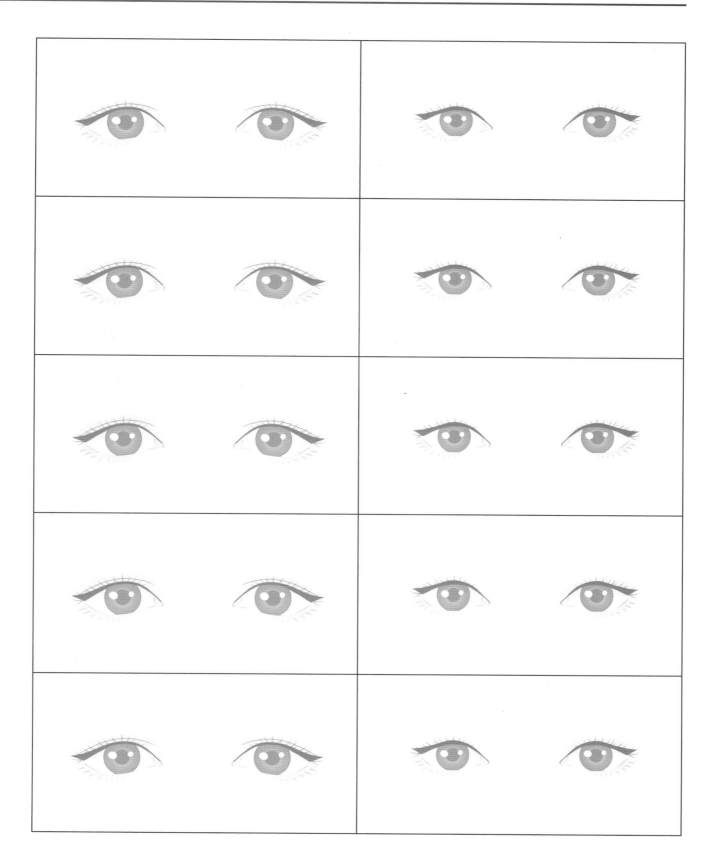

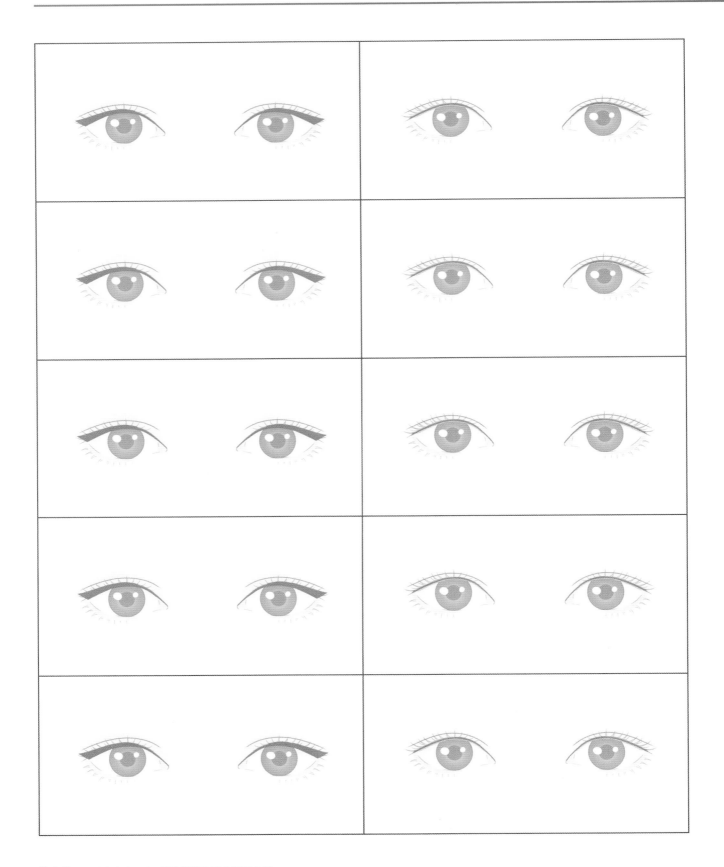

5 **아이라인 패턴 연습**

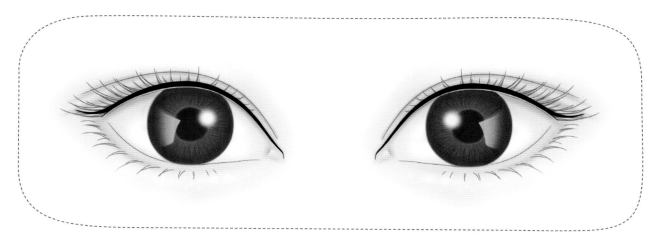

⏫ **점막 아이라인**

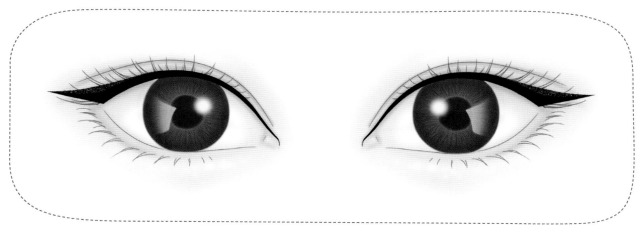

⏫ **꼬리 아이라인**

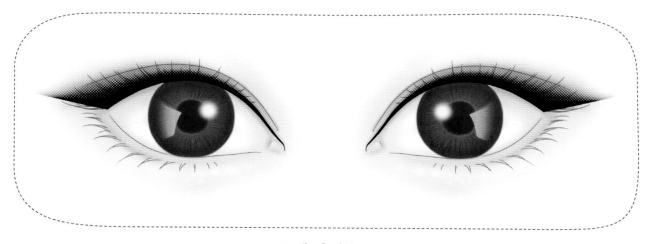

⏫ **쉐도우 아이라인**

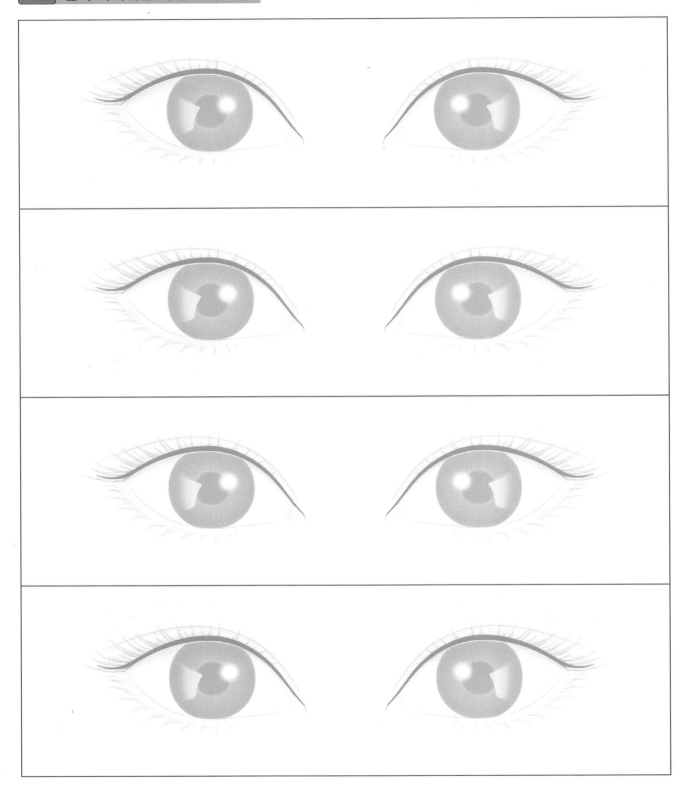

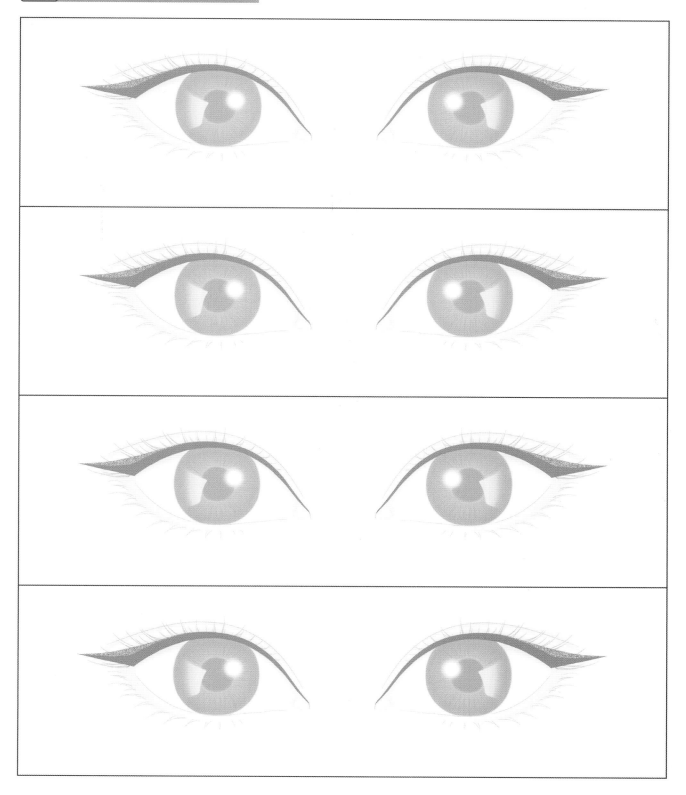

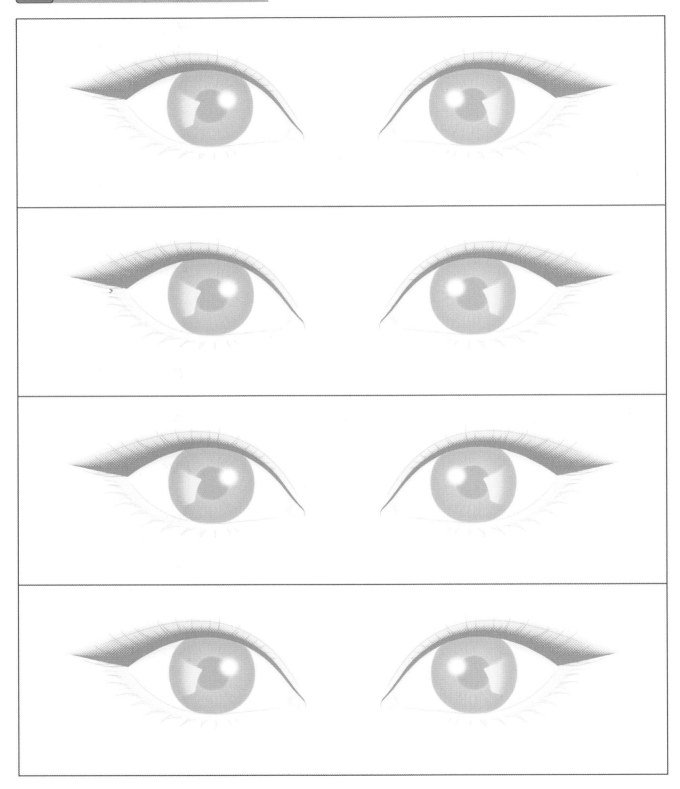

6 여자 아이라인 시술 전 준비사항

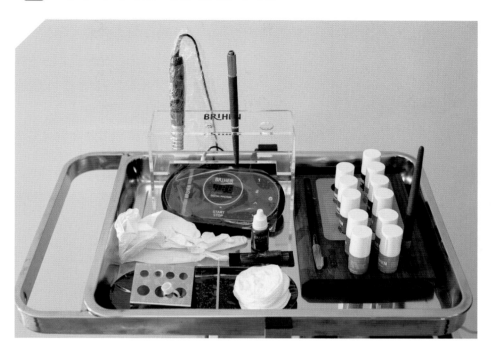

1 아이라인 시술 전 필요한
재료를 셋팅한다.

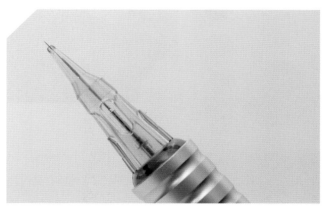

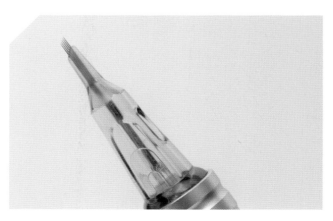

2 1. 아이라인에 사용되는 니들의 종류는 주로 1R 니
들을 사용한다.
2. 시술 시간을 단축하기 위해 사선 모양의 5fs 니들
을 사용하기도 한다.
3. 정교한 시술, 꼬리 디자인 작업에는 1R 니들을
사용한다.
4. 1R 니들을 사용할 경우 니들의 각도는 90도를
유지하면서 시술하고, fs니들을 사용할 경우 사
선 모양의 형태를 유지하면서 45도 각도로 시술
한다.

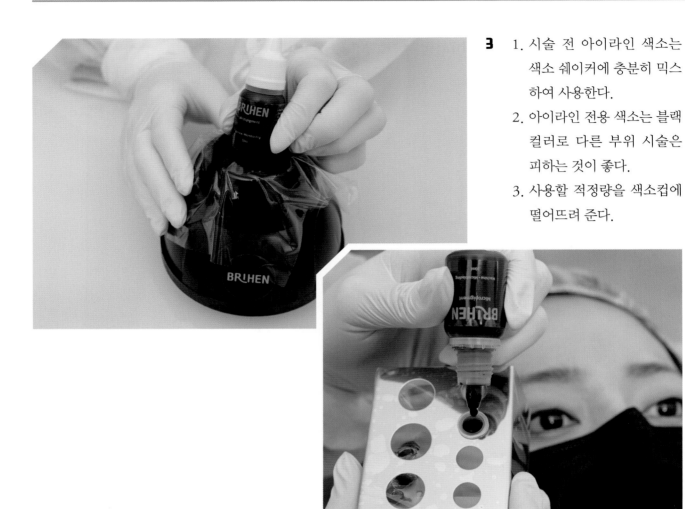

3
1. 시술 전 아이라인 색소는 색소 쉐이커에 충분히 믹스하여 사용한다.
2. 아이라인 전용 색소는 블랙 컬러로 다른 부위 시술은 피하는 것이 좋다.
3. 사용할 적정량을 색소컵에 떨어뜨려 준다.

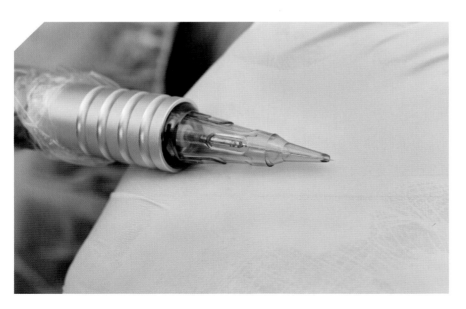

4 아이라인 작업 시 사용할 1R 니들을 끼우고 니들의 길이는 1mm 이상 2mm 미만으로 조절해 준다.

7 여자 아이라인 시술

1 반영구화장 시술 전 통증 완화제를 적당량 손등에 덜어 아이라인 시술 부위에 도포한다.
통증 완화제인 아이라인 전용 인스턴트 넘을 사용하여 눈으로 흘러들어가는 것을 방지
한다.

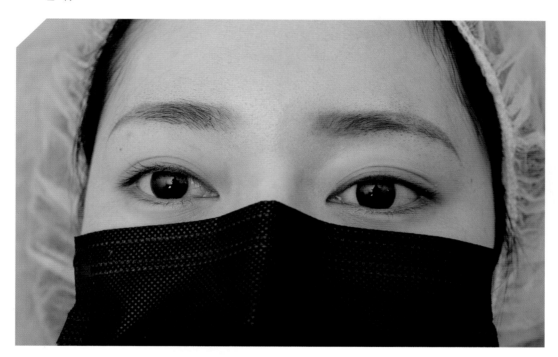

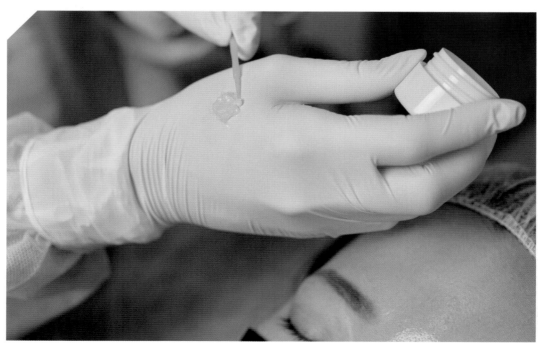

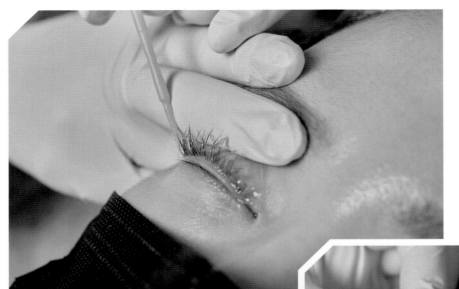

2 눈을 감은채로 마이크로 면봉을 이용하여 점막과 속눈썹 부분에 통증 완화제를 꼼꼼히 도포한다. 이때 눈에 들어가지 않도록 주의한다.

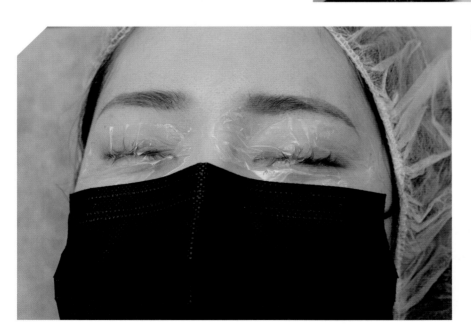

3 1. 랩을 이용하여 속눈썹을 쓸어 올리듯이 위로 올려 고정 시켜 준다.
2. 아이라인 통증 완화제 도포 시간은 20~25분 정도이다.

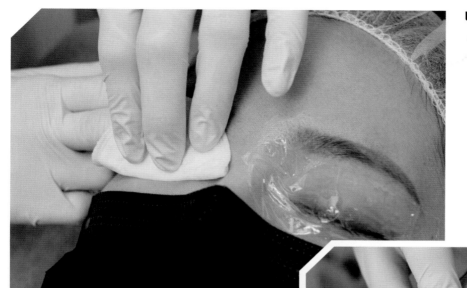

4 25분 경과 후 통증 완화제를 제거해 준다. 눈을 감고 눈동자가 보이지 않게 멸균 솜을 이용하여 눌러주듯이 부드럽게 닦아준다.

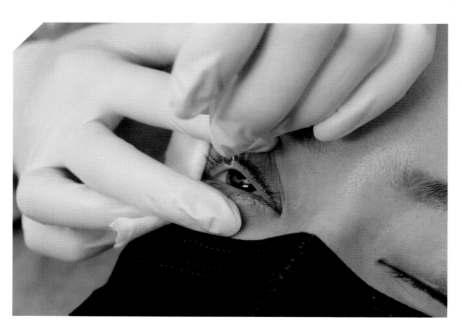

5 통증 완화제가 눈에 들어가면 눈이 많이 시릴 수 있어 인공 눈물을 이용하여 눈 안까지 깨끗하게 닦아준다.

6 시술 전 고객의 눈 형태를 고려하여 디자인 스케치 작업을 진행한다.

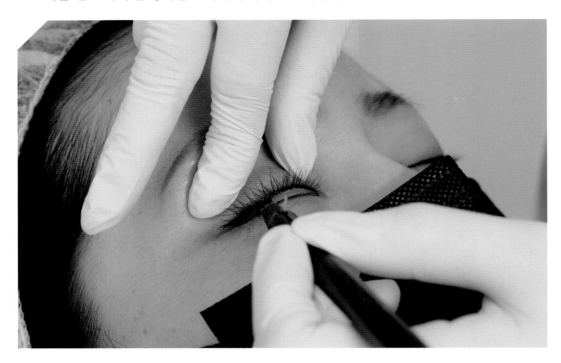

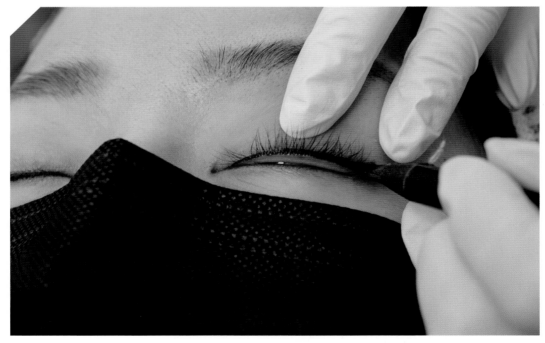

7 스케치 작업에서 아이라인 두께와 꼬리라인을 확인한다.

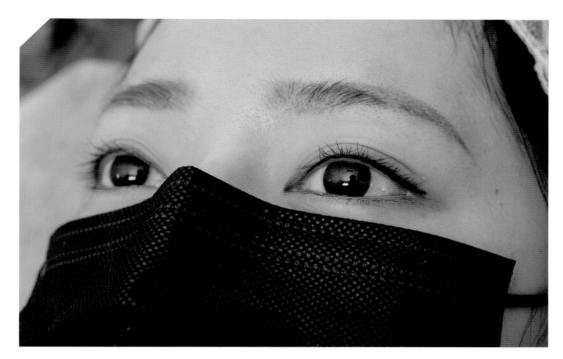

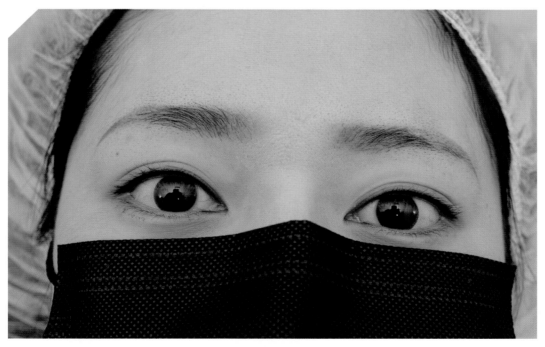

8 스케치한 라인에서 아이라인 꼬리를 뺀 점막 뒷부분부터 머신 각도를 90도 유지하면서 눈앞머리 쪽으로 박음질 하듯 꼼꼼하게 색을 채워나간다.

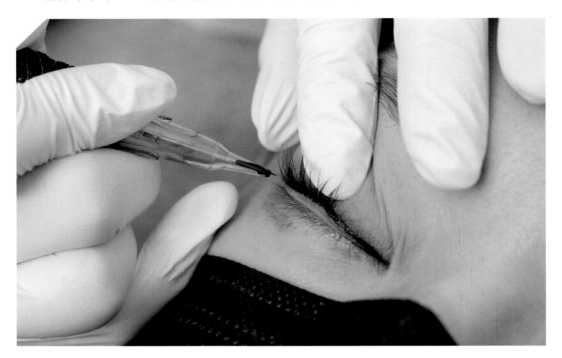

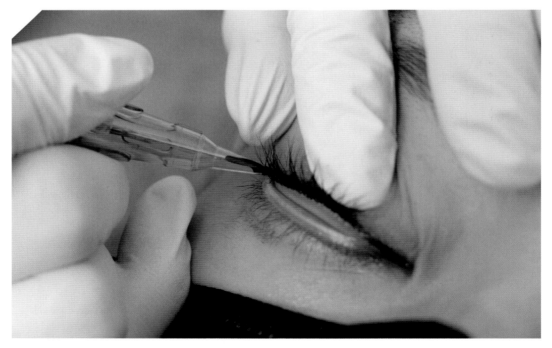

9 힘을 완전히 빼고 부드럽게 피부를 긁듯이 작업한다. 속도는 천천히 점막이 들리는 정도로 엄지와 검지를 이용하여 눈을 지긋이 눌러 스트레치 준다.

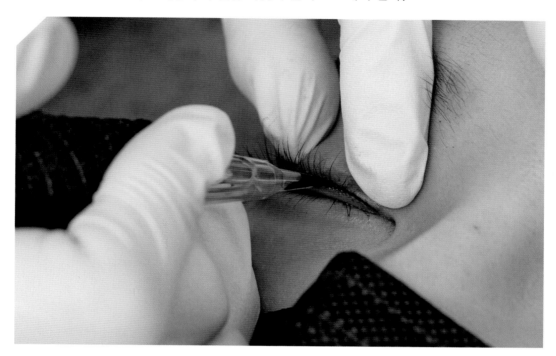

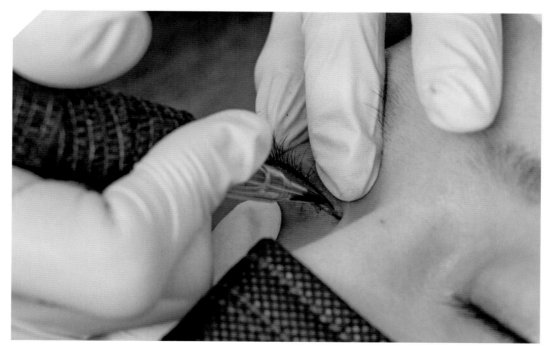

10 반대쪽 아이라인도 같은 위치에서 시술하며, 앞으로 밀어주는 연결 방향 그대로 눈 앞머리부터 박음질하듯이 앞으로 천천히 밀어주며 색을 넣어준다.

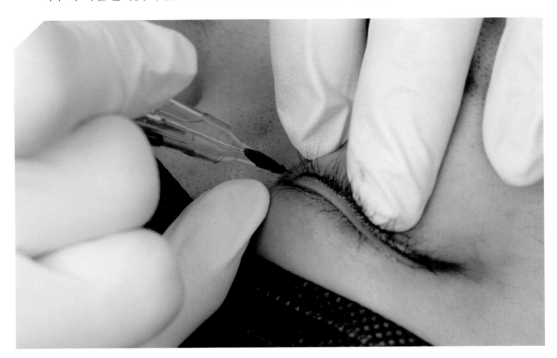

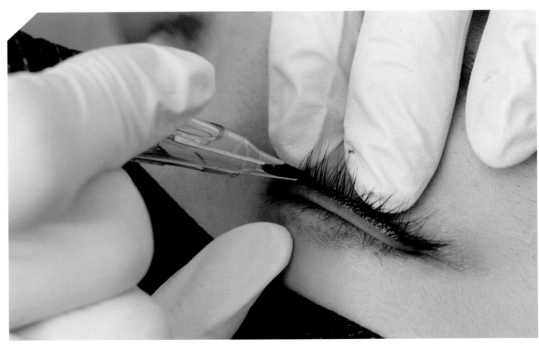

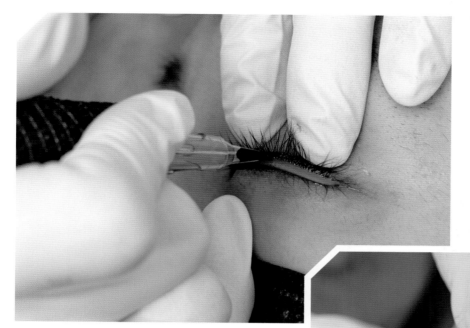

11 시술 시 고객의 얼굴을 시술자 방향으로 완전히 돌려서 시술한다.

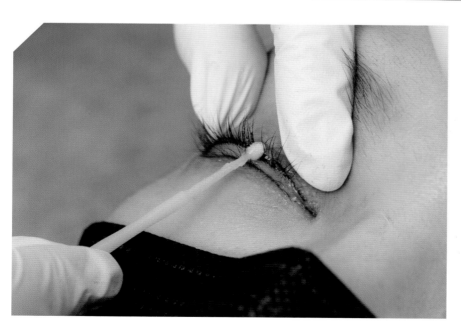

12 1차 라인 작업 후 2차 통증 완화제를 도포한다. 겔 타입의 2차 통증 완화제 도포 시 눈에 들어가지 않도록 주의한다.

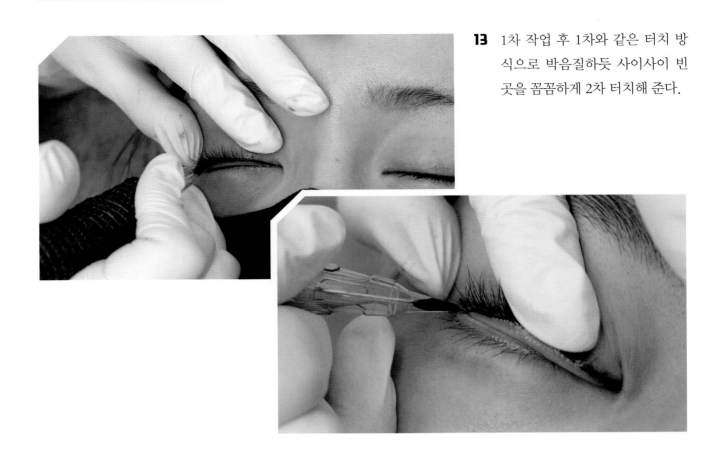

13 1차 작업 후 1차와 같은 터치 방식으로 박음질하듯 사이사이 빈 곳을 꼼꼼하게 2차 터치해 준다.

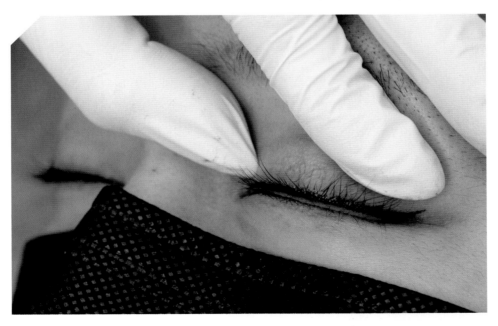

14 양쪽을 동일 한 방식으로 채워준 후 발색을 확인한다. 이렇게 2차 터치 후 1~2 회 더 같은 방법으로 색소를 입혀준다.

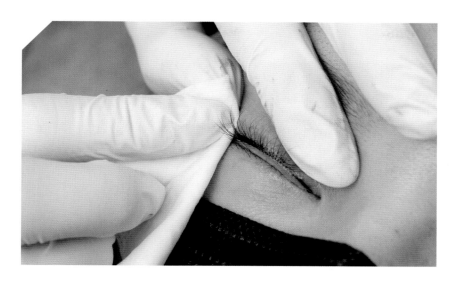

15 시술이 모두 마무리된 후 잔여 색소를 깨끗하게 닦아준다.

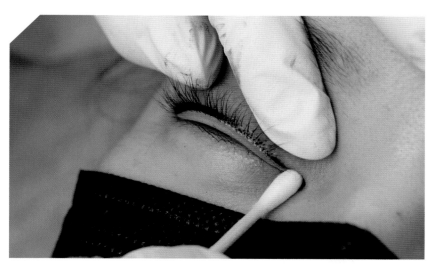

16 잔여 색소를 닦아줄 때 눈동자가 보이지 않도록 조심하면서 눈앞 머리에서 눈꼬리까지 면봉으로 부드럽게 닦아준다.

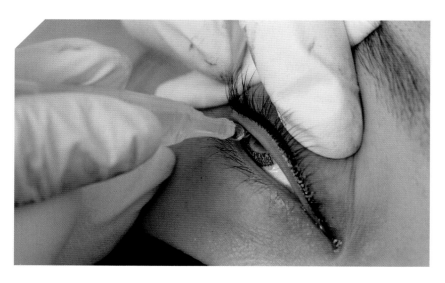

17 마지막으로 인공눈물을 이용하여 눈 안까지 깨끗하게 세척해 준다.

8 여자 아이라인 시술 마무리

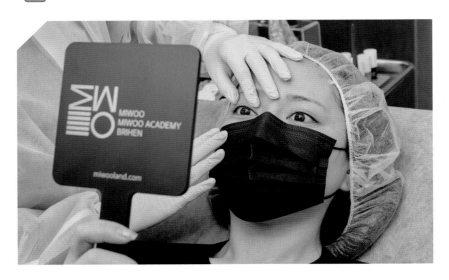

1 모든 시술이 끝나고 고객에게 거울을 보여주며 디자인을 확인한다.

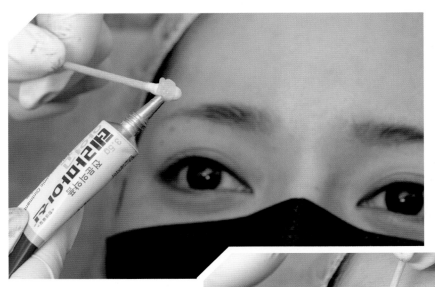

2 확인 후 아이라인 시술 부위에 안연고를 도포해 준다. 안연고는 당일에만 발라준다.

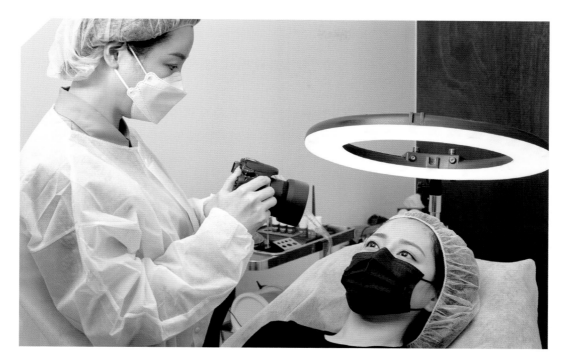

3 아이라인 시술이 끝난 후 우측, 정면, 좌측 사진 촬영을 한다.

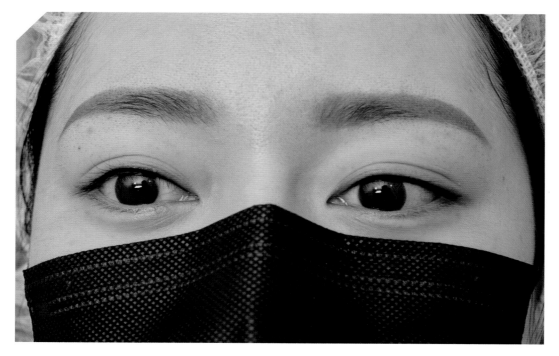

4 주의사항 및 탈각과정과 리터치에 대한 내용을 안내하고 마무리한다.

9 　남자 아이라인 시술과정

자신의 개성을 추구하며 관리하는 남자들이 증가함에 따라 메이크업뿐만 아니라 아이라인 반영구화장 수요 또한 급속도로 증가하고 있다.

남자 아이라인의 경우 여자와는 다르게 디자인을 너무 두껍고 길게 빼지 않는다. 점막 아이라인 시술 기법으로 시술하면 눈을 감았을 때는 선이 보이지 않고, 눈을 떴을 때에는 또렷하면서 자연스럽게 보이는 효과를 줄 수 있다.

10 　남자 아이라인 시술 전 준비사항

1 　남자 아이라인 시술 전 사진 촬영을 진행한다. 이때 점막 부분이 보이도록 사진을 아래에서 찍어준다.

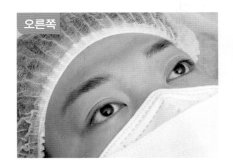 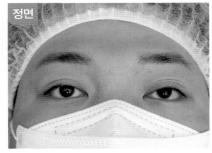 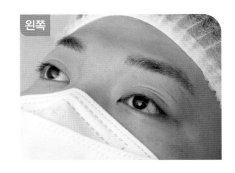

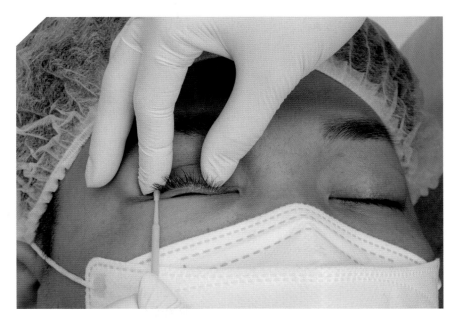

2 　아이라인 전용 통증 완화제를 도포한다. 눈동자가 보이지 않도록 엄지와 검지로 스트레치 주면서 점막만 보이게 하여 마이크로 면봉을 이용해 꼼꼼하게 도포해 준다.

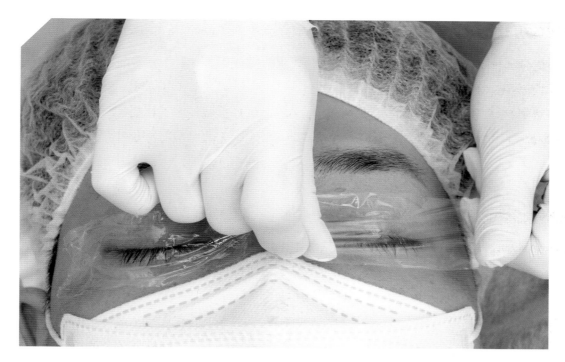

3 통증 완화제 도포 후 20~25분간 랩핑 해준다.

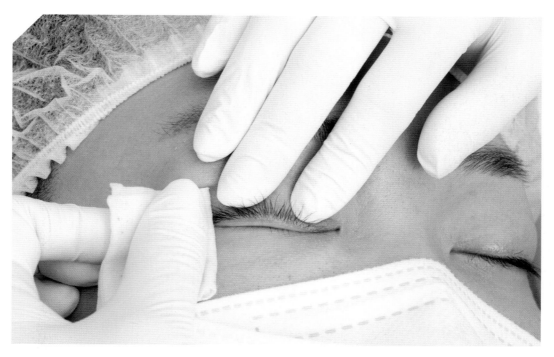

4 통증 완화제를 닦아내거나 색소를 닦을 때에도 눈동자가 들려 보이지 않도록 손으로 눈
동자를 지긋이 눌러준다. 이때 자연스럽게 점막만 보여지므로 부드럽게 닦아 주는 것이
중요하다.

11 남자 아이라인 시술

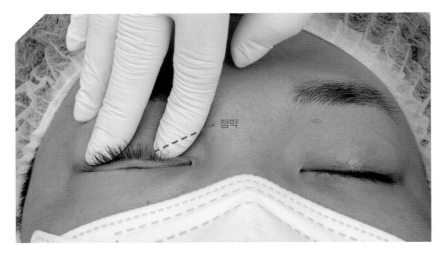

1 통증 완화제가 제거된 상태이다. 중지와 검지로 스트레치를 주면서 눈동자는 보이지 않도록 점막을 들어준다. 아이라인 시술은 속눈썹 아래와 마이봄샘 위로만 들어간다.

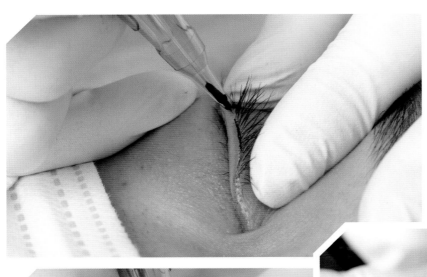

2 점막 아이라인은 1R 니들을 사용하여 가늘고 섬세하게 작업해야 한다. 중간 지점에서 시작하여 머신 각도를 90도로 유지하면서 위로 박음질하듯이 올라갔다가 아래로 박음질하듯이 내려간다. 위로 아래로 일정한 힘으로 밀고 당기는 연습이 필요하다.

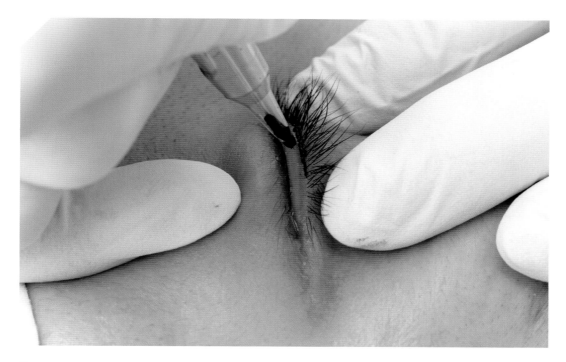

3 시술 부위에 따라 스트레치를 주는 손가락 위치도 함께 이동해 주어야 한다.

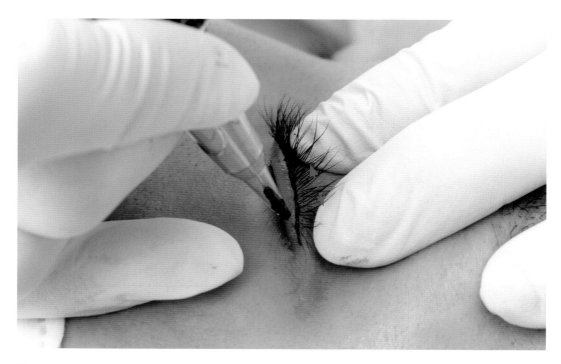

4 반대쪽도 동일하게 진행한다

5   1차 터치 후 발색을 확인하고 2차 통증 완화제를 도포해 준다.

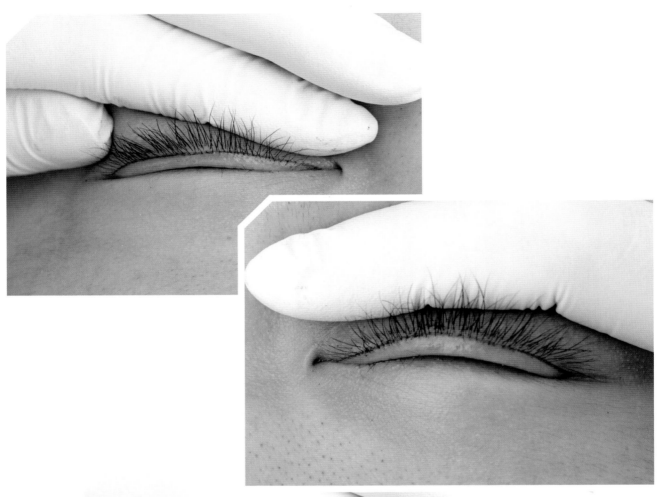

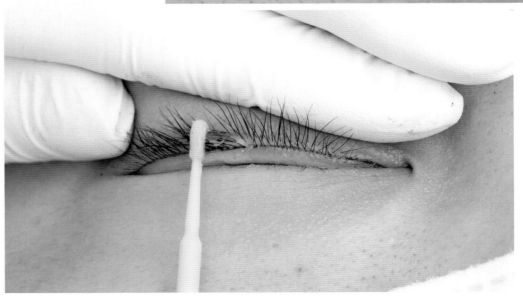

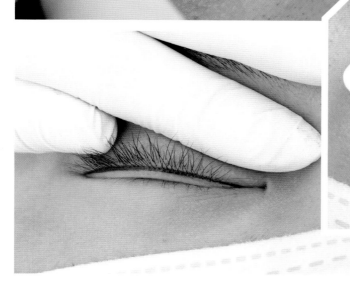

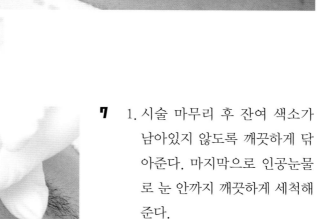

6 1. 2차 터치에도 동일하게 박음질하듯 꼼꼼하게 채워준다. 남자 아이라인의 경우 점막 부위만 시술하는 것이 좋으며, 속눈썹 위로 올라가지 않도록 주의한다.

2. 피부 타입에 따라 2~3회 정도 터치 후 최종 발색을 확인한다.

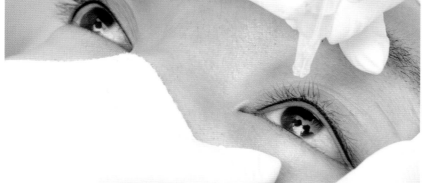

7 1. 시술 마무리 후 잔여 색소가 남아있지 않도록 깨끗하게 닦아준다. 마지막으로 인공눈물로 눈 안까지 깨끗하게 세척해준다.

2. 시술 후 눈이 많이 붉어진 경우에는 30분 정도 지나야 가라앉는다.

남자 아이라인 시술 마무리

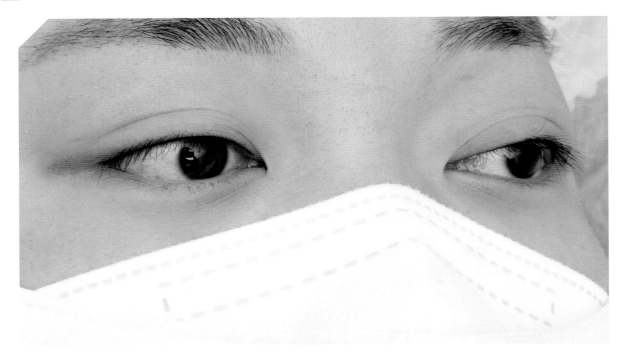

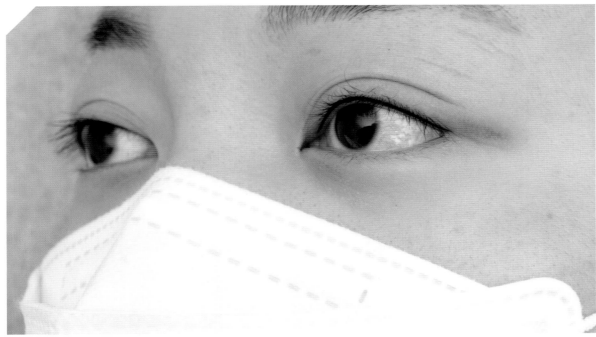

1 남자 점막 아이라인 완성이다. 시술 당일보다 다음 날 더욱 진해 보이며 미세한 검은 각질이 생기면서 3~4일 후 각질이 떨어진다. 고객들에게 이와 같은 진행 상황을 상세하게 설명해 준다.

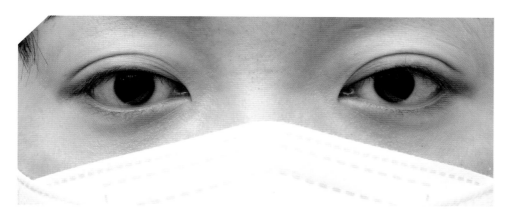

2 남자 아이라인 시술 후 1시간이 경과된 모습이다.

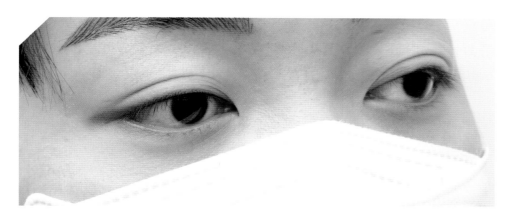

3 미세한 통증은 사라지고 색은 좀 더 선명하게 올라오며 붓는 증상도 완화된다. 다음 날 아침 붓는 증상이 발생할 수 있음을 설명한다.

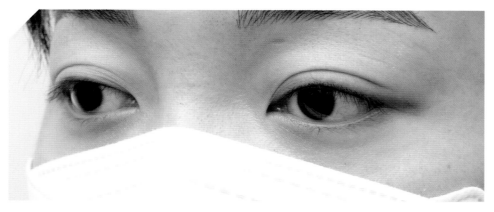

1 입술 구조

입술(구순, lips)은 가로무늬 근육(striated muscle)과 모세혈관 등이 잘 발달되어 있다. 말하기, 소화 그리고 다양한 형태로 움직일 수 있는 운동성도 갖추고 있으며, 입술색의 변화에 따라 신체의 상태를 나타내는 기능을 한다.

입술은 내부 중심의 입둘레근(구륜근, orbicularis oris)을 기준으로 바깥면, 홍순연, 입술 안쪽 점액면 구조로 3개의 다른 세포층을 이루고 있다.

1 바깥면

1. 얼굴 쪽의 바깥면은 입술의 얇은 피부 부분으로 표피층과 진피층, 모낭과 피지선 등이 분포되어 있다.
2. 구각(입꼬리, mouth angle)에는 습윤조직에 발생하는 피지선인 포다이스 반점(fordyce's spots)이 존재한다.

2 홍순연(Vermilion Border)

1. 홍순연(vermilion border)은 입술의 바깥과 안쪽의 점막층 사이 경계로 윗입술과 아랫입술의 노출된 붉은색 부분이다.
2. 아주 얇은 각질화된 중층편평상피(keratinized stratified squamous epithelium)로 되어 있으며, 투명한 엘라이딘(eleidin)성분을 가지고 있어 바깥면이나 구강점막과는 다른 특징을 보인다.
3. 땀샘이나 침샘은 없으며 혀로 나온 침을 통해 수분을 유지한다.
4. 결합 조직 내의 신경과 모세혈관이 잘 발달되어 있으며 유두층 표면 근처에 잘 발달된 모세혈관이 분포함으로서 적혈구의 색이 잘 드러나 입술이 붉게 보인다.

3 입술 안쪽 점액면(Mucous Surface)

1. 입술 안쪽의 점액면은 두껍고 비각화된 중층편평상피(nonkeratinized stratified squamous cell)로 덮여 있다.
2. 점막 고유판에는 작은 침샘의 일부분인 장점액선이 있어 표면이 촉촉하다.

② 입술 형태, 구조, 디자인

입술 디자인은 좌우를 기준으로 대칭이 이루어져야 하며 윗입술과 아랫입술 비율은 1:1.5 비율이 이상적이다. 입술 디자인은 유행에 따라 선호하는 디자인이 다양하지만, 자연스러운 입술 디자인을 위해서는 본인의 입술 라인을 잘 살리는 것이 중요하다.

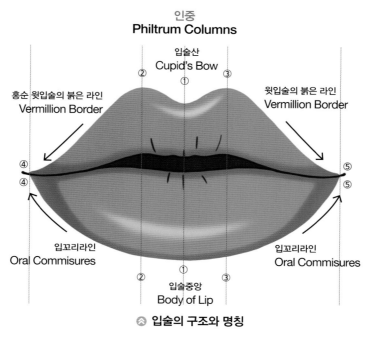

⚞ **입술의 구조와 명칭**

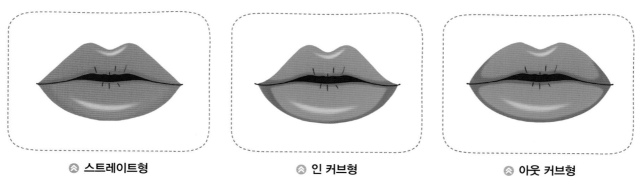

⚞ **스트레이트형**　　　　⚞ **인 커브형**　　　　⚞ **아웃 커브형**

1　스트레이트형

1. 가장 이상적인 입술 형태이다.
2. 세련되고 도시적이며 지적으로 보인다.

2 인 커브형

1. 입술을 줄여서 입꼬리가 올라가 보이도록 그리는 형태이다.
2. 입술 축소를 원하는 경우 라인을 1mm 줄여서 시술한다.
3. 귀엽고 발랄하며 앙증맞아 보인다.

3 아웃 커브형

1. 입술을 늘려서 그리는 형태이다.
2. 입술이 작아서 늘리고 싶은 경우 라인을 1~1.5mm 정도 늘려서 시술한다.
3. 라인을 늘릴 때는 다른 명도의 색이 나올 수 있으므로 너무 크게 라인을 넓히지 않는다.
4. 성숙하고 여성스러우며 섹시해 보인다.

3 입술 디자인 연습

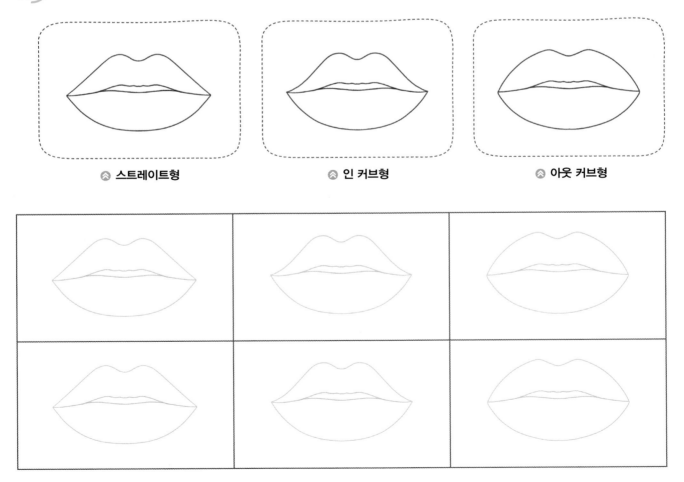

⚝ 스트레이트형   ⚝ 인 커브형   ⚝ 아웃 커브형

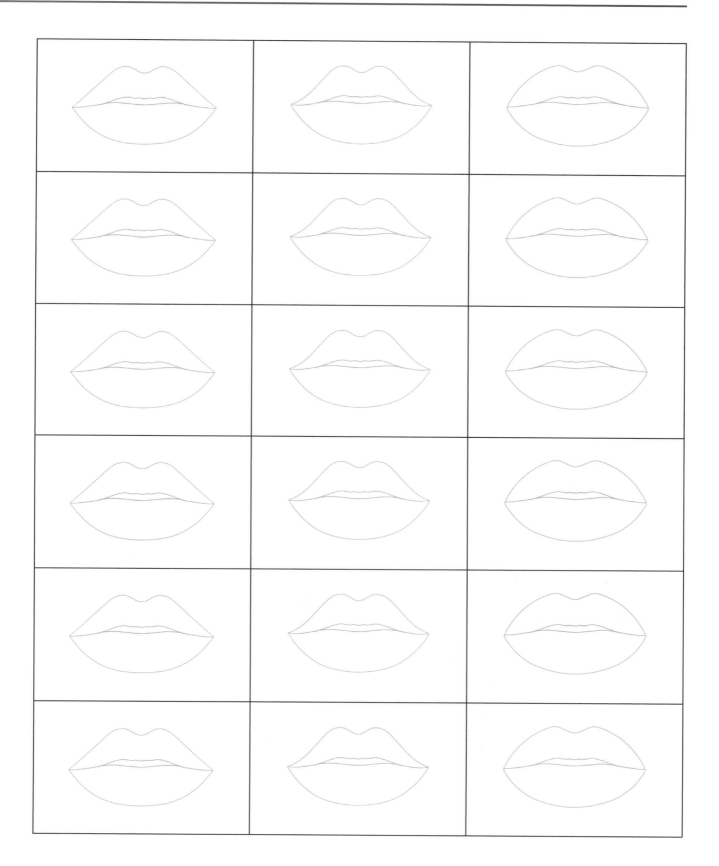

④ 입술 색소 선택

입술 반영구화장 시술 시 가장 중점을 두어야 할 부분은 고객의 피부 톤과 입술 컬러이다. 고객의 피부 톤이 웜 톤인지 쿨톤인지 확인하고 입술색이 회색조로 많이 어두울 경우 1차 작업에서 쿨톤 계열의 색소나 너무 진한 톤 컬러는 시술하지 않는다.

입술 색소는 고객의 피부 톤, 입술 컬러에 중점을 두어 선택하며 가장 자연스러운 컬러는 코랄 계열이지만 다양한 색을 조합하여 사용할 수 있다.

⑤ 입술 시술 과정

1 여자 입술 시술 전 준비사항 1

1. 시술 전과 시술 시 주의사항을 체크한다.
2. 고객에게 어울리는 입술 디자인과 컬러에 대해 충분한 상담을 진행한다.
3. 사용하는 색소에 대한 설명과 색으로 보여지는 컬러, 시술 직후 컬러, 1일 경과 후 컬러, 탈각된 다음 1주일 뒤 컬러, 1개월 뒤 컬러 발색에 대해 자세하게 설명한다.
4. 고객이 예약 방문 전 시술 전·후 주의사항을 숙지하도록 알려준다.

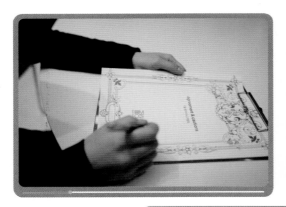
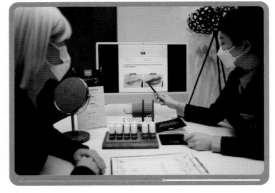
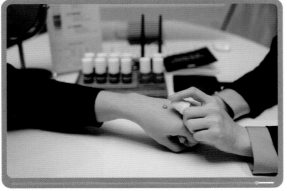

2 여자 입술 시술 전 준비사항 2

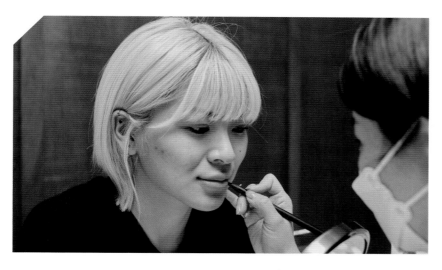

1 1. 고객에게 어울리는 입술 디자인과 컬러에 대해 상담을 진행한다.
2. 입술 디자인을 상담하면서 원하는 스타일과 입술 형태를 고려하여 립 펜슬로 디자인한다.

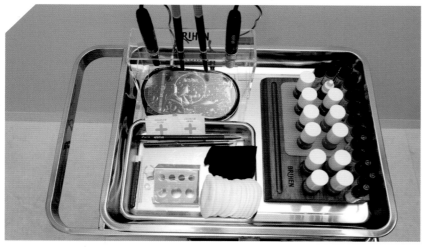

2 입술 시술에 필요한 준비물을 셋팅한다.

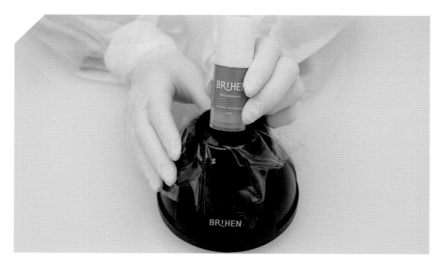

3 사용할 색소는 색소 쉐이커에 충분히 흔들어 섞어준다.

4 입술 시술 시 가장 많이 사용하는 니들은 1R 니들과 5M 메그넘 니들 2종류이다. 1R 니들은 매우 섬세하고 정교하게 작업할 수 있으며, 5M 메그넘 니들은 니들 개수가 많아 시술 속도를 빠르게 할 수 있다. 2개의 니들을 각각 사용하거나 니들의 특성을 혼합하여 입술 안쪽은 5M 메그넘 니들로 빠르게 채워주고 정교한 입술 라인은 1R 니들로 들어간다.

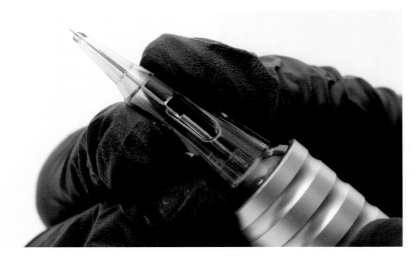

⚠ **1R 니들**

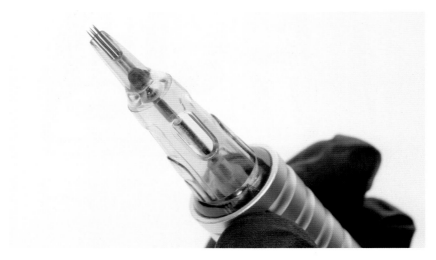

⚠ **5M 니들**

+PLUS

• 입술 시술 전 펜슬로 입술라인을 먼저 잡아준다.
• 라인을 먼저 잡는 이유는 입술에 통증 완화제 도포 시 혈관 축소로 입술색이 창백해져서 라인 구분이 어려울 수 있기 때문이다.
• 입술 시술 시 1R 니들로 라인 디자인부터 한다.

3 여자 입술 시술 디자인

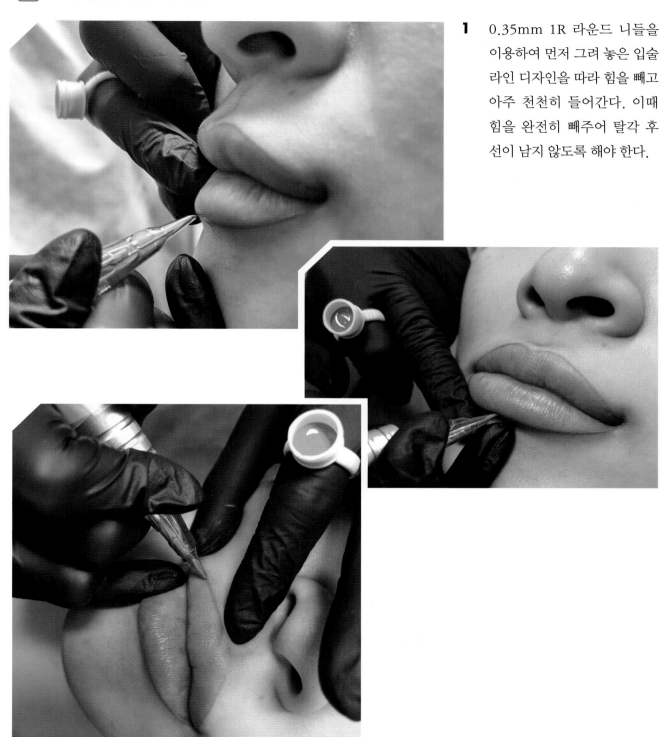

1 0.35mm 1R 라운드 니들을 이용하여 먼저 그려 놓은 입술 라인 디자인을 따라 힘을 빼고 아주 천천히 들어간다. 이때 힘을 완전히 빼주어 탈각 후 선이 남지 않도록 해야 한다.

4 여자 입술 시술

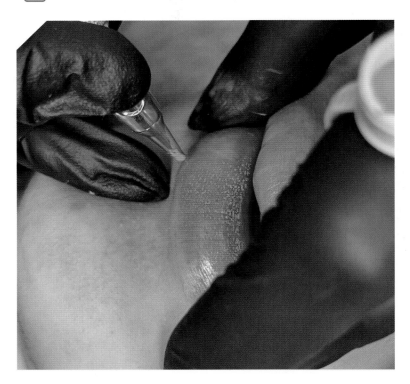

1

1. 라인 작업한 라인 디자인 안에서만 아주 가볍게 들어간다. 예전 입술 반영구화장에 비해 최근 입술 반영구화장 기법은 아주 부드럽고 가볍게 터치하는 방식을 사용한다.
2. 머신에 힘을 빼고 가벼운 스윙으로 왔다갔다 움직이면서 미세한 닷이 표현된다.
3. 입술을 4등분으로 나누어 꼼꼼하게 작업한다.

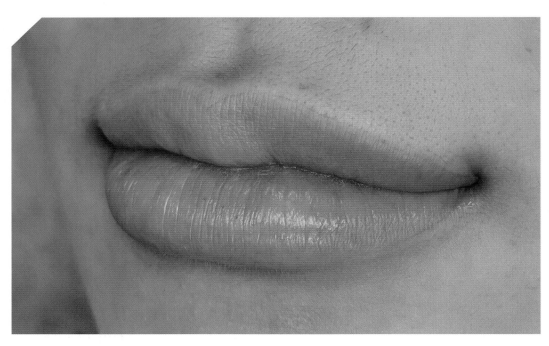

2   1차 터치 직후의 모습이다. 발색 정도에 따라 1차 터치 기법으로 꼼꼼하게 총 3회 정도 작업한다.

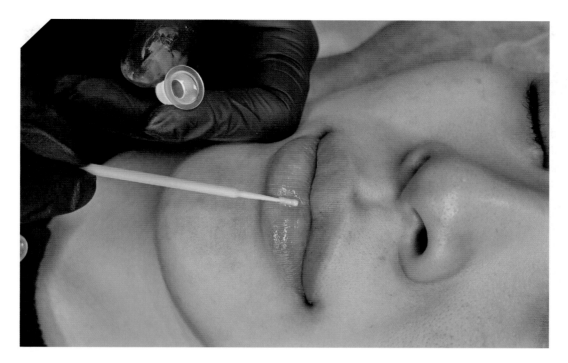

3 2차 통증 완화제를 적당량 도포한다. 너무 많은 양을 사용하는 것은 좋지 않다.

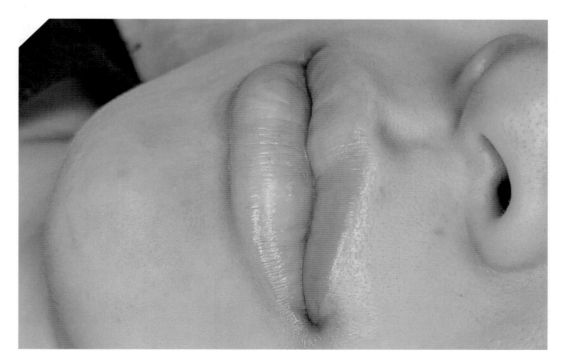

4 소량 도포 후 1~2분 정도가 지나면 입술 혈관이 수축되어 입술이 하얗게 보인다.

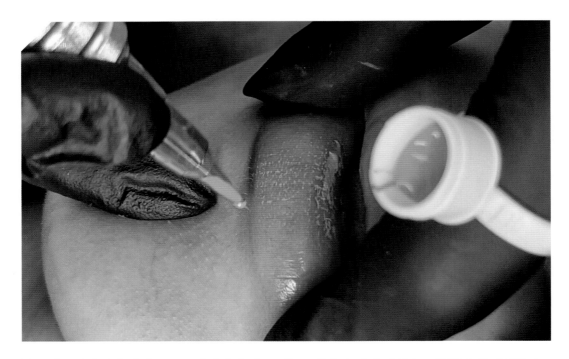

5 안쪽에서부터 바깥쪽으로 작업하며 가로, 세로, 대각선 여러 방향으로 꼼꼼하게 터치한다.

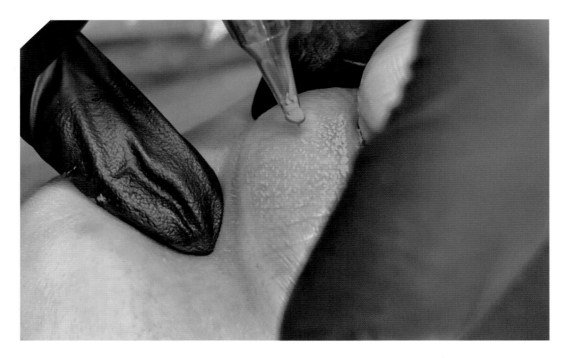

6 머신에 힘을 빼고 가벼운 스윙으로 움직이면서 미세한 닷이 찍히도록 2차 터치를 진행
한다.

7 비어 보이는 곳이 없도록 더욱 꼼꼼하게 터치하고 체크해야 한다. 같은 방식으로 1~2회 정도 더 터치해 준다. 윗입술 시술 시 입술 산이 색소가 가장 잘 들어가지 않는 부분이므로 너무 강한 터치는 반드시 피해야 한다.

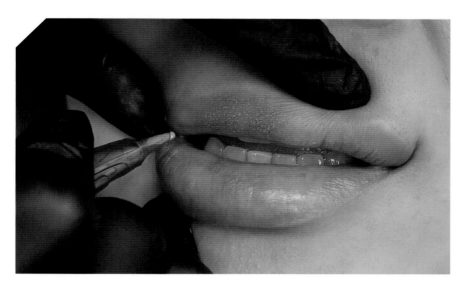

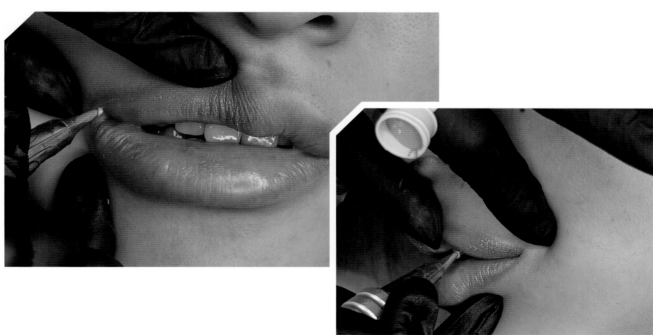

입술 시술 시 너무 강하게 터치가 들어갈 경우 입술에 멍 또는 멍울이 올라올 수 있다. 멍은 다음 날이면 깨끗하게 없어지지만, 각질 탈각 후 1주일 뒤에도 멍이 있을 경우에는 시술 시 깊게 들어갔거나 입술 피부가 매우 얇고 예민한 경우이다. 멍울의 경우 평균 1주일 이상 유지될 수 있으며 절대 손으로 뜯거나 터트리면 안 된다. 1주일 이상 멍이 지속될 경우 입술이 어둡게 착색되는 일이 발생할 수 있다.

5 여자 입술 시술 마무리

1 시술 완성된 입술이다. 입술 시술 후 전체적으로 골고루 색이 잘 들어갔는지 미세한 닷이 잘 찍혔는지 확인한다.

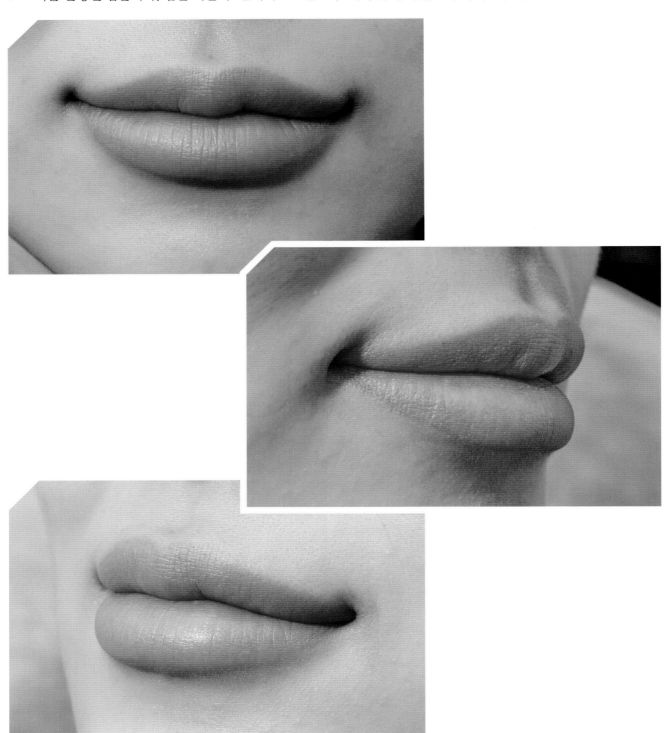

2 시술된 입술라인과 컬러 체크 후 고객에게 주의사항을 자세하게 설명한다. 입술 시술 후 입술에 생기는 포진을 방지하게 위해 연고와 약을 복용한다.

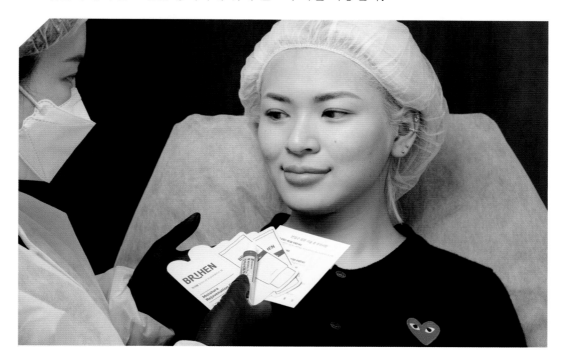

+PLUS

입술 색소 타입

입술 색소는 주로 2가지 타입으로 나누어지며 유성 타입과 수성 타입이다. 피부 타입과 고객과의 상담을 통해 2가지 타입 중 선택적으로 사용한다.

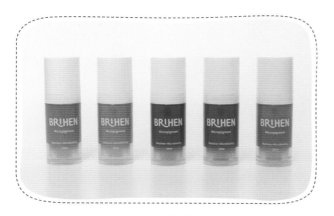

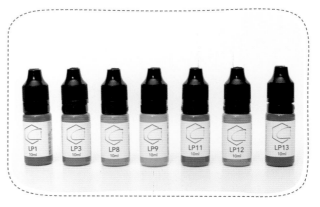

⬆ 유성 타입   ⬆ 수성 타입

🖋 외국인 반영구화장 여자 입술

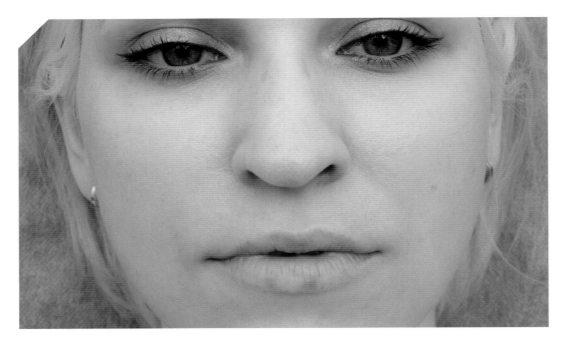

1 불규칙한 입술색을 보정하기 위한 작업 전 모습이다.

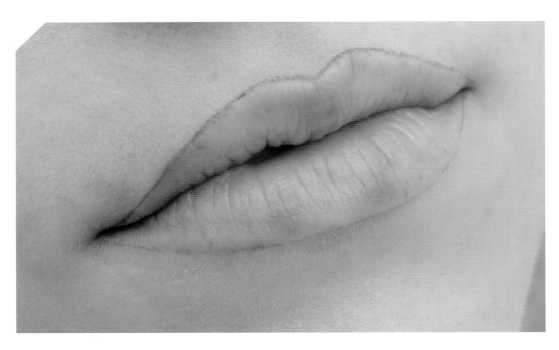

2 입술 디자인 작업 전 고객과 충분히 상담을 진행한 후 입술 라인과 두께, 대칭을 맞추어 디자인 작업을 진행한다.

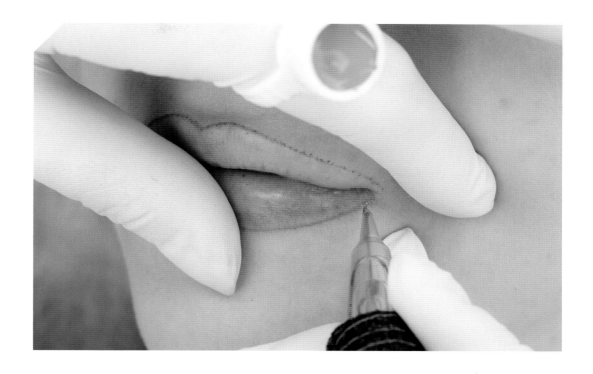

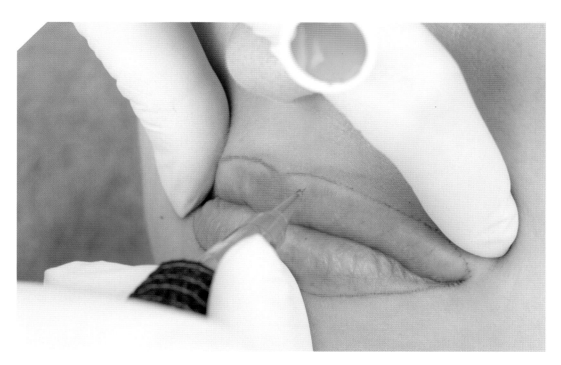

3 0.35mm 1R 니들을 이용하여 스케치 해 놓은 라인 작업을 진행한다. 입술라인은 고객 취향에 따라 라인을 선명하게 하거나 라인 없이 틴트 느낌으로 할 수도 있다.

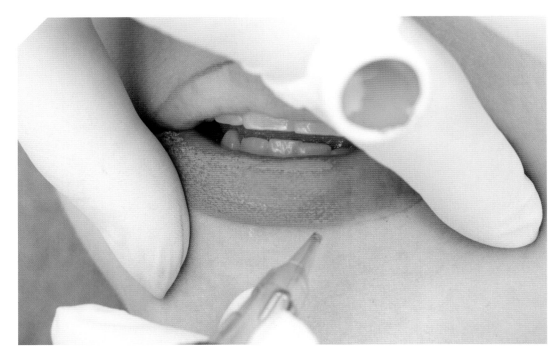

4 입술 작업 후 위·아래 입술을 부드럽게 스윙하듯이 아주 꼼꼼하게 색을 채워준다.

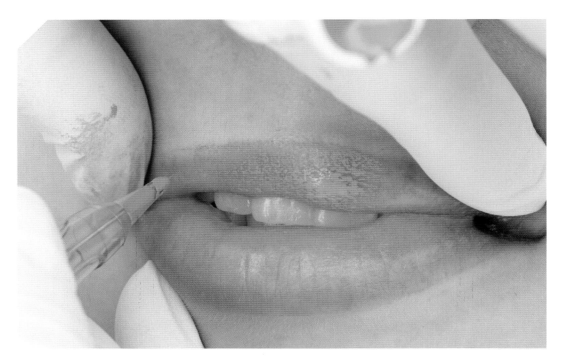

5 이 작업은 입술 발색을 확인하면서 평균 3~4회 반복한다.

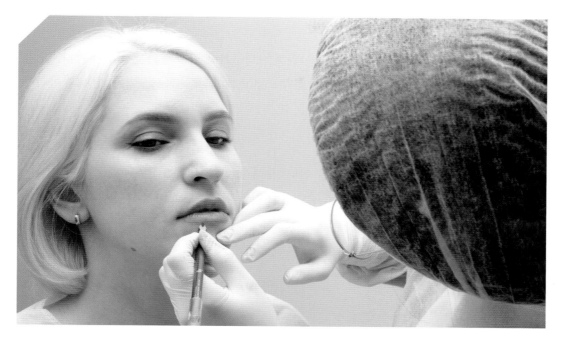

6 입술 작업이 80% 정도 완성된 후 고객을 앉혀 부족한 부분을 한번 더 꼼꼼하게 체크한다.

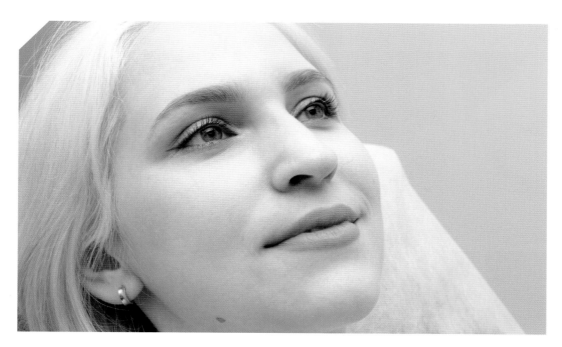

7 완성된 입술이다. 입술 시술 후 발색은 3~4시간 후 더욱 선명하게 올라오며 4~5일 후 미세한 각질이 탈각된다. 이때가 색이 가장 흐리게 보인다. 2~4주 사이 서서히 발색이 올라온다.

6 남자 입술 시술 과정(검은 입술 보정)

남자 입술의 경우 대부분 어두운 입술 톤 보정을 위해 반영구화장 시술을 하는 경우가 많다. 입술 톤 업은 어두운 입술 톤에 중화 컬러를 입혀 탈각 후 입술 색을 부드럽고 밝게 바꾸는 시술이다. 남자뿐 아니라 여자도 입술 톤 업을 위해 반영구화장 시술을 많이 받고 있다.

1 입술 시술 전 준비사항

입술 시술 전 오른쪽, 정면, 왼쪽 사진 촬영을 한다. 특히, 입술에 잡티 또는 포다이스 반점(fordyce's spots)이 있는 경우에는 확대해서 사진을 꼭 찍는다. 입술이 밝아지면 어두워서 보이지 않던 잡티가 보이는 경우가 있다.

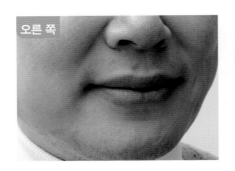
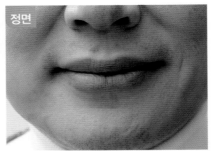
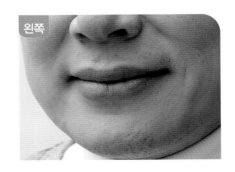

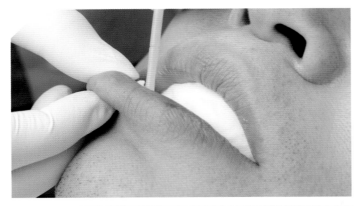

2 통증 완화제

1. 입술 시술 전 통증 완화제를 도포하고 마르지 않게 랩핑한다. 25~30분 지난 후 작업을 진행된다.
2. 입술에 통증 완화제를 도포할 때는 입술 안쪽 치아에 멸균 솜을 먼저 넣어준다. 이는 침을 삼키면서 크림이 흘러들어갈 경우 목까지 감각이 무뎌지기 때문이다.

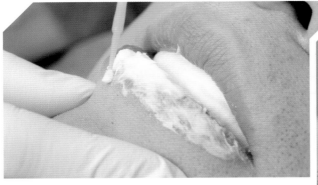
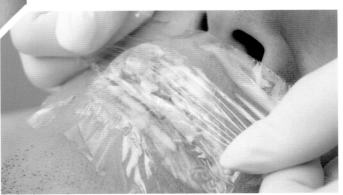

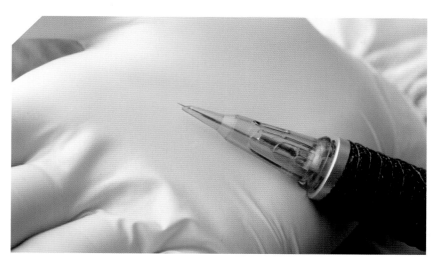

1 남자 입술 시술 시 사용되는 니들은 0.35mm 1R 니들이다. 남자는 여자에 비해 통증을 더 느낄 수 있다.

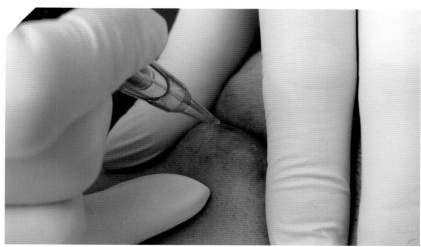

2 색소를 묻히지 않은 니들로 입술 전체를 가볍게 스트레치 해 준다.

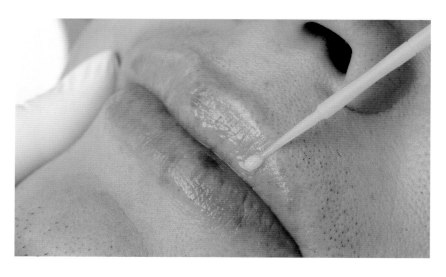

3 2차 통증 완화제를 바로 도포한다.

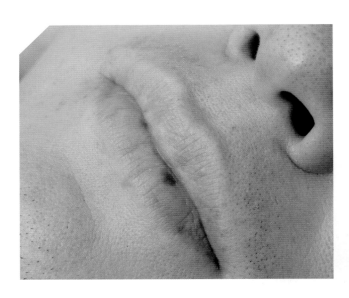

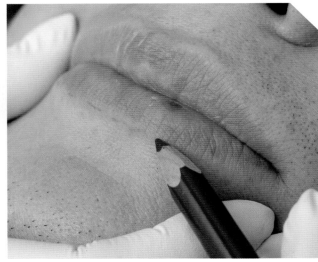

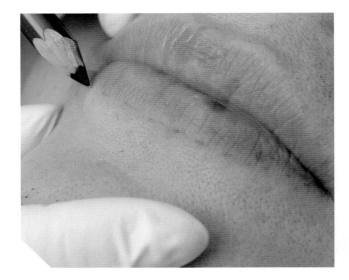

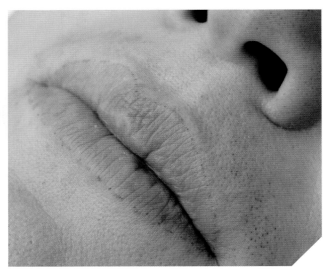

4 1~2분 방치 후 제거한 다음 디자인 펜슬을 이용하여 점선으로 라인을 그려준다. 시술 시 디자인 라인 작업은 들어가지 않는다.

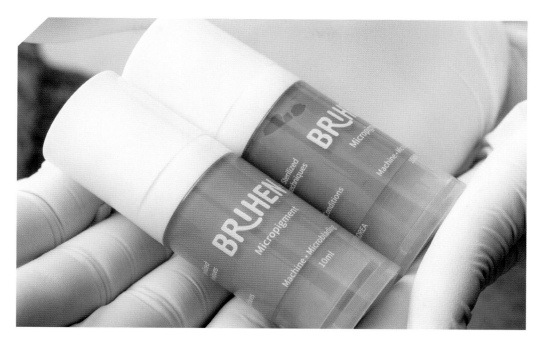

5 남자 입술 톤 업 과정에 사용되는 다크 코렉터와 리빙코랄 컬러이다.

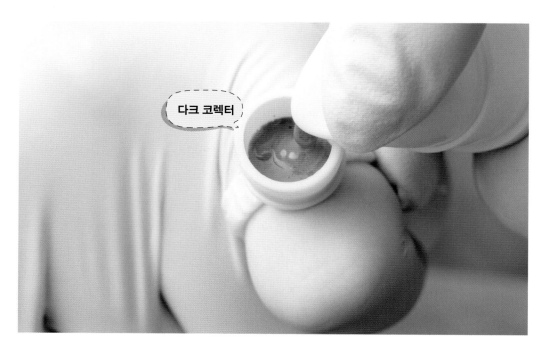

6 색감 없이 입술 톤만 밝게 업시키는 경우에는 다크 코렉터만 사용하고 립 글로즈 정도
의 생기있고 자연스러운 입술톤을 원하면 리빙 코랄을 함께 사용한다.

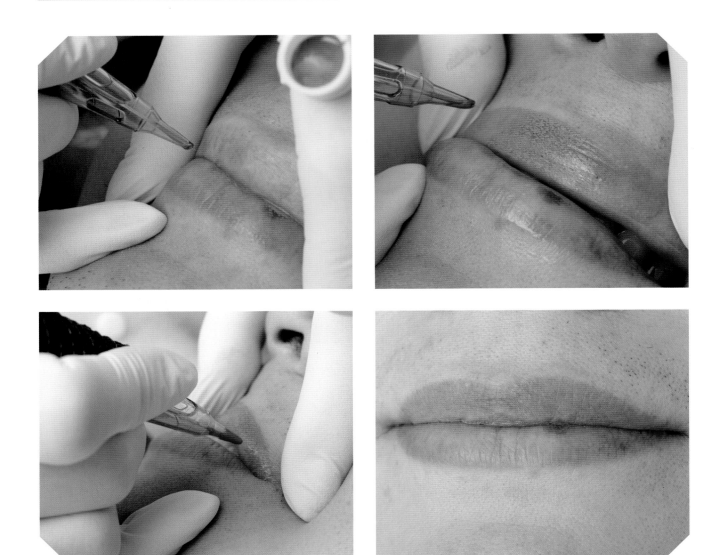

7 1. 다크 코렉터를 부드러운 스윙으로 가벼우면서도 꼼꼼하게 작업한다.

2. 스윙하는 선과 선 사이가 비는 곳 없이 꼼꼼하게 작업한다.

3. 다크 코렉터 작업은 입술 톤이 어두울수록 2~3회까지 작업한다.

4. 1차 터치 후 발색을 확인한다. 자연스러운 톤 업을 원하는 경우 이 상태에서 마무리해도 무방하다.

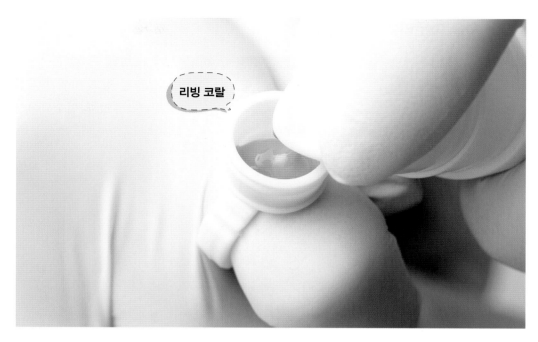

8 2차 터치는 리빙 코랄을 사용한다. 다크 코렉터와 함께 믹스해서 사용하는 것도 가능하며 생기있는 입술 톤을 원하는 경우는 리빙 코랄만 단독 사용한다.

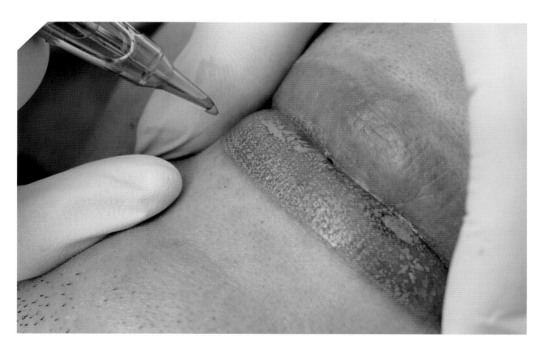

9 2차 터치 때는 부드러운 스윙으로 가벼우면서도 꼼꼼하게 1회 작업한다.

8 남자 입술 시술 마무리

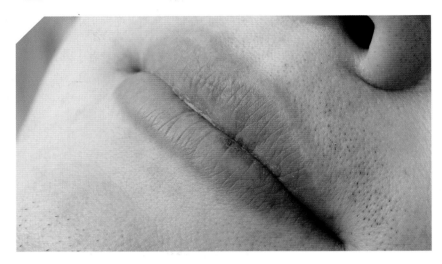

1 입술 톤 업 직후이다. 평균 3~4
일 정도 미세한 각질이 발생하며
1주일 후 입술색이 가장 흐리다.

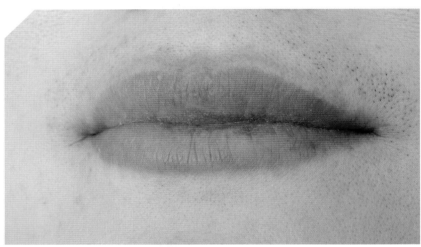

2 2~3주가 지나면서 입술색은 더
욱 밝게 발색이 올라오기 시작한
다. 평균 4~6주 후면 발색은 최대
로 올라온다. 이때 부족하거나 좀
더 진하게 들어가는걸 원하는 경
우 톤업 터치가 들어갈 수 있다.

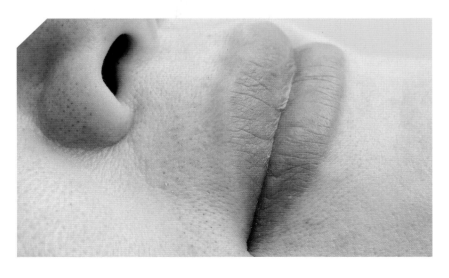

3 입술 시술 마무리된 모습이다.

✎ 입술 시술부터 탈각 후 과정

🫦 시술 당일 입술이 살짝 부어 오르며 립스틱을 바른 듯 선명한 컬러감이 보인다.

🫦 시술 2~3일 입술색이 시술 당일보다 더욱 선명하고 진하게 보인다. 립스틱을 아주 두껍게 발라놓은 듯이 보이며 입술이 건조해지기 시작하고 미세한 각질이 발생한다. 입술 보습제를 수시로 발라준다.

🫦 시술 4~6일 입술이 아주 많이 건조해지며 미세한 각질이 떨어지기 시작한다. 각질이 떨어진 부위는 색이 흐리고 탁한 느낌이 든다.

🫦 시술 7~10일 각질이 다 탈각되고 입술색이 가장 흐리다.

🫦 시술 14~28일 서서히 입술 컬러가 올라오기 시작하며 시술 당일 립스틱을 바른듯한 컬러에서 투명하게 립글로즈를 바른 듯한 컬러색으로 발색이 올라온다.

🫦 시술 32~60일 2차 리터치 작업으로 부족한 부분이나 더욱 진한 컬러 발색을 넣을 수 있다. 입술은 60일을 채워서 리터치 작업하는 것이 좋다.

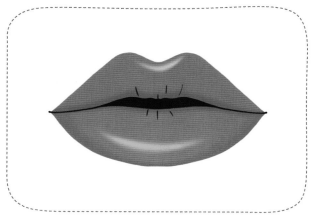

⊼ 스트레이트형

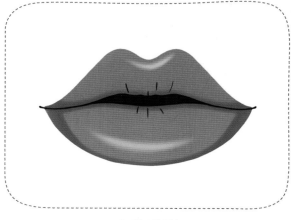

⊼ 인 커브형

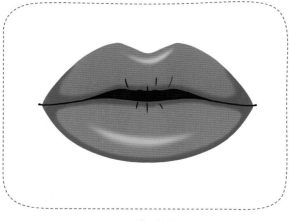

⊼ 아웃 커브형

❶ 여자 헤어라인 유형

여자의 헤어라인은 이마가 넓거나 M자 탈모가 진행 중인 경우 헤어라인 교정을 위해 헤어결 흐름을 따라 엠보 기법으로 자연스럽게 그려 준다.

헤어라인 시술은 잔머리가 있는 경우 더욱 자연스러우며 헤어라인 범위가 3cm 이상 넓은 경우 엠보 기법과 SMP(두피 문신) 기법이 혼합된 듀얼 헤어라인 기법으로 연출한다. 헤어라인의 경우 유지기간은 평균 1년 미만 이고 지성 두피 및 외부 활동을 많이 하는 경우 유지기간은 단축될 수 있다. 듀얼 헤어라인의 경우 유지기간은 1년 6개월~2년 정도 유지된다.

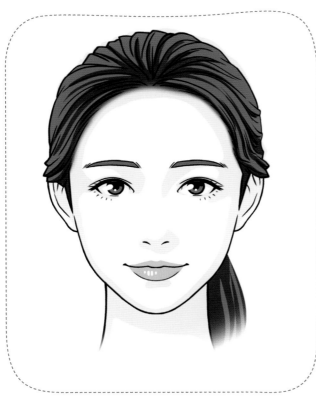

⊗ 계란형

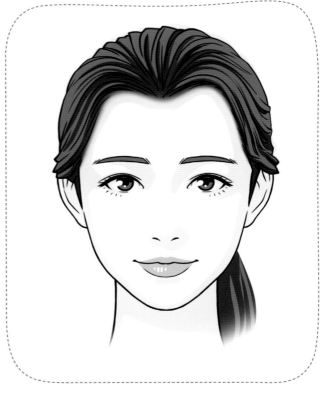

⊗ M자형

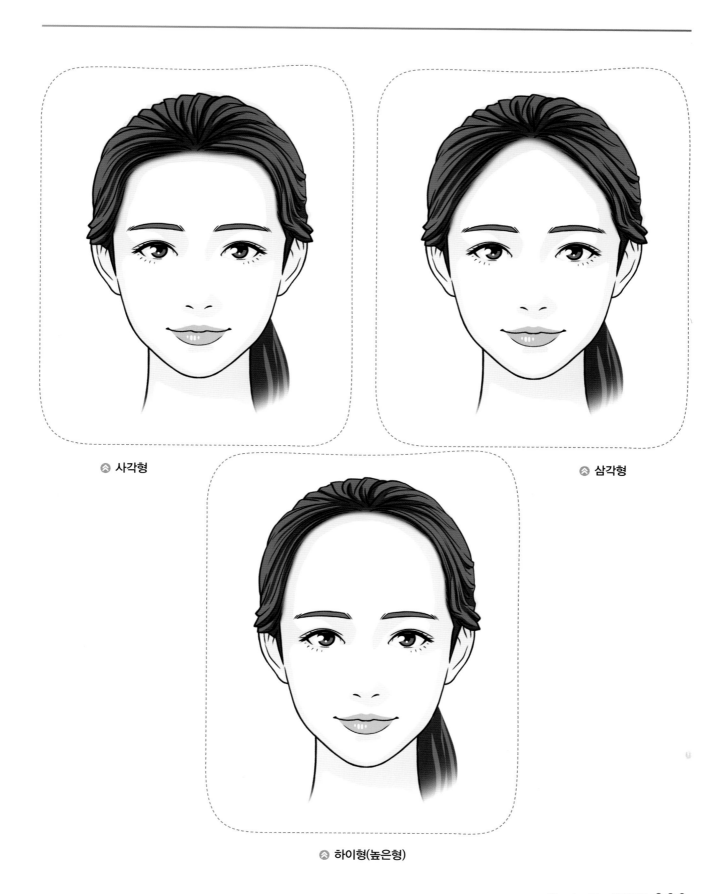

⚙ 사각형

⚙ 삼각형

⚙ 하이형(높은형)

1 헤어라인 디자인 연습하기 1

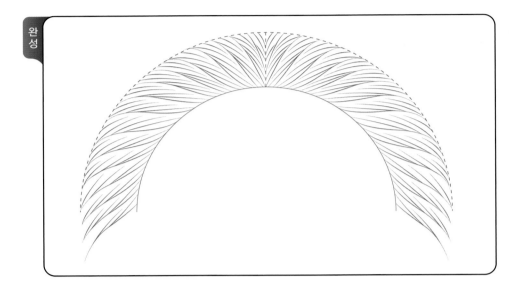

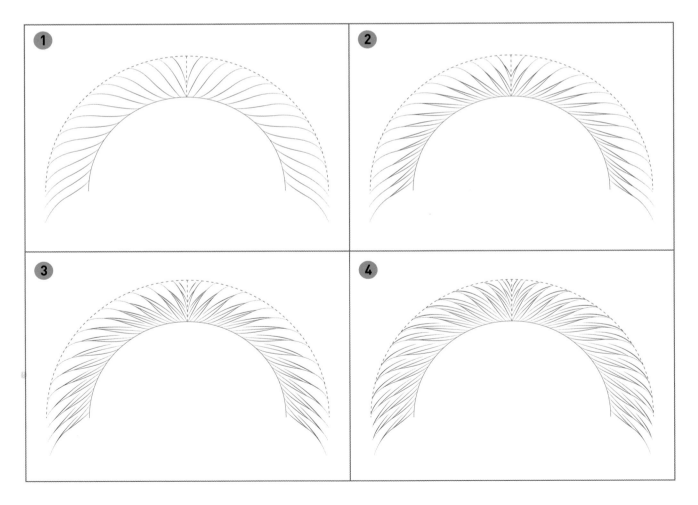

완성

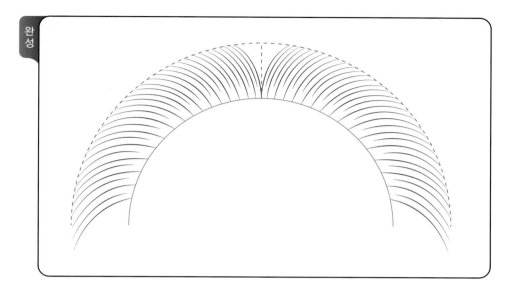

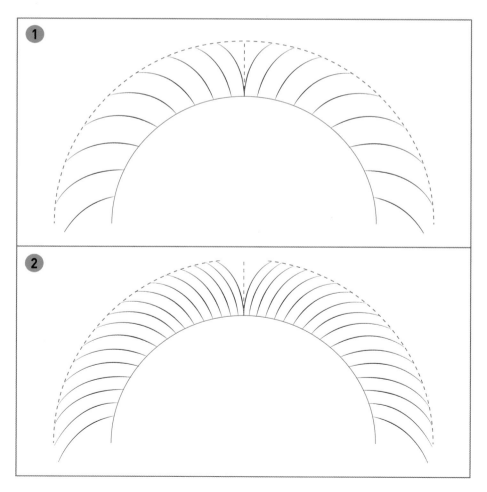

헤어라인 연습 순서

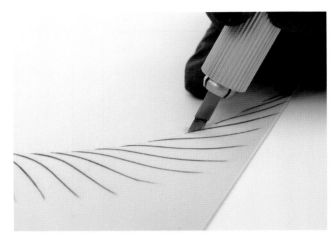

⚾ 1. 헤어라인 1단계

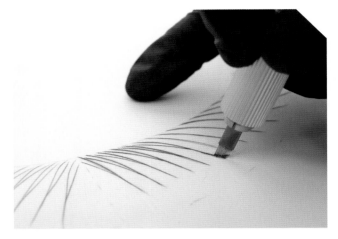

⚾ 2. 헤어라인 2단계

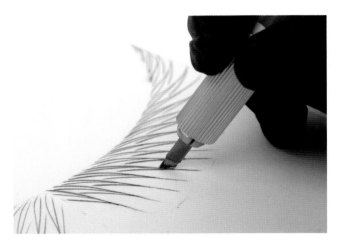

⚾ 3. 헤어라인 3단계

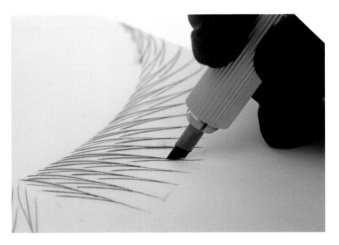

⚾ 4. 헤어라인 4단계

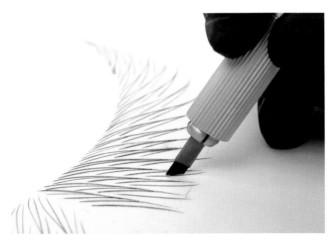

⚾ 5. 헤어라인 5단계

② 여자 헤어라인 시술 과정

1 여자 헤어라인 시술 전 준비사항

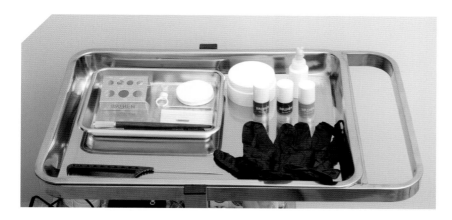

1 색소와 니들, 꼬리빗 등 헤어라인 시술 전 필요한 재료를 세팅한다.

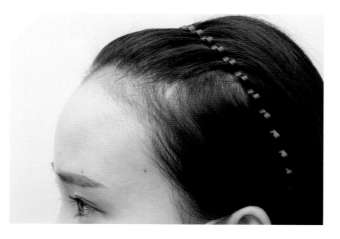
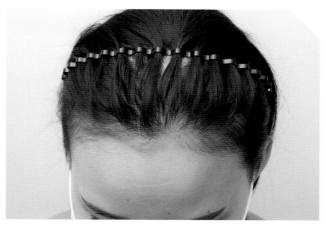
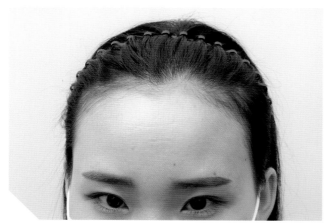
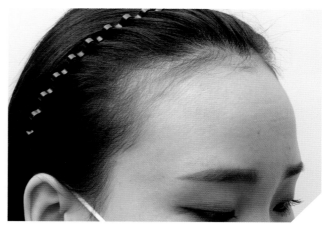

2 우측, 정면, 좌측, 위와 옆에서 작업 전 사진 촬영을 진행한다. 시술 전·후 사진은 동일한 장소와 환경에서 촬영한다.

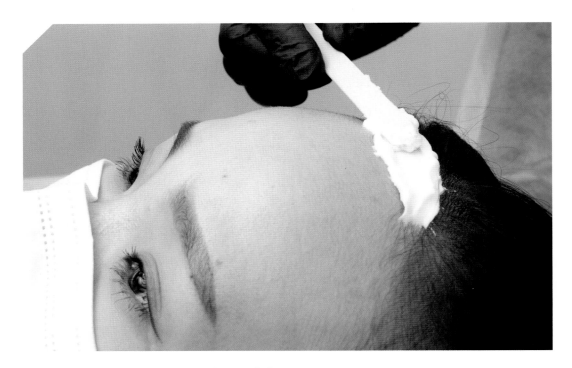

3 시술 전 통증 완화제를 충분히 도포한다.

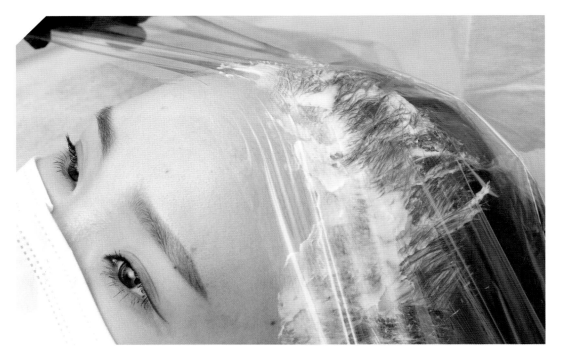

4 통증 완화제는 시술 범위보다 넓게 머릿결 속까지 꼼꼼하게 발라주고 랩핑한다.

2 여자 헤어라인 시술 디자인

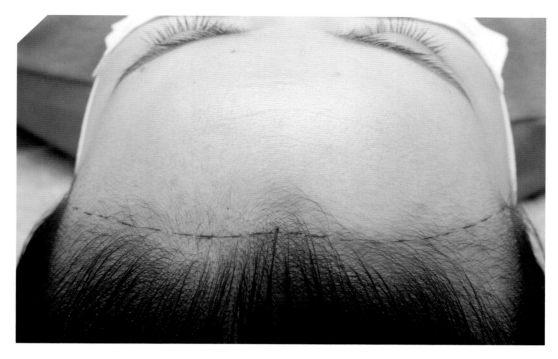

1 디자인 펜슬로 헤어라인 디자인 작업을 진행한다. 먼저 헤어라인을 점선으로 그려주고 좌·우 중심선을 체크한다.

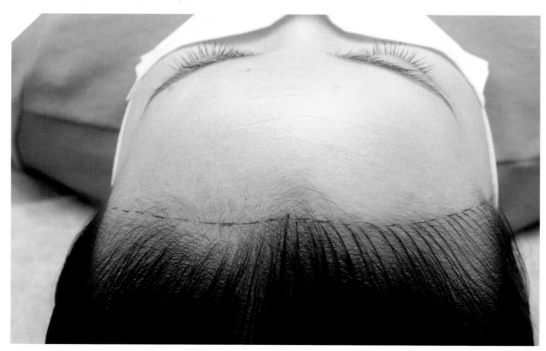

2 헤어가 자연스럽게 흐르는 방향을 보면서 결을 스케치한다.

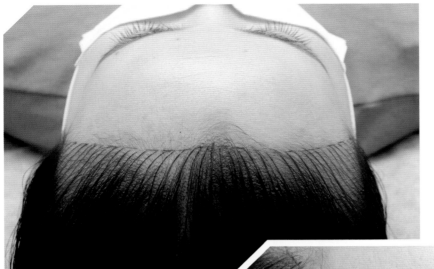

3 1차 결 스케치 완성 모습이다. 중심선을 기준으로 좌·우 일정한 간격으로 결 디자인이 들어가야 한다. 특히, 헤어라인 결 흐름을 보면서 디자인 하는 것이 중요하다.

4 1차 기본 간격을 스케치한 후 바로 시술이 들어가도 무방하다.

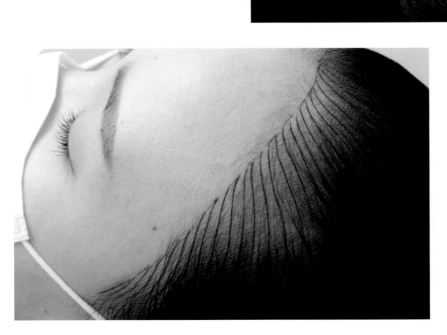

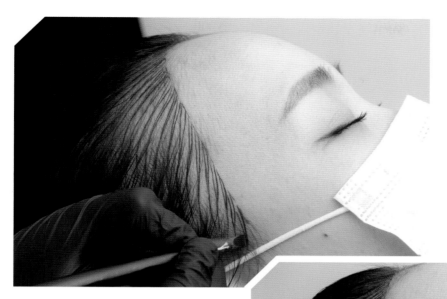

5 2차 결 스케치 완성 모습이다. 일정한 간격을 맞추기 어려운 경우 1차로 스케치한 결 사이에 2차 결을 스케치한 후 시술이 들어가도록 한다.

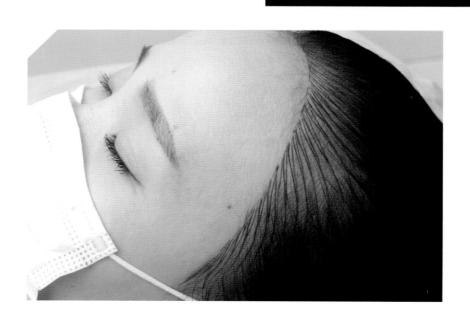

3 여자 헤어라인 시술

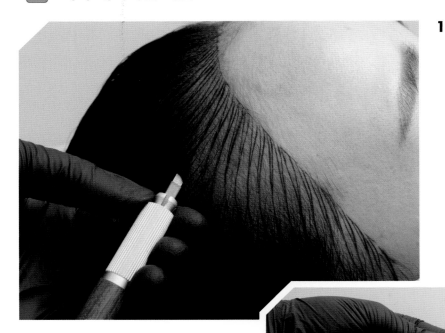

1
1. 헤어라인 시술 시 0.18mm 17p 니들 또는 0.16mm 16p 사선 니들을 사용한다. 헤어라인은 일반적으로 눈썹에 사용되는 니들의 두께보다 두꺼운 것을 선호하지만 너무 두꺼우면 탈각 후 색이 번지거나 선이 두껍게 남을 수 있다.
2. 엠보대에는 1회용 그립밴드를 감아 색소가 묻지 않게 위생적으로 사용한다.

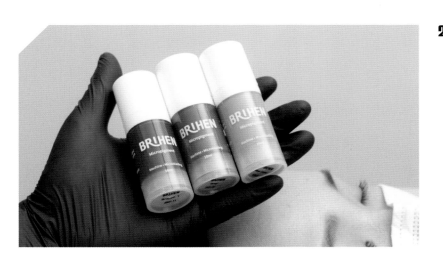

2
1. 헤어라인 작업 시 사용되는 컬러는 헤어컬러와 비슷한 톤으로 작업하는 것이 좋다.
2. 헤어라인은 시간이 지남에 따라 색소가 빠지면서 변색될 수 있어 밝은 컬러 사용은 피한다.

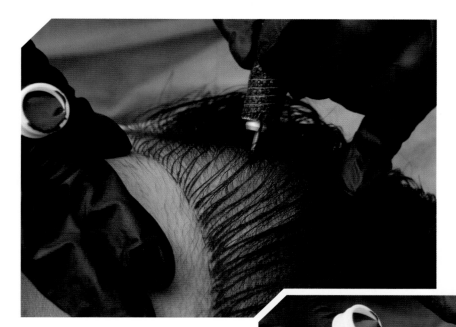

3 스케치한 디자인 선이 번지지 않도록 니들에 색소를 소량씩 묻혀 시술한다. 헤어라인 시술에서도 피부 스트레치는 매우 중요하다. 시술 반대쪽 손으로 이마 전체를 당겨주면서 피부를 스트레치 한다.

4 시술 부위에 따라 스트레치를 주는 손 위치도 함께 이동한다.

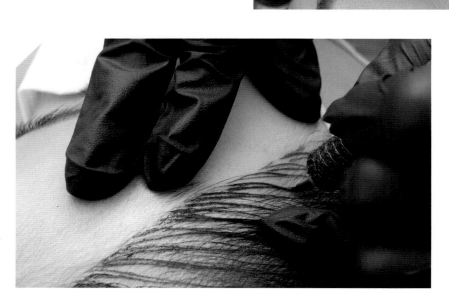

5 엠보 결 작업 후 2차 통증 완화제를 색소와 함께 도포한다.

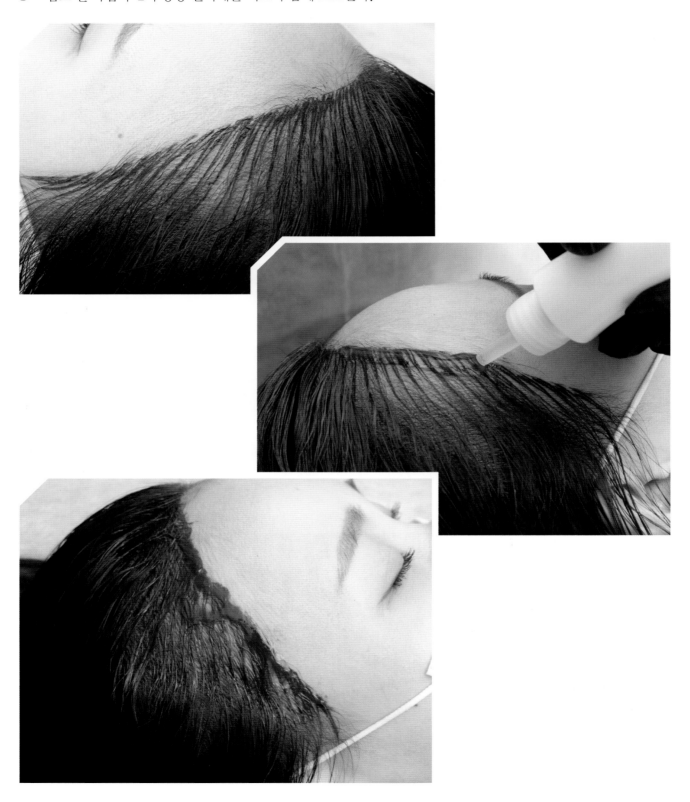

6 헤어라인 1차 터치 작업 후 발색이다.

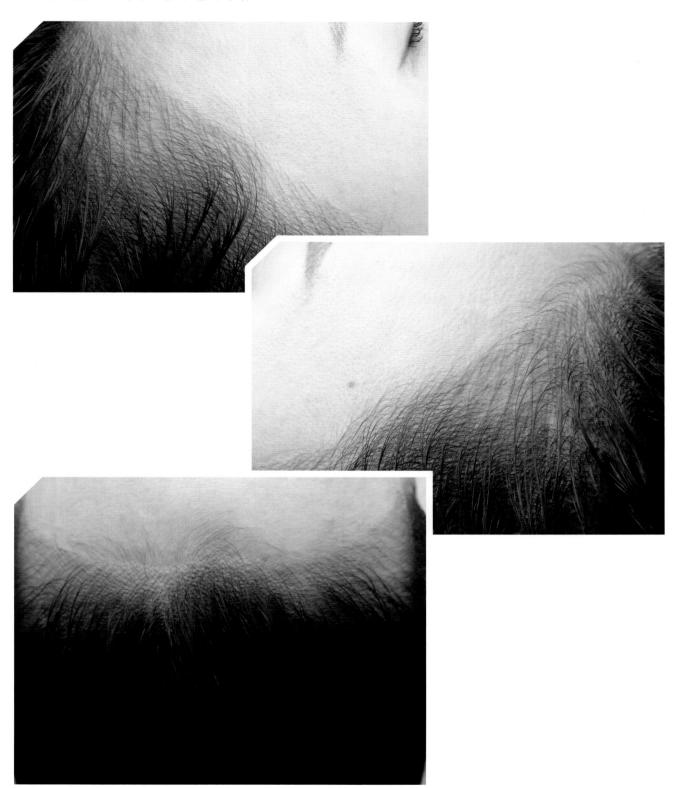

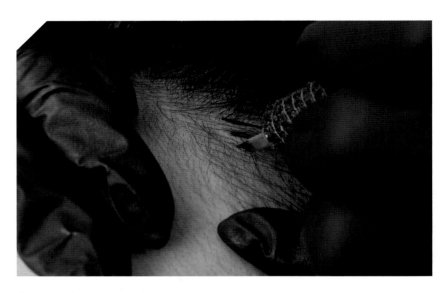

7 1차 터치 이후 결 사이 2차 선 작업에 들어간다. 선과선 사이의 간격을 일정하게 유지해서 넣어준다.

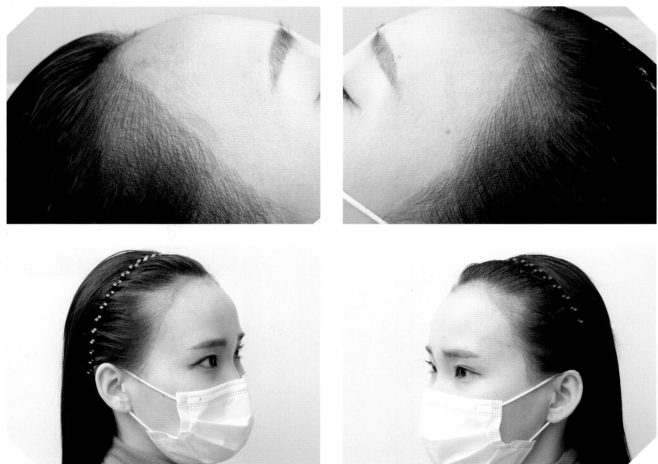

8 헤어라인 결 완성이다. 시술 직후보다 1~2시간 뒤 더 발색이 진하게 올라온다. 따라서 시술 직후 컬러를 잘 확인하면서 시술해야 한다.

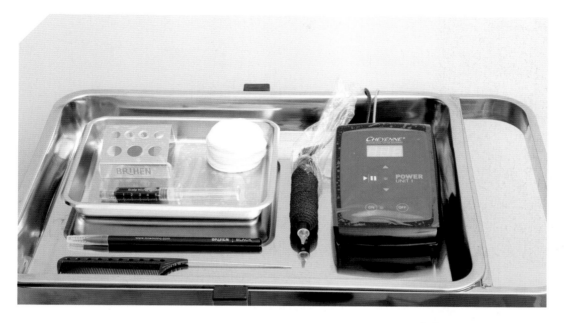

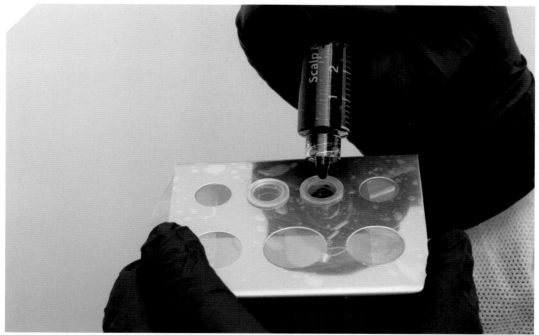

9 1. 헤어라인 시술시 M자 탈모가 깊게 진행되는 경우 결로만 작업하는 것은 무리가 있다.
이때 두피문신(SMP) 시술을 병행한 듀얼 헤어라인 작업이 들어간다.

2. 결과 결 사이와 M자 탈모 부위 사이에 미세 닷 방식의 두피문신(SMP) 시술이 들어간다.

3. 두피문신(SMP) 작업에 사용되는 전용 색소를 준비한다. 두피문신(SMP) 전용색소에
증류수를 1:1 믹스해서 사용한다.

10 두피문신(SMP) 작업 전 디자인 펜슬로 불규칙한 라인을 먼저 체크해 준다.

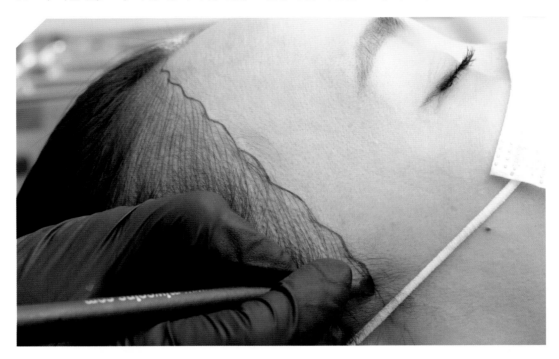

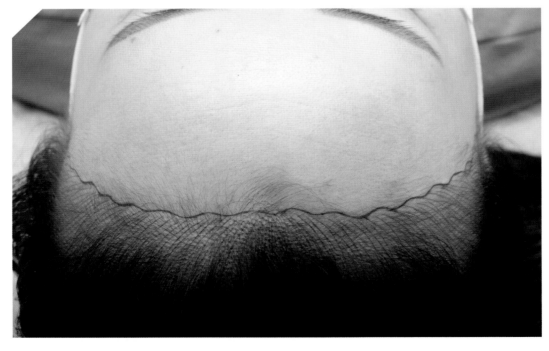

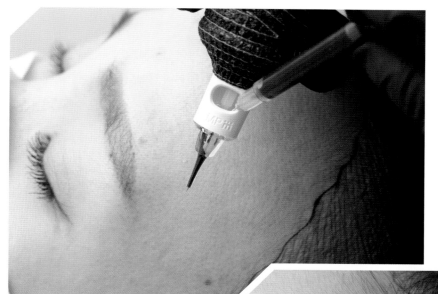

11 사용할 니들은 타투 전용니들 1R, 0.35mm 또는 0.30mm를 사용한다. 최근에는 헤어라인 부위는 더욱 자연스러운 닷 표현을 위해 0.25mm 니들도 사용하고 있다.

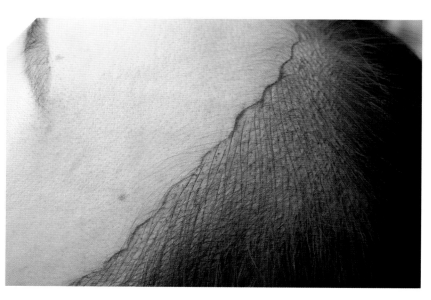

12 1R 니들을 이용하여 결과 결 사이와 M자 연결 부위, 이마 헤어라인 부위에 미세 닷을 그라데이션 효과를 주면서 자연스럽게 채워준다.

4 여자 헤어라인 시술 마무리

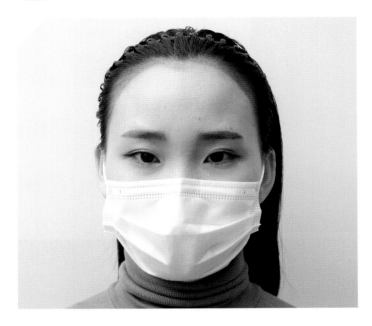

1 엠보 결과 두피문신(SMP)의 닷을 함께 작업한 완성된 듀얼 헤어라인이다. 사진 촬영 후 주의 사항을 안내한다.

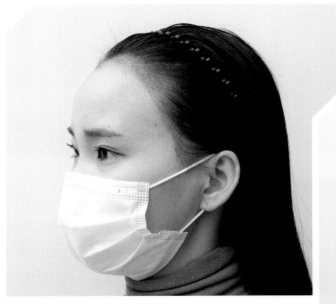

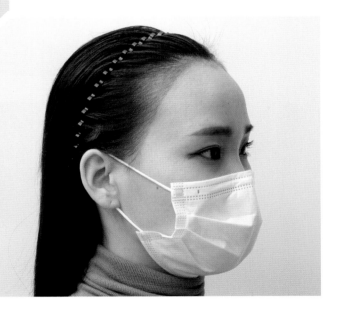

① 두피 구조

두피(scalp)는 두뇌개골 8개, 안면두개골 14개로 구성된 두개골 부위를 감싸고 있는 피부를 뜻한다. 두피 조직에 존재하는 털을 모발(hair)이라 칭하며, 동양인의 경우 8~10만 본, 서양인의 경우 10~12만 본 정도로 인종에 따라 모발 수에 차이가 있다.

1 모발

모발은 손. 발바닥, 입술, 유두, 점막과 피부의 경계부위, 귀두부위를 제외한 인체 대부분에 분포하고 있다. 모발의 분포 및 두께는 유전 및 호르몬의 영향에 의해 결정된다.

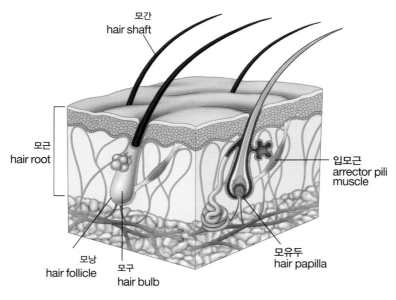

⌃ **모발의 구조**

1 모발의 성분

모발의 성분은 70~80%의 케라틴(단백질), 10~15%의 수분, 1~8%의 지질, 미량원소, 멜라닌이다.

2 모발의 성장

1일 평균 약 0.34mm~0.35pmm, 한달에 약 1cm 정도 자란다.

❸ 모발의 기능

1. 보호기능 : 자외선, 더위, 추위와 외부의 물리적 자극, 화학적 자극으로부터 보호하며 이물질이 흘러드는
   것을 방지한다.
2. 감각기능 : 모발 자체는 감각이 없지만 모근에 연결된 신경을 통해 외부 자극을 감지할 수 있다.
3. 배출기능 : 땀과 피지, 체내 중금속을 외부로 배출하는 기능이 있다.
4. 장식기능 : 개성과 아름다움을 표현할 수 있다.

❹ 모발의 구조와 단면

피부 표면에 나와 있는 모발 부분을 모간(hair shaft)이라 하며, 모표피, 모피질, 모수질로 구성되어 있다.

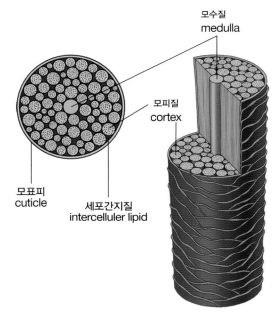

⊗ **모발의 구조와 단면**

❶ 모간

1. 모표피 : 모발의 가장 바깥 부분이며 '모소피' 또는 '큐티클'이라고도 한다.
   비늘모양으로 겹쳐져 안쪽의 모피질을 보호한다.
2. 모피질 : 케라틴의 피질세포가 모발 전체의 85~90%를 차지하며 모발의 색상을 결정하는 멜라닌 색
   소와 섬유질을 함유하고 있다.
3. 모수질 : 모발의 중심부에 위치한 세포층으로 벌집모양의 구멍 내부에는 공기를 함유하고 있어 보온
   성을 높인다.

❷ 모근

피부 내부에 들어가 있는 부분을 모근(hair root)라 하며 모낭, 모구, 모유두, 모모세포, 피지선으로 구성
되어있다.

5 멜라닌 색소

멜라닌 색소는 피부와 모발의 색상을 결정한다.

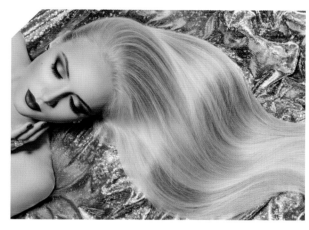

△ 페오멜라닌
노란색과 빨간색 모발(서양인)

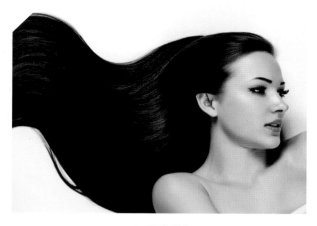

△ 유멜라닌
흑갈색과 검정색 모발

2 모발의 성장주기

모발은 일정한 성장주기를 가지고 있어 성장기와 퇴행기를 거쳐 휴지기를 지나 자연 탈모되어 새로운 모발이 자라는 활동기가 시작된다. 모발이 자라고 있는 동안을 성장기(anagen), 성장이 느려지고 모구부가 축소하는 퇴행기(퇴화기, catagen), 모유두가 활동을 멈추고 모발이 머물러 있는 시기를 휴지기(telogen)라 한다. 성장기의 기간이 모발의 길이와 굵기를 결정하며 모발의 성장주기에 이상이 생기면 탈모증상이 나타난다.

1 성장기

모모세포의 분열 증식에 의해 왕성하게 자라는 시기이다. 연령이나 건강 상태에 따라 성장기간은 달라질 수 있으나 여성은 4~6년 유지, 남성은 4~5년 유지한다. 전체 모발의 88% 비율을 차지한다.

2 퇴행기(퇴화기)

성장기가 지나면서 대사과정이 느려져 차츰 모발의 성장도 느려지는 시기이다. 30~45일 정도 유지되며 전체 모발의 1% 비율을 차지한다.

3 휴지기

성장이 멈추는 정지 단계로 모낭이 차츰 작아지며 모근이 빠지게 되는 시기이다. 다음 성장기가 시작될 때까지 약 3~4개월 유지하며 전체 모발의 약 14~15% 비율을 차지한다. 이때는 가벼운 빗질에도 모발이 쉽게 빠지게 된다.

4 발생기

한 모낭안에 서로 다른 모발 주기의 모발이 함께 존재한다. 모구가 팽창되면서 새로운 모발이 성장하는 단계이며 휴기지의 모발은 새로 발생하는 모발에 의해 자연 탈모된다.

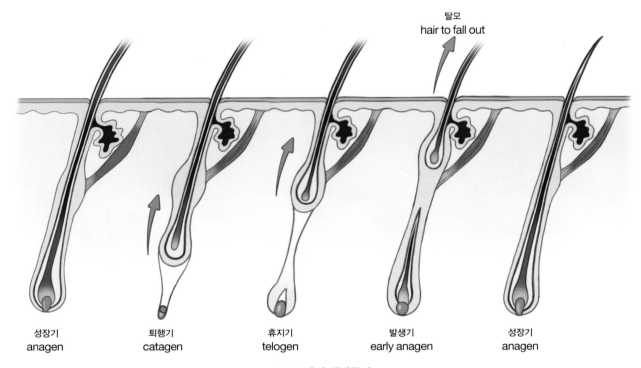

탈모
hair to fall out

| 성장기
anagen | 퇴행기
catagen | 휴지기
telogen | 발생기
early anagen | 성장기
anagen |

⚎ 모발의 생장주기

3 남자 탈모 유형

1 M자형 탈모

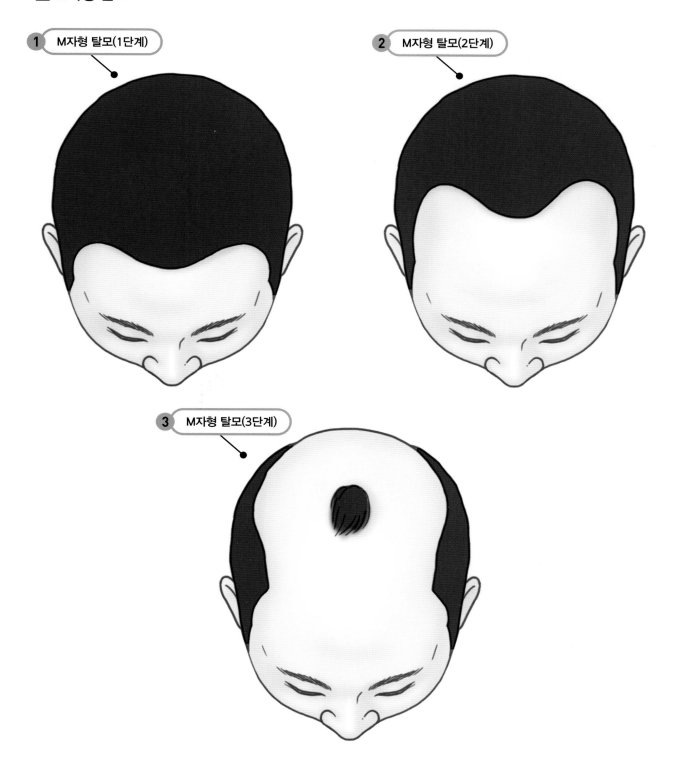

① M자형 탈모(1단계)

② M자형 탈모(2단계)

③ M자형 탈모(3단계)

② O자형 탈모

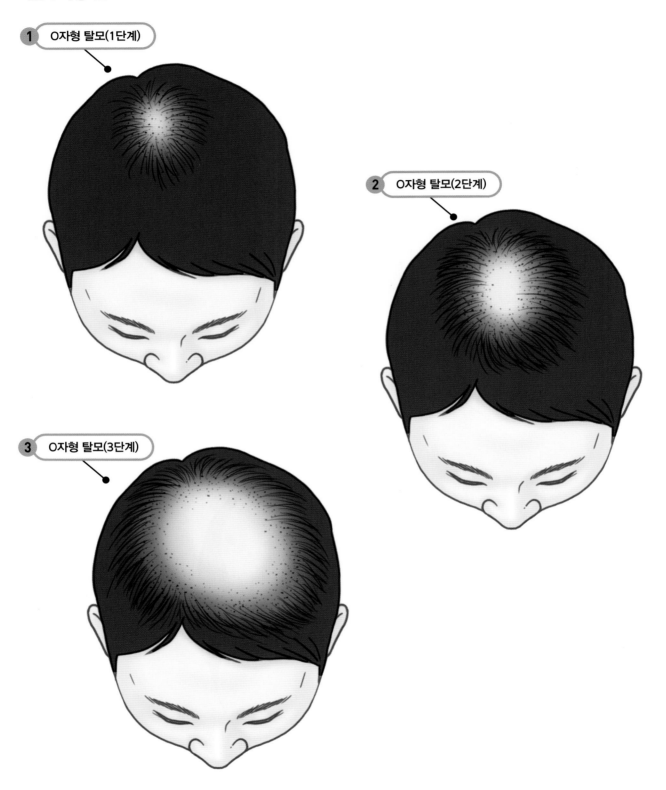

1 O자형 탈모(1단계)

2 O자형 탈모(2단계)

3 O자형 탈모(3단계)

3 스퀘어형 탈모

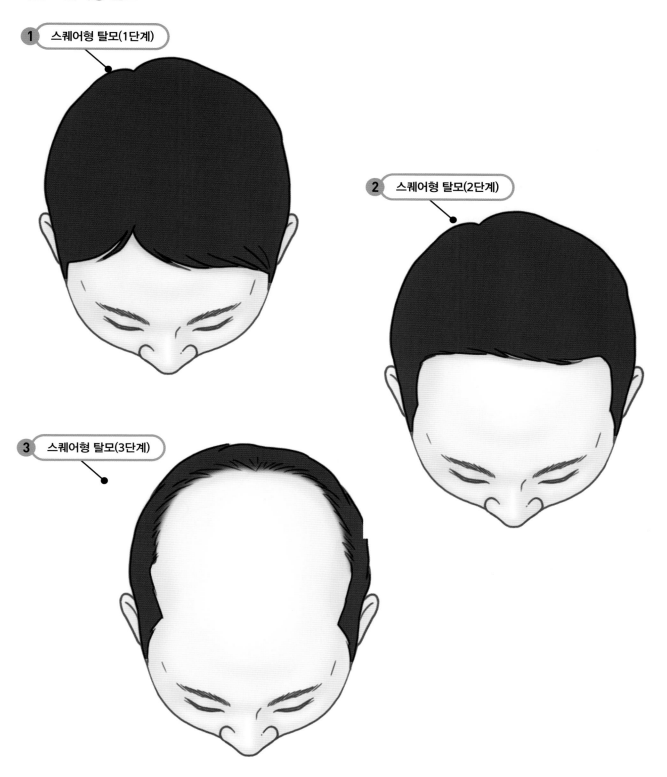

1 스퀘어형 탈모(1단계)

2 스퀘어형 탈모(2단계)

3 스퀘어형 탈모(3단계)

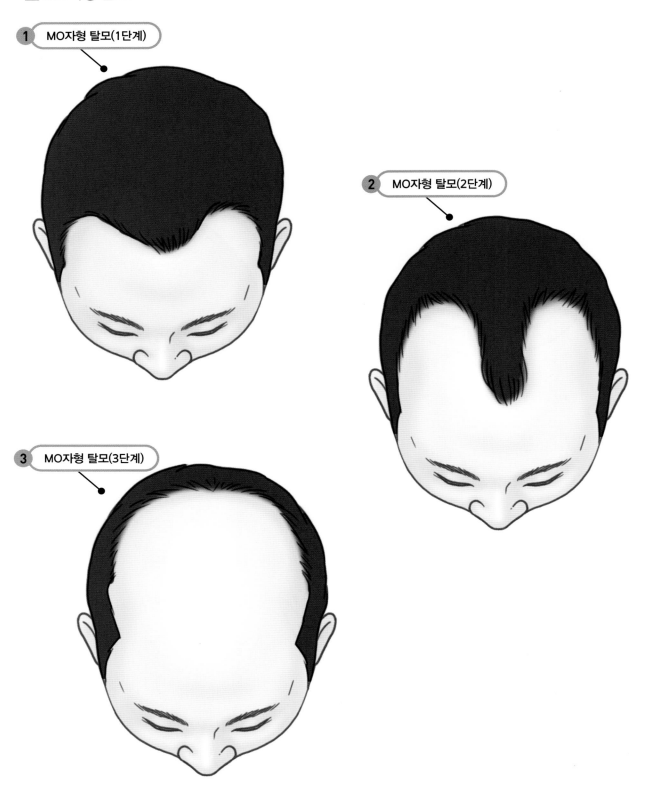

4 MO자형 탈모

1 MO자형 탈모(1단계)

2 MO자형 탈모(2단계)

3 MO자형 탈모(3단계)

4 여자 탈모 유형

1 가르마 탈모

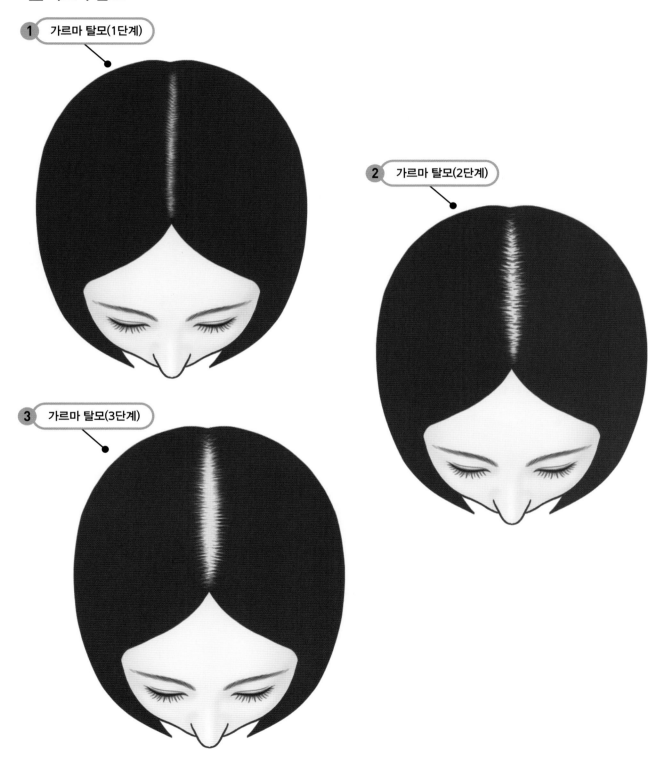

① 가르마 탈모(1단계)

② 가르마 탈모(2단계)

③ 가르마 탈모(3단계)

② 가르마 + 정수리 탈모

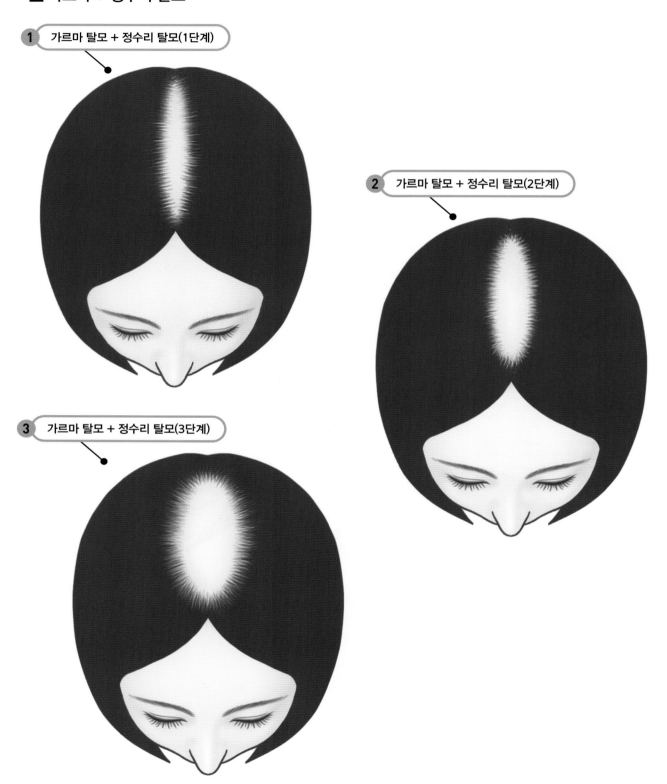

1 가르마 탈모 + 정수리 탈모(1단계)

2 가르마 탈모 + 정수리 탈모(2단계)

3 가르마 탈모 + 정수리 탈모(3단계)

❸ 정수리 탈모

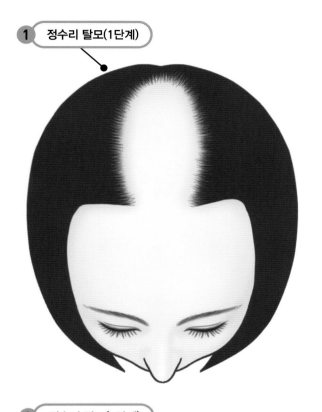

1 정수리 탈모(1단계)

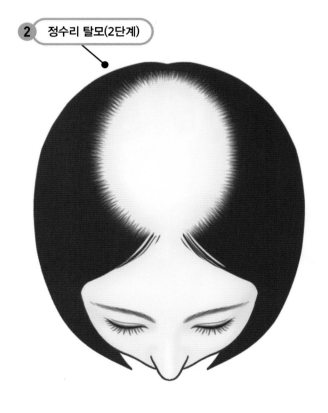

2 정수리 탈모(2단계)

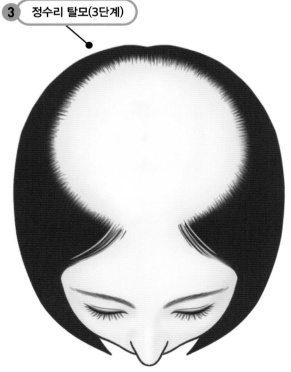

3 정수리 탈모(3단계)

※ MO자형 탈모 : 정수리 + 헤어라인 탈모

② 머신 세팅 방법

1 머신 세팅

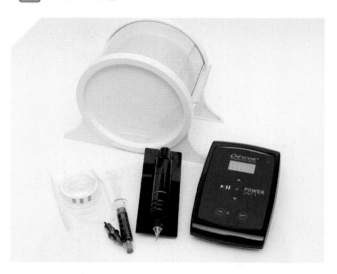

1 두피문신 전 머신과 색소 니들, 1회용 위생용품을 준비한다.

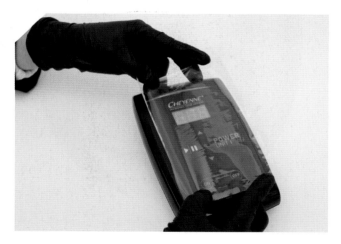

2 1. 손이 닿는 모든 부위에 1회용 위생 제품을 씌워 준다. 손으로 터치하는 머신 본체에 1회용 위생 베리어 필름을 씌워준다.

    2. 핸드피스와 머신 연결선에도 1회용 커버 클립코 드 슬리브를 씌워준다.

    3. 클립코드 슬리브를 씌운 핸드피스에 1회용 베리 어 필름을 함께 감싸준다. 모든 제품은 1회용 사 용을 원칙으로 한다.

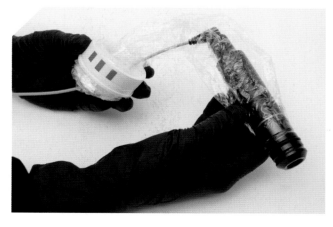

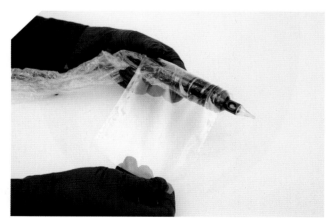

② 머신 니들 끼우기

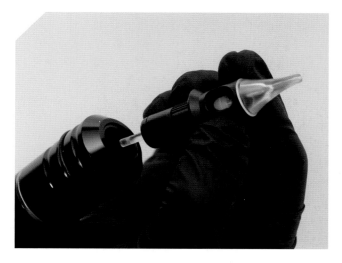

1
1. 두피문신은 시술 시 타투 1R, 3R, 3RS 니들을 가장 많이 사용한다.
2. 니들은 핸드피스 앞부분에 끼워 반바퀴를 살짝 트위스트 하여 고정시켜준다. 이때 니들이 잘 고정 되었는지 확인한다.

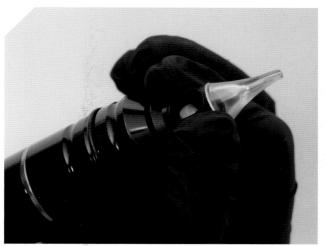

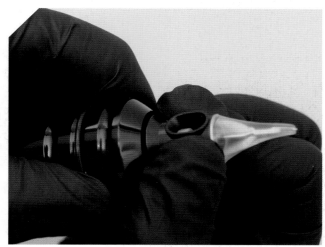

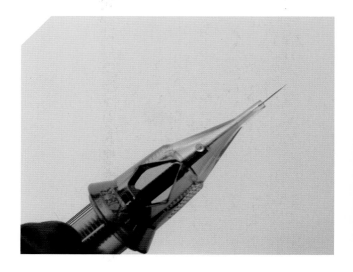

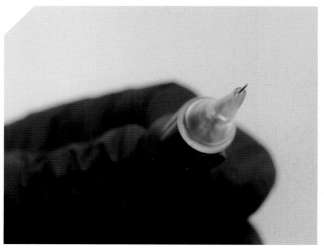

③ 두피 문신 기법

1 머신 터치 연습 전 닷 찍기 연습

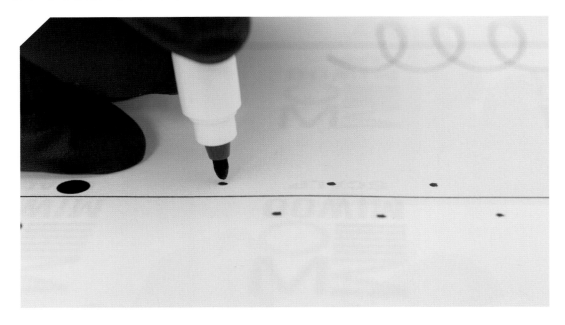

1 1차 닷은 펜의 각도를 90도 유지한다. 1차 닷과 닷 사이에 2~2개 반 정도의 간격으로 닷을 찍어준다.

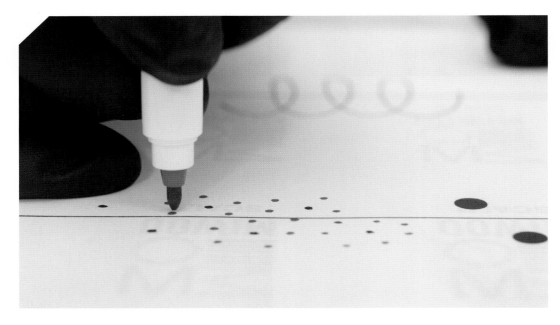

2 2차 닷은 1차 작업한 닷 주위를 감싸듯이 찍어준다.

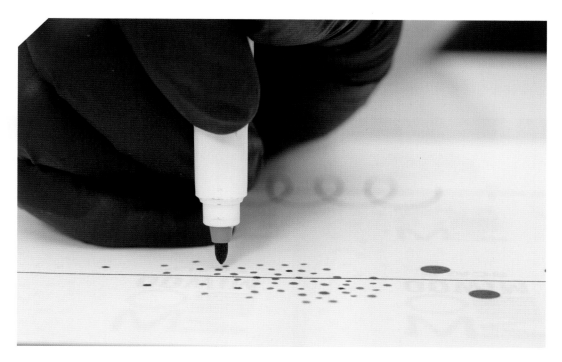

3 3차 닷은 1차와 2차 사이의 빈곳에 일정한 간격으로 닷을 찍어준다.

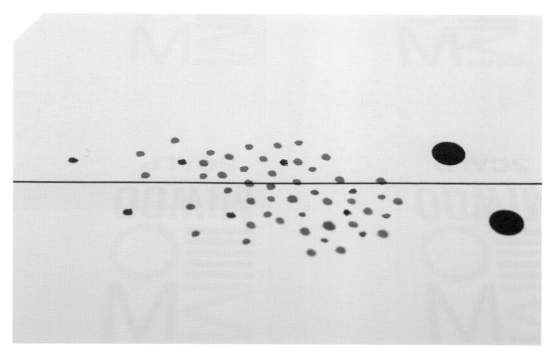

4 1차, 2차, 3차 다른 컬러펜을 사용하여 닷 작업한 것이다.

2 닷 사각형 그라데이션 연습

1차, 2차, 3차에 걸쳐 일정한 간격으로 밀도를 높여주는 그라데이션 작업을 연습한다. 연습 시 회차별 구분을 쉽게 하기 위해 각기 다른 컬러 펜을 사용한다. 이때 각도는 90도를 유지한다.

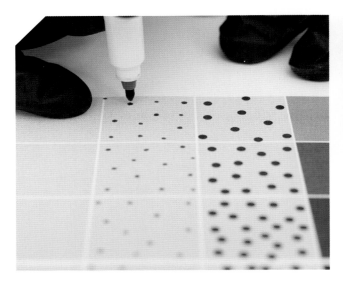
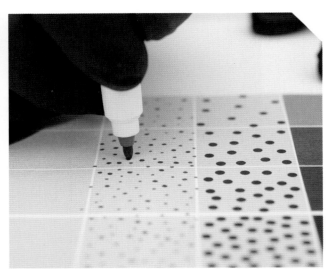
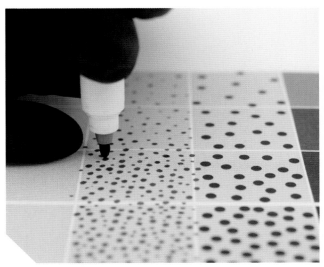
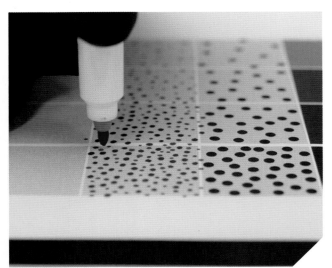

3 닷 삼각형 그라데이션 연습

다양한 모형의 그라데이션 연습을 진행한다. 이때 유의할 점은 점을 겹쳐 찍거나 너무 가까이 붙여 찍지 않도록 해야 한다. 너무 가까이 붙일 경우 시술 탈각 후 닷이 번지거나 닷의 크기가 예상 사이즈보다 크게 남을 수 있다.

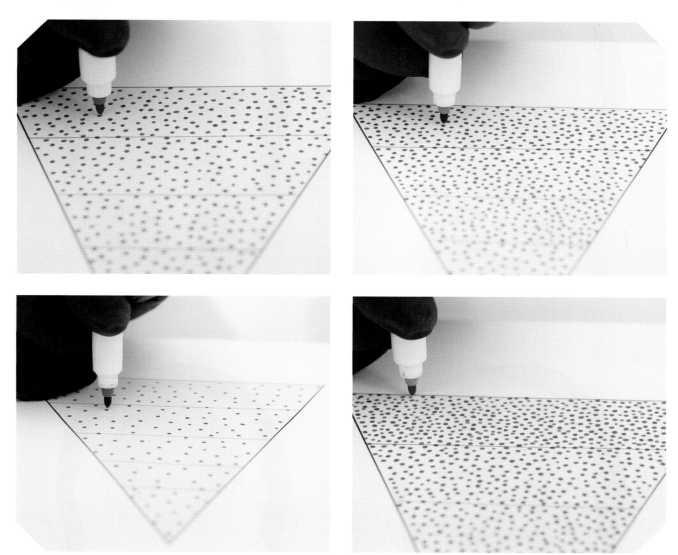

4 마네킹 닷 그라데이션

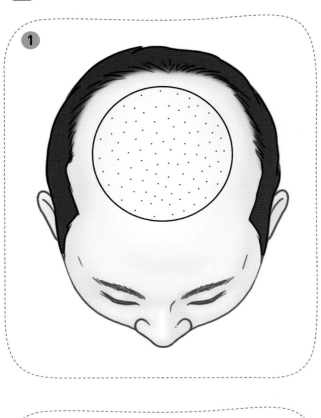

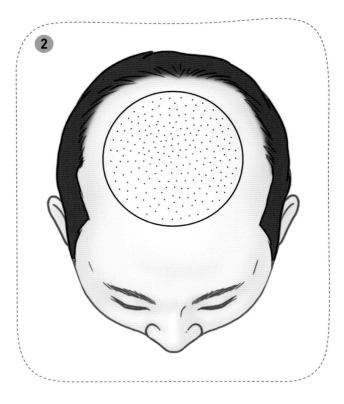

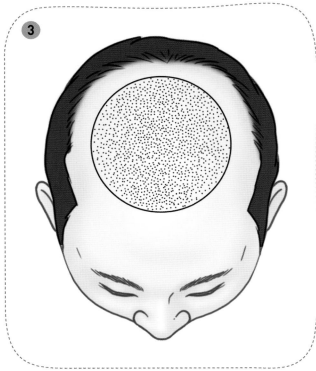

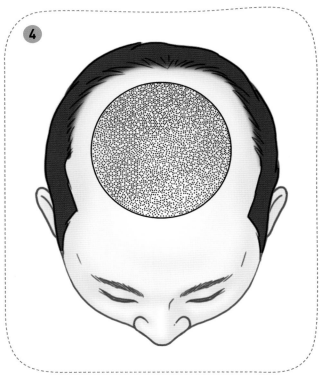

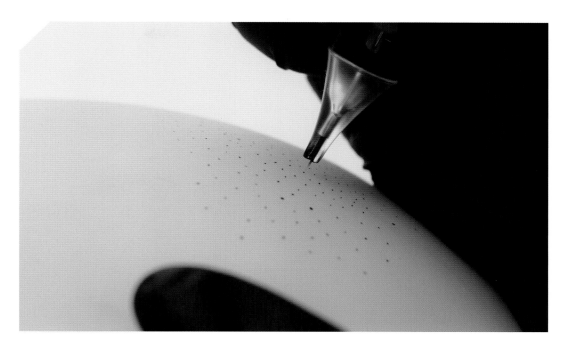

1 두피 마네킹에 머신으로 그라데이션을 연습한다. 스케치에 연습했던 닷의 간격을 유지하
며 니들 길이는 3mm 정도로 길게 작업한다.

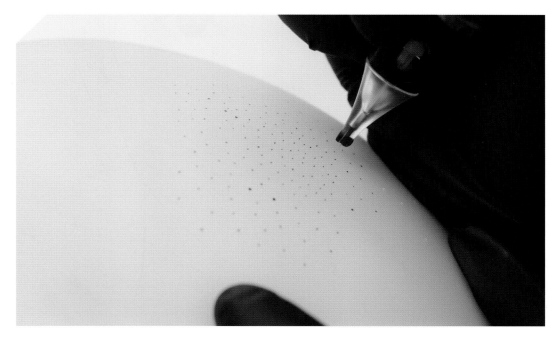

2 1. 속도는 닷 하나에 1초 정도 머물러 준다.

2. 최대한 힘을 빼고 가볍게 터치한다. 이때 주의할 점은 두상이 구 형태이기 때문에 머신
각도를 구 형태에 따라 90도를 유지해야 한다.

1 헤어라인 디자인

완성

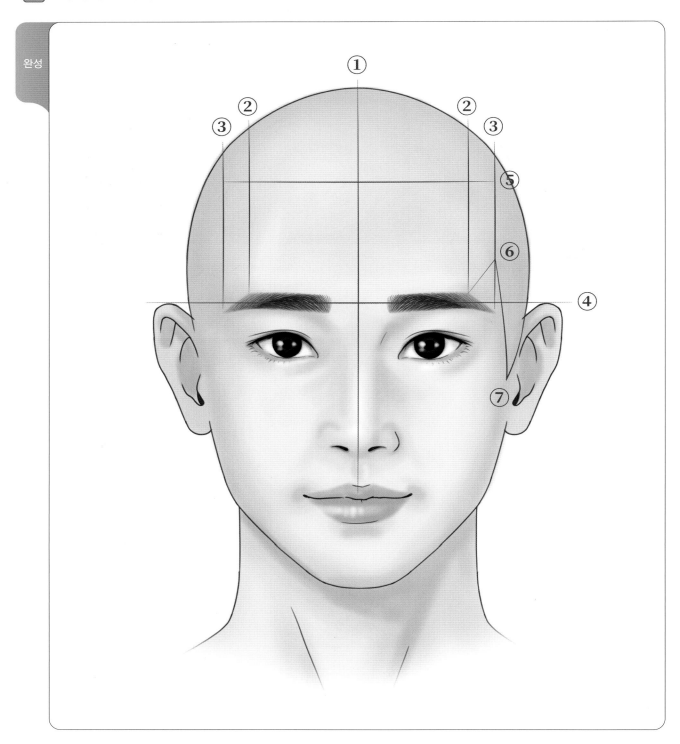

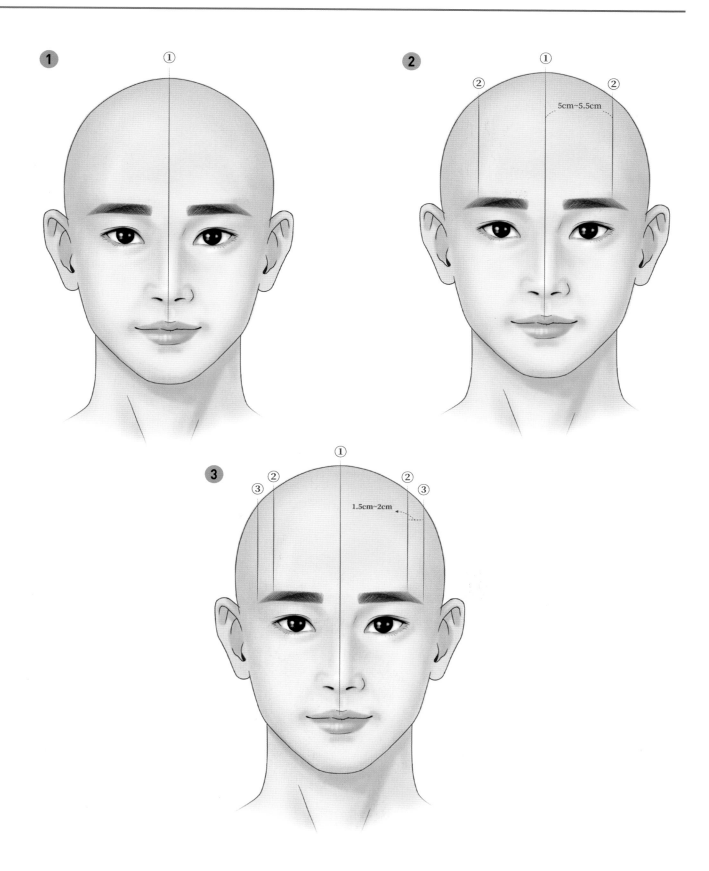

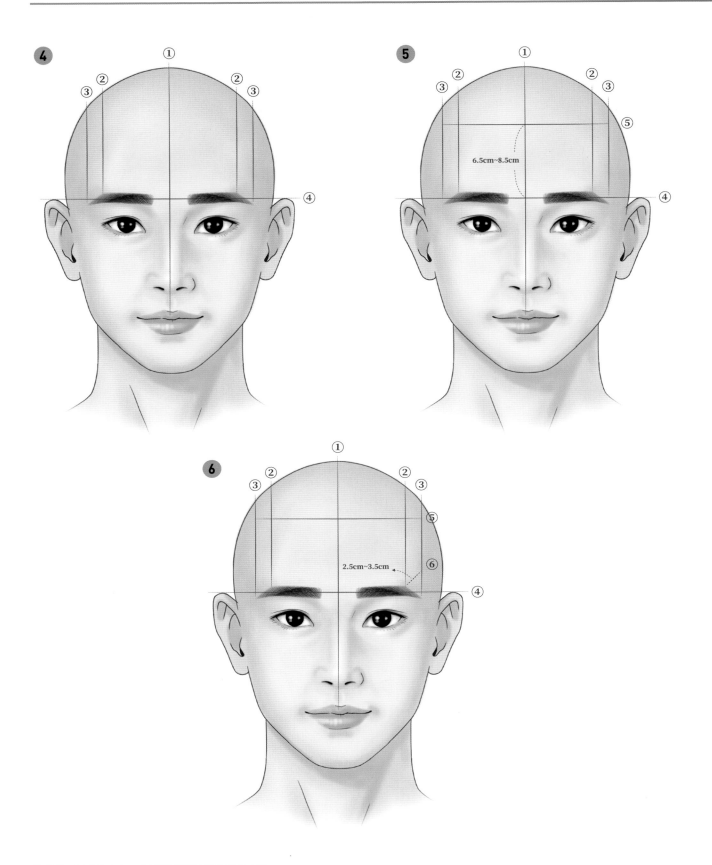

2 두피 시술 전 준비사항

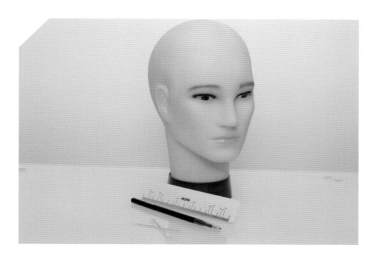

1 두피 디자인 작업 전 준비사항이다. 민머리 두상 마네킹, 1회용 디자인 자, 디자인 펜슬, 면봉, 포인트 면봉을 준비한다.

3 두피 시술

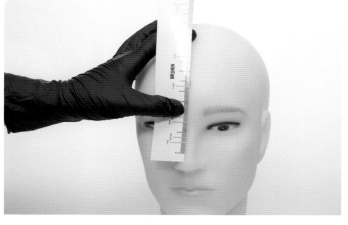

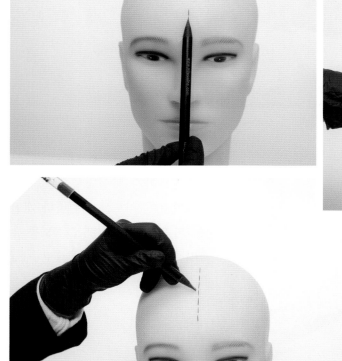

1 인중에서 미간까지 중심선을 체크해 준다. 자를 이용하여 이마에서 센터포인트까지 선으로 연결해 준다.

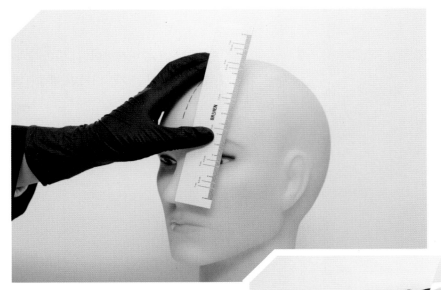

2 눈썹 산에서부터 자를 이용하여 일직선으로 선을 그어준다.

3 눈썹 꼬리에서부터 프론트사이드 포인트까지 사선방향으로 선을 그어준다. 각도는 사람마다 개인 차가 있지만 평균 75도 각도를 유지해 준다.

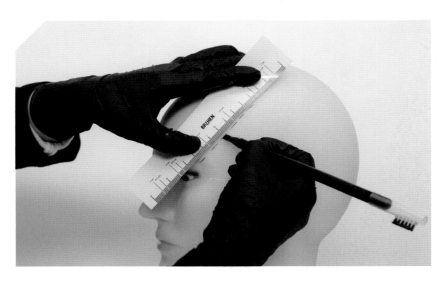

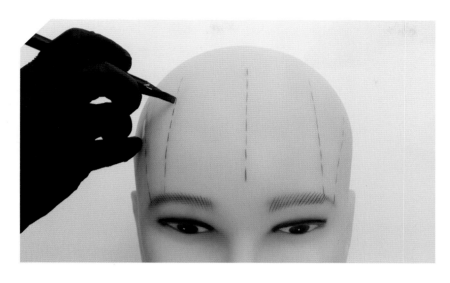

4 중심에서 왼쪽, 오른쪽 중심선을 체크한 모습이다.

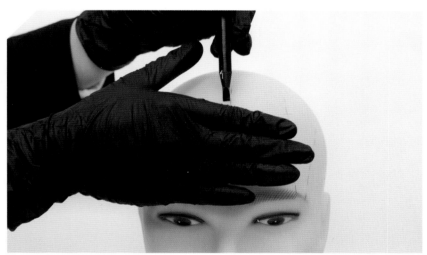

5 미간을 중심으로 고객의 손가락 4마디를 이용하여 이마 높이를 측정한다.
(평균 6.5cm~8.5cm)

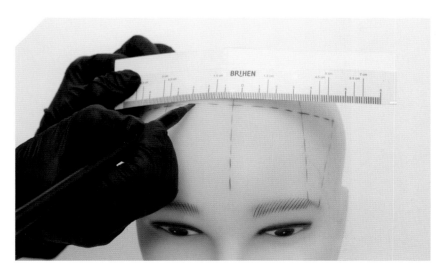

6 센터 포인트에서 프론트 사이드 포인트까지 왼쪽, 오른쪽 선을 연결해 준다.

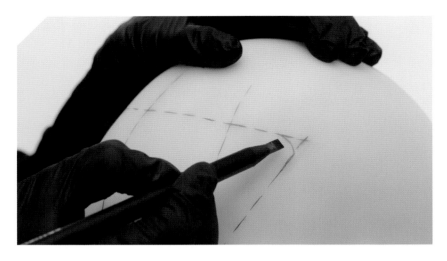

7 프론트 사이드 포인트에서 부드러운 느낌을 원하는 경우 커브 형태로 그려주고, 강렬한 느낌을 원할 경우 스트레이트라인을 그대로 사용한다.

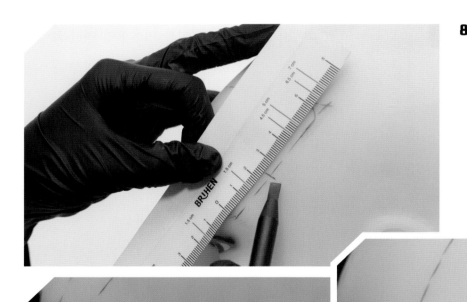

8 1. 눈썹 산에서 사이드 포인트까지 대각선 방향으로 2.5~ 3.5cm 위치에 선을 그어준다.
2. 구레나룻 위치는 이어백 포인트 지점으로 잡아준다.
3. 사이드 포인트에서 사이드 코너 포인트까지 커브 형태로 구레나룻 디자인을 만들어 준다.

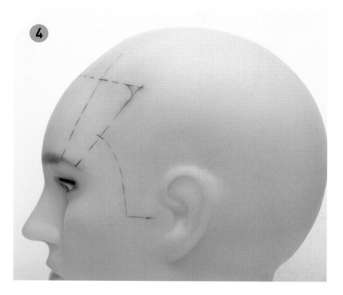

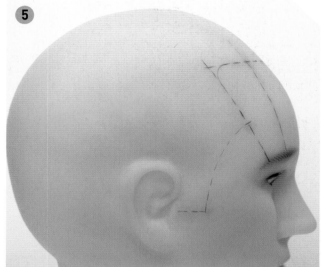

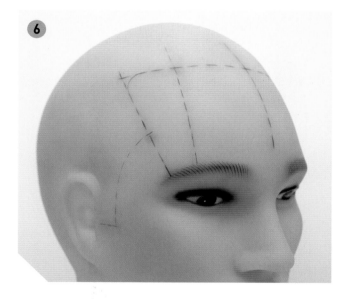

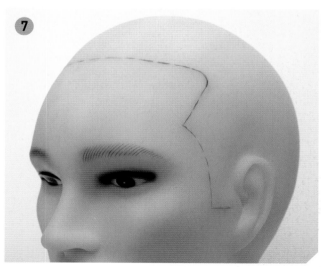

✎ 헤어라인 디자인 종류

헤어라인 디자인의 대표적인 형태는 6가지 종류가 있다. 각 자신의 얼굴형에 맞는 헤어라인을 선택하면 된다.

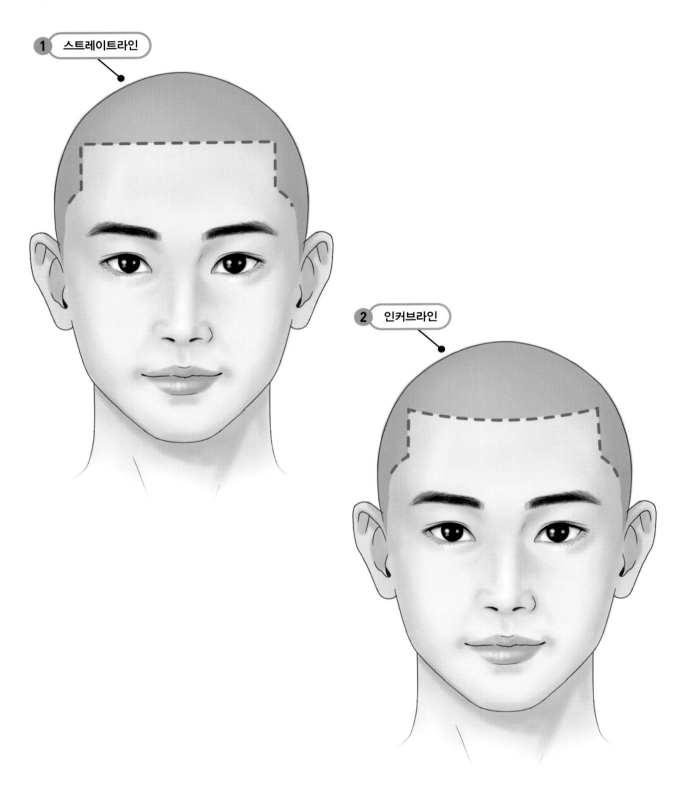

1 스트레이트라인

2 인커브라인

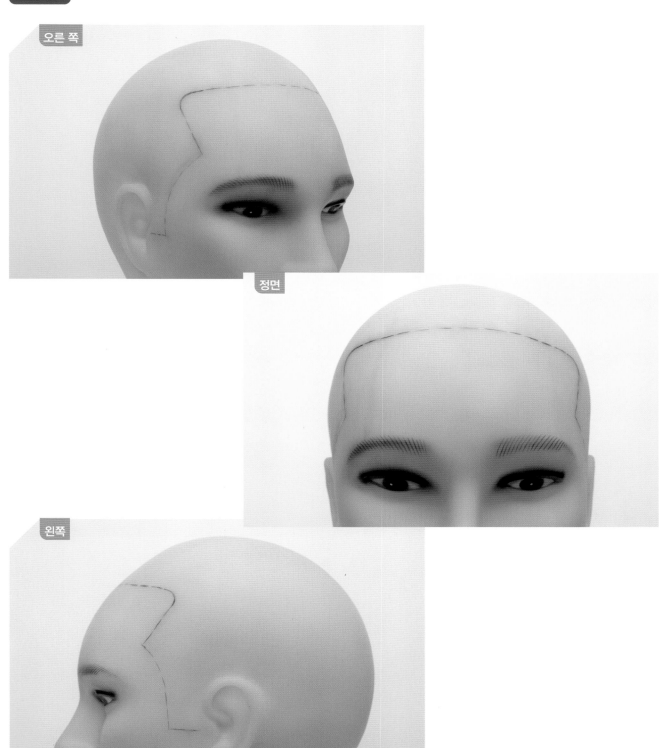

오른 쪽

정면

왼쪽

9 기본 라인 완성 후 좌·우 대칭을 확인한다. 확인 후 잔선을 지우고 완성된 디자인을 확인한다.

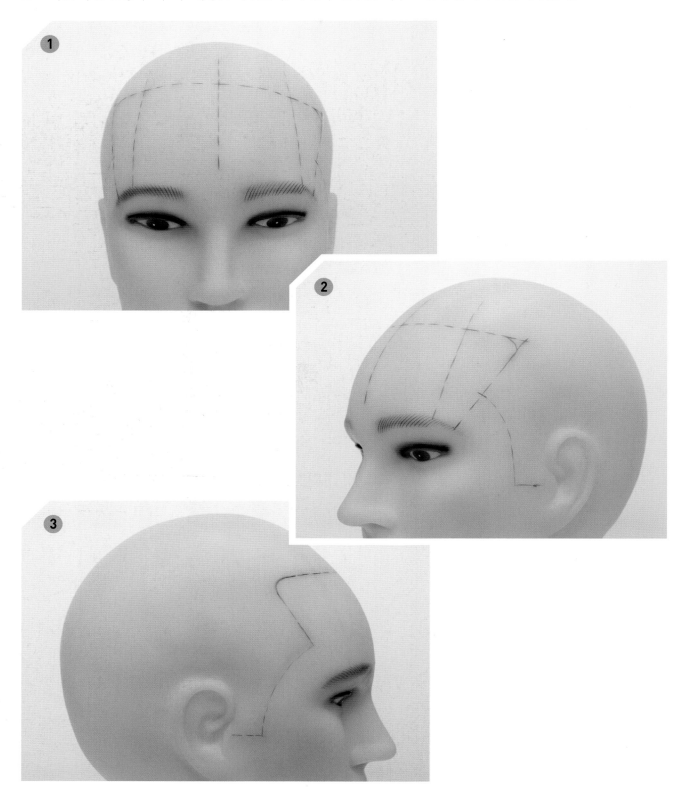

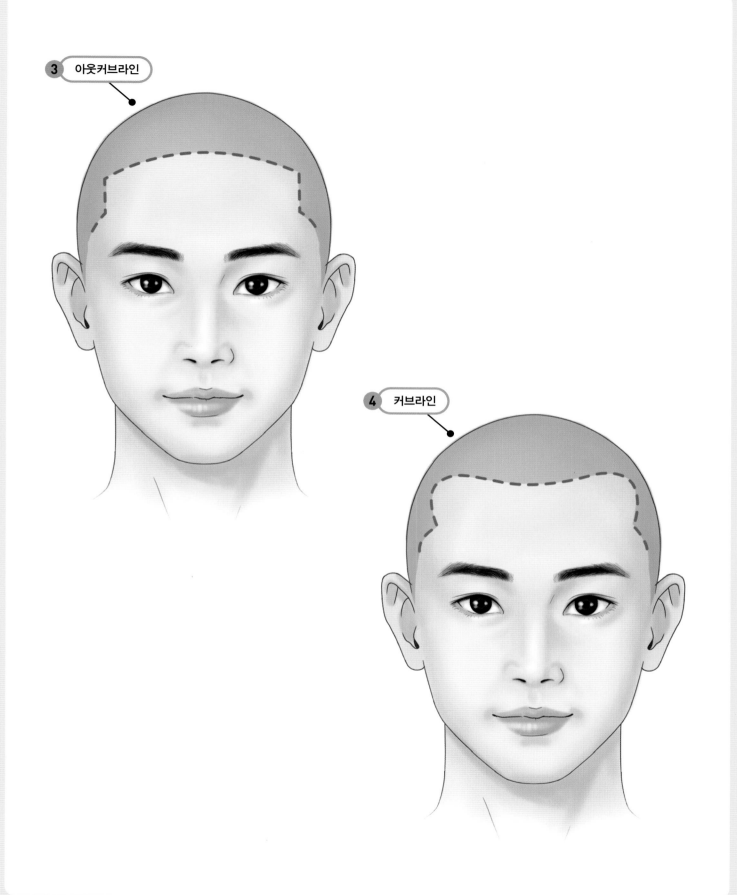

3 아웃커브라인

4 커브라인

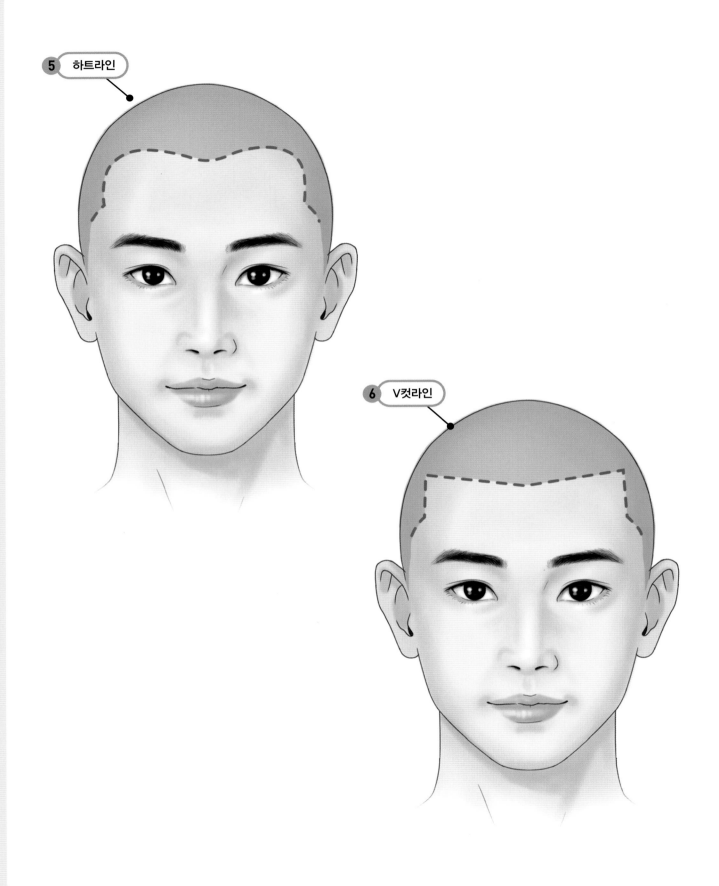

5 하트라인

6 V컷라인

구레나룻 디자인 종류

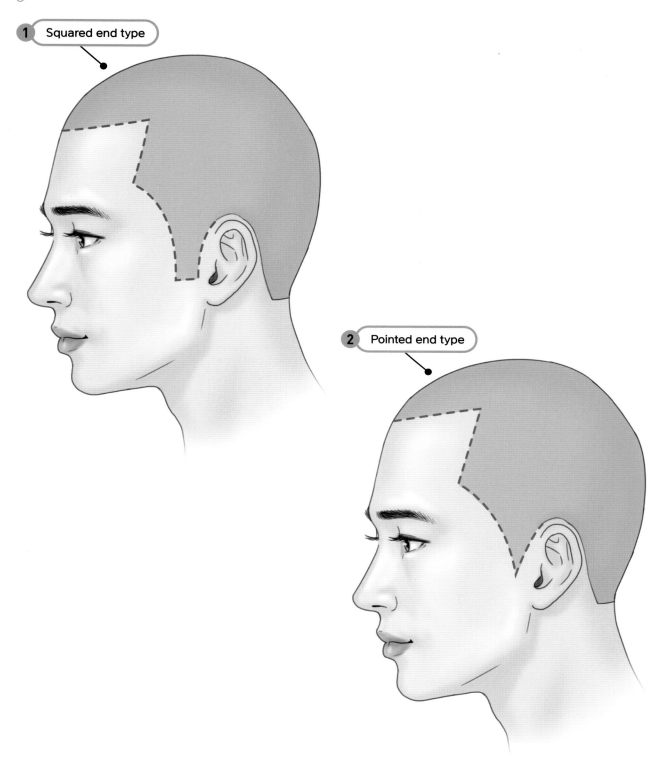

1 Squared end type

2 Pointed end type

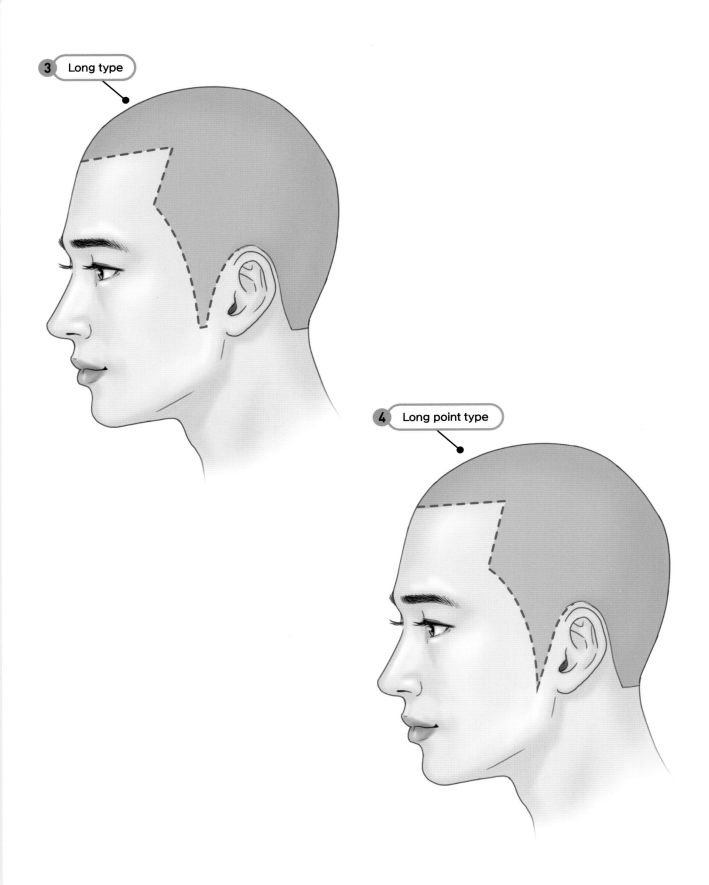

3 Long type

4 Long point type

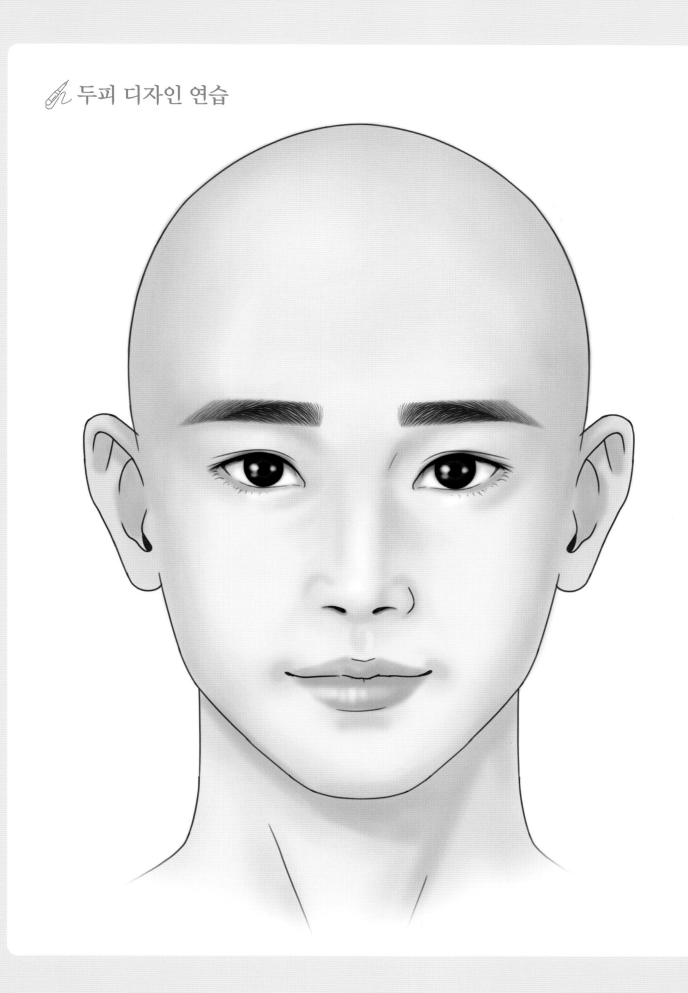

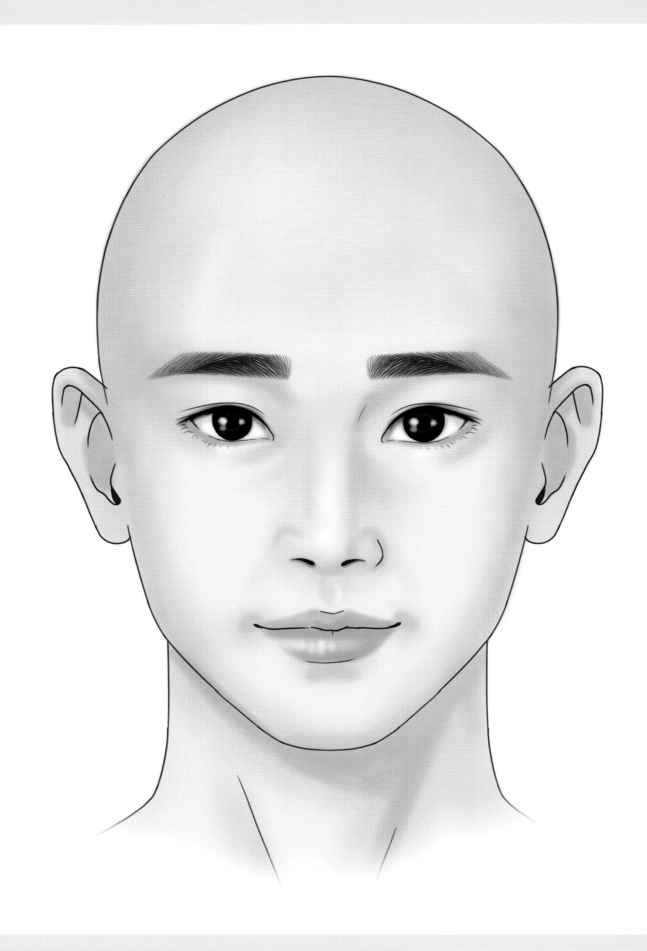

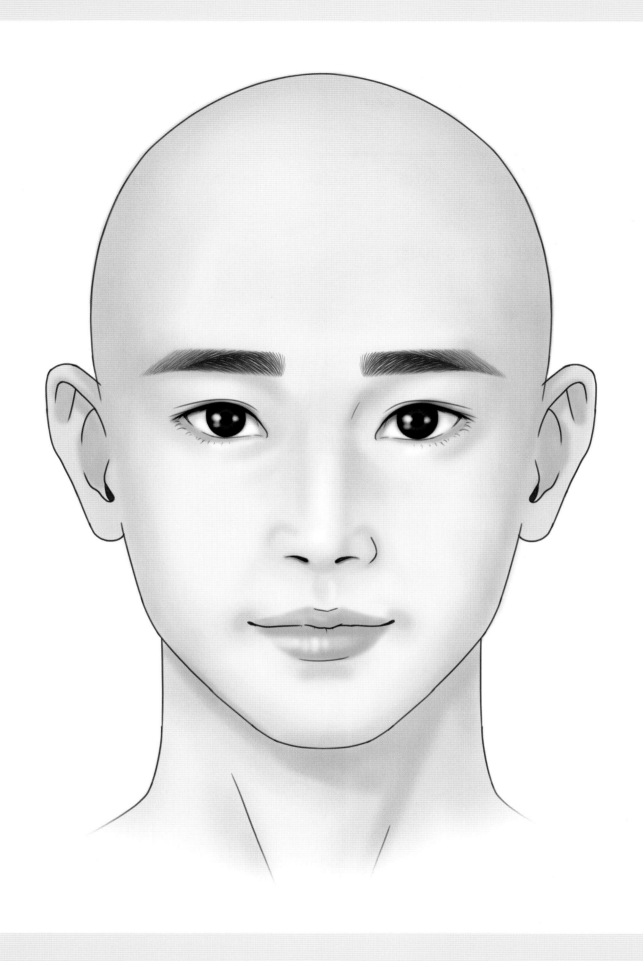

⑤ 남자 두피문신 시술 과정

준비물

머신　　색소　　1R 니들　　3R 니들　　색소컵 홀더　　색소컵 꼬리빗　　집게핀　　위생솜

1 남자 두피문신 시술 전 준비사항

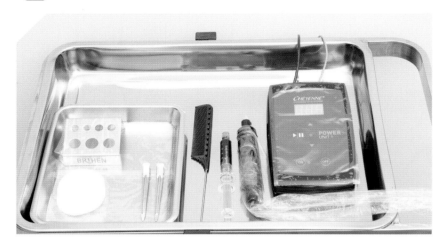

1 두피문신 작업전 필요한 재료를 셋팅한다. 시술 부위에 따라 1R 니들과, 3R 니들을 함께 사용할 수 있다.

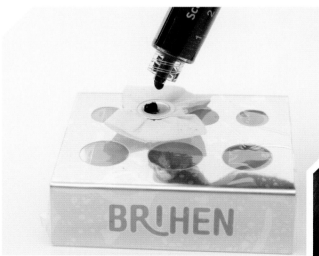

2 두피문신 전용 색소를 사용할 양 만큼 색소컵에 준비한다. 니들에 색소를 주입할 때 너무 많은 양을 넣지 않도록 주의한다. 주입한 색소량이 많으면 시술 시 색소가 한꺼번에 쏟아져 나와 주변으로 번질 수 있기 때문이다.

2 두피문신 시술 전 디자인

1 사진 촬영을 먼저 진행한다. 시술 전 사진은 다양한 각도에서 촬영한다. 얼굴이 전체적으로 보이는 각도와 시술 부위만 보이는 각도 모두 촬영하는 것이 좋다.

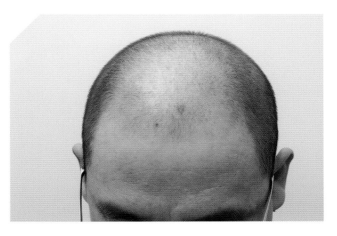
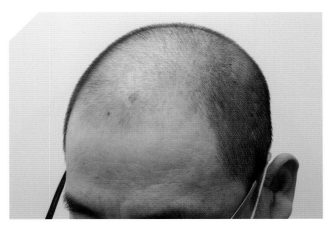
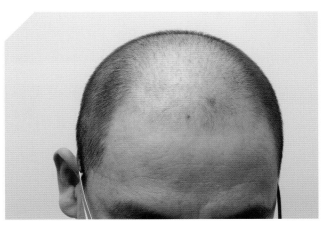
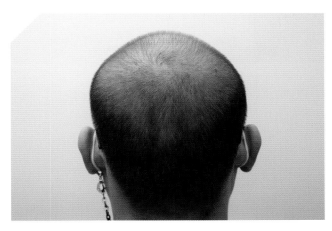
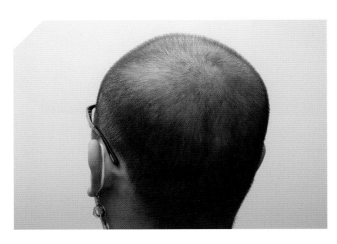
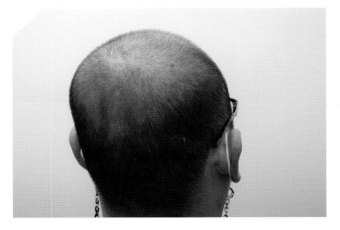

3 남자 두피문신 시술

1 디자인 작업 전에 고객과 충분한 상담을 진행한다. 얼굴의 중심선을 체크한다. 체크한 중심선부터 센터 포인트까지 연결한다. 눈썹 산에서부터 일직선으로 프론트 사이드 포인트까지 연결한다.

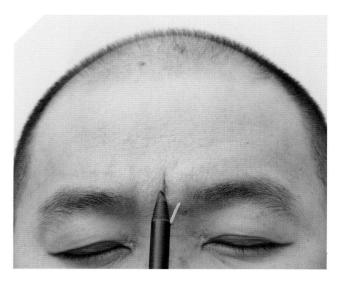
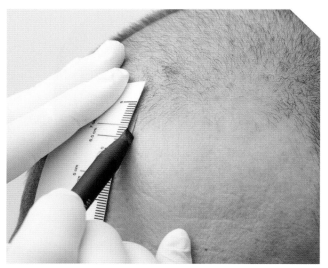
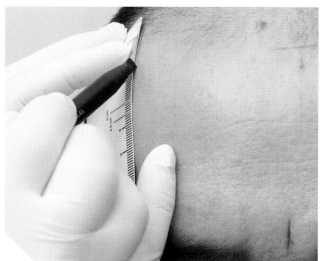
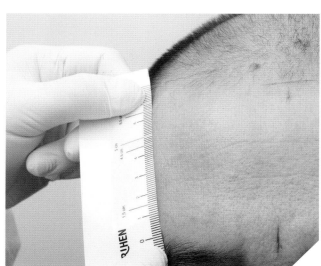

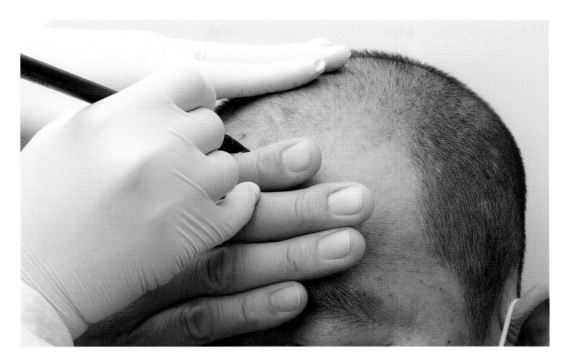

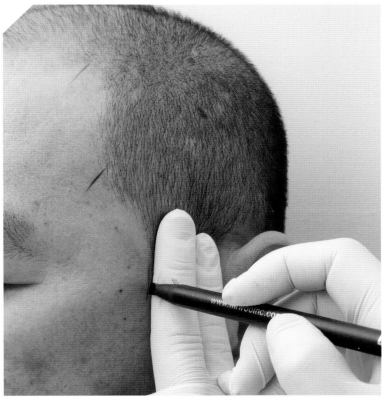

2 1. 고객의 손을 이용하여 이마 높이를 측정해 준다. 이때 이마에 손가락 4개를 얹고 측정한다.
2. 사이드 포인트를 체크하고, 구레나룻 라인까지 커브 형태로 연결해 준다.

3 각 포인트들을 연결하여 디자인을 완성해 준다.

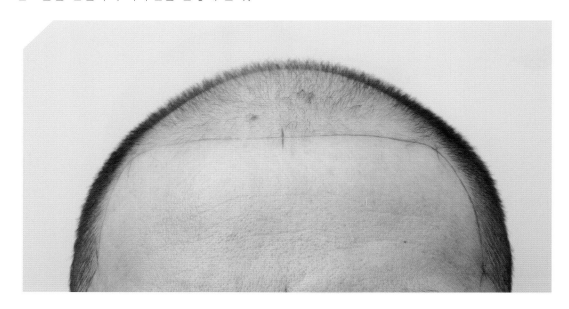

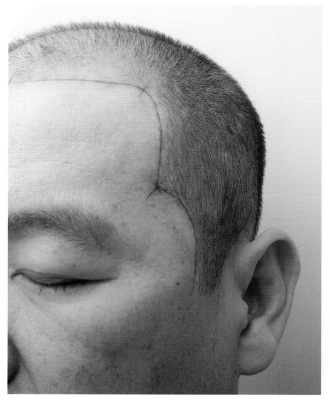

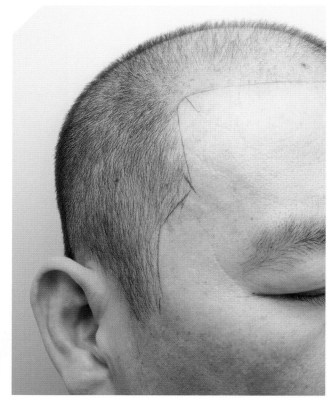

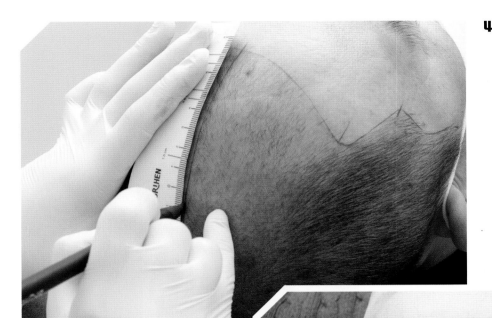

4 작업을 원활하게 할 수 있도
록 중앙에 중심선을 긋고 섹
션을 구분해 준다. 시술 시
효율성을 높이기 위해 일정
한 간격의 스퀘어 모양으로
나눈다.

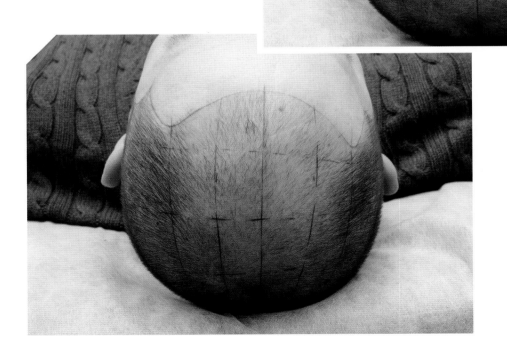

5 두상의 구형태를 고려하여 일정한 간격의 스퀘어 모양으로 나눈 좌측, 우측 모습이다.

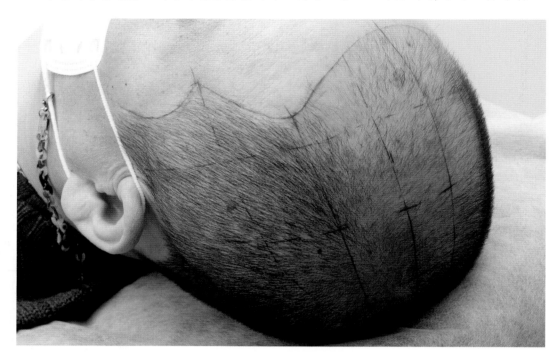

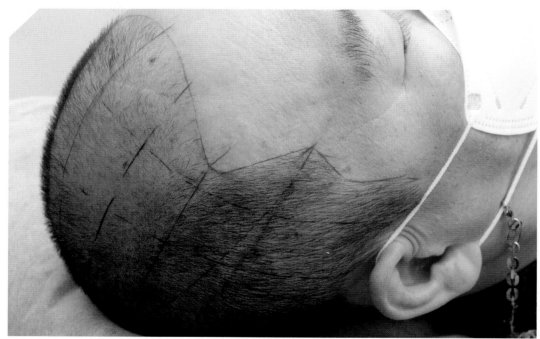

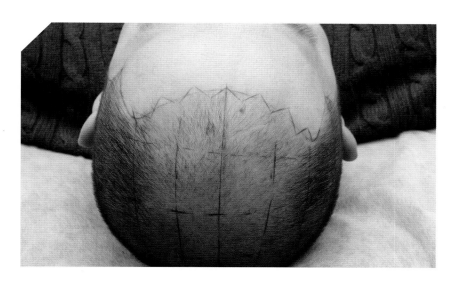

6 헤어라인을 자연스럽게 만들기 위해 지그재그라인을 그려준다.

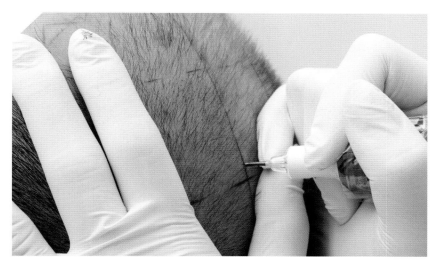

7 섹션을 나누어 놓은 틀에서부터 1차 간격으로 작업을 진행해 준다. 이때 주의할 점은 헤어라인 선부터 시작하지 않고 탑포인트부터 시술하는 것이 좋다. 시술 각도는 90도를 유지하며 반대쪽 손으로 두피를 팽팽하게 당겨준다.

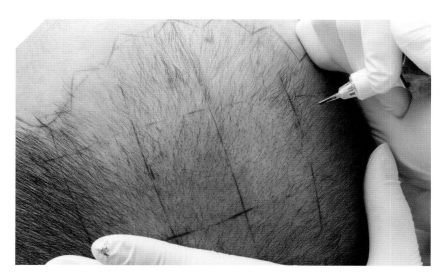

8 니들은 0.5~1mm 깊이로 아주 가볍게 터치한다.

4 남자 두피문신 시술 마무리

1
1. 1차 밀도보강 작업 시술 직후이다.
2. 1차 작업에서는 미세한 도트 간격이 넓기 때문에 두피의 풍성함은 느껴지지 않는다.
3. 작업 회차에 따라 밀도가 촘촘하게 높아진다.

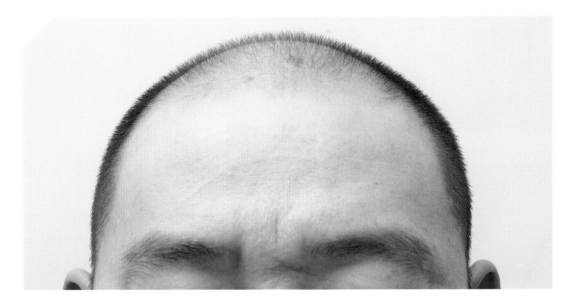

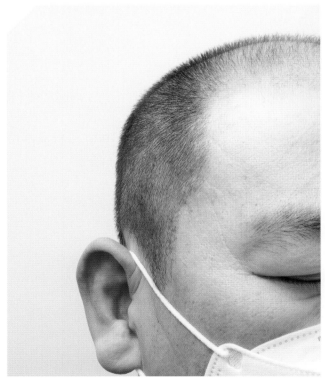
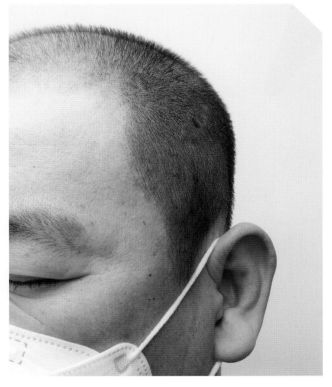

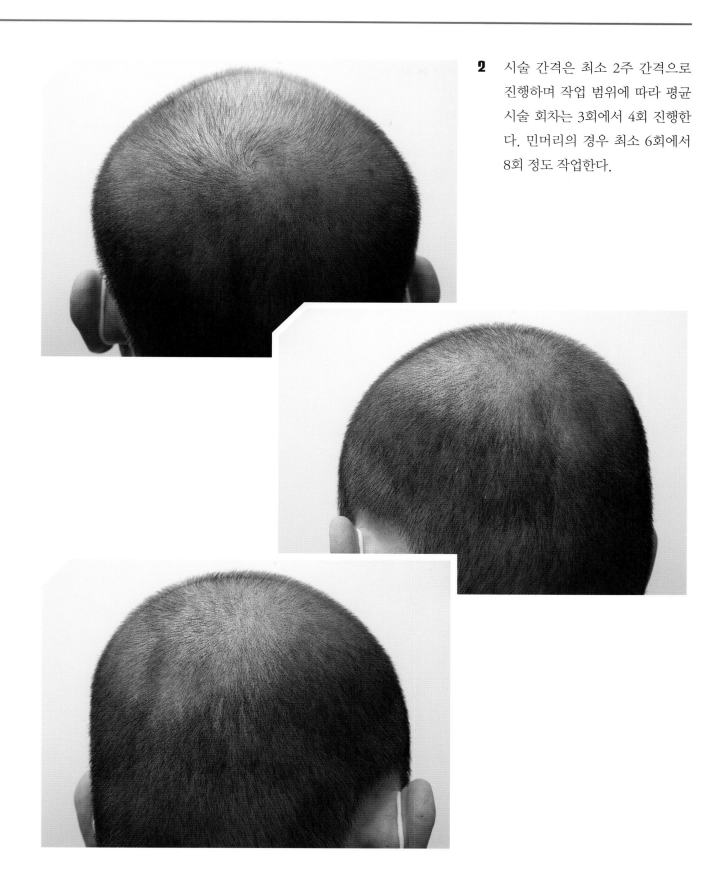

2 시술 간격은 최소 2주 간격으로 진행하며 작업 범위에 따라 평균 시술 회차는 3회에서 4회 진행한다. 민머리의 경우 최소 6회에서 8회 정도 작업한다.

⑥ 여자 두피문신 시술 과정

1 여자 두피문신 시술 전 준비사항

여자 가르마 밀도 보강 작업 전 시술 부위 두피상태를 꼼꼼하게 체크하고 사진 촬영을 진행한다. 이때 두피
상태에 따라 작업 깊이가 달라질 수 있다. 만약 두피상태가 매우 붉고 민감한 경우는 시술하지 않는다.
두피의 각질이 많은 경우 시술1~2주 전부터 두피 스케일링 또는 각질제거를 진행한다.

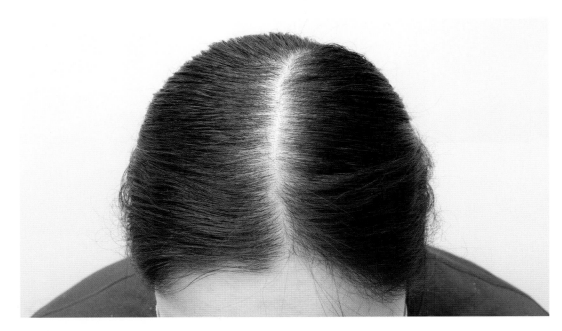

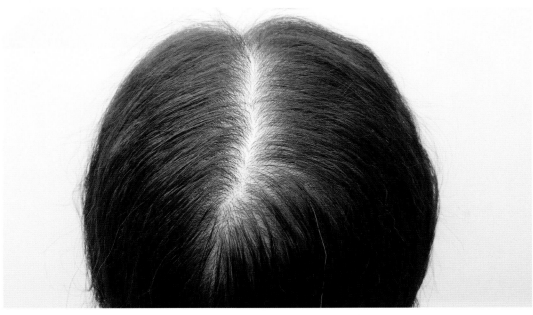

2 여자 두피문신 시술 디자인

가르마 작업이 들어갈 부위의 중심선을 디자인 펜슬로 그려준다. 꼬리빗을 이용하여 가르마 중심선에서 왼쪽과 오른쪽 각 3cm 넓이로 지그재그 라인의 그라데이션 존을 만들어 준다.

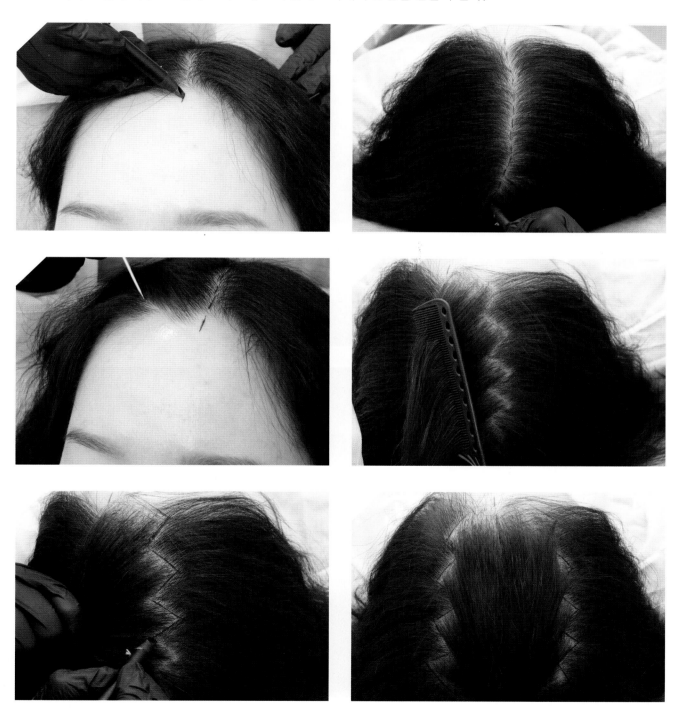

3 여자 두피문신 시술

1 사용할 니들은 1R 니들과 3R 니들 2종류를 준비한다. 헤어라인과 가까운 부위는 1R 니들로 사용하며, 탑 포인트에서 정수리 쪽으로 내려갈수록 3R 니들을 적절히 활용해 준다.

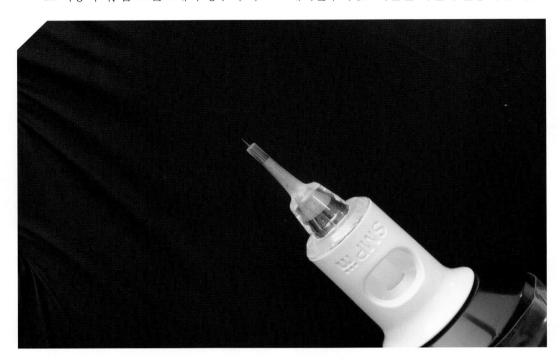

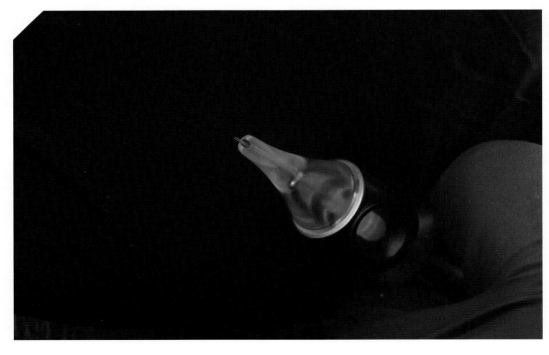

2 여자일 경우에는 헤어 컬러에 따라 두피문신(SMP) 색소에 증류수로 농도를 조절해서 사용한다. 현재 모델의 경우 두피상태가 민감하고 모발이 검은 상태여서 두피문신(SMP) 블랙과 증류수를 1:1로 믹스하였다. 니들의 길이는 2mm 정도로 길게 작업하는 것이 좋다.

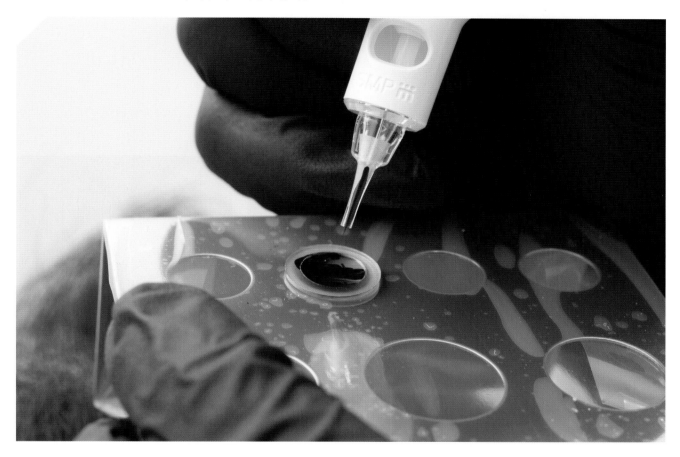

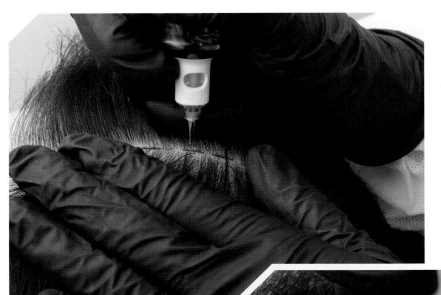

3 머신은 주먹을 쥐듯이 잡아주고 1R 니들의 각도는 90도를 유지한다. 반대쪽 손바닥 전체를 이용하여 시술 부위 전체를 팽팽하게 스트레치 준다.

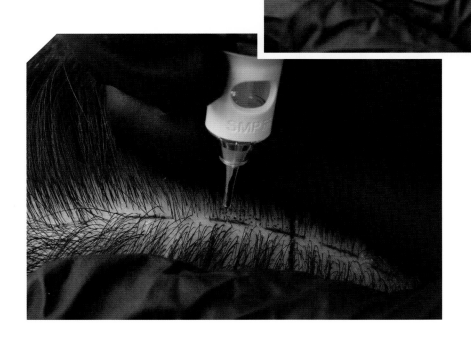

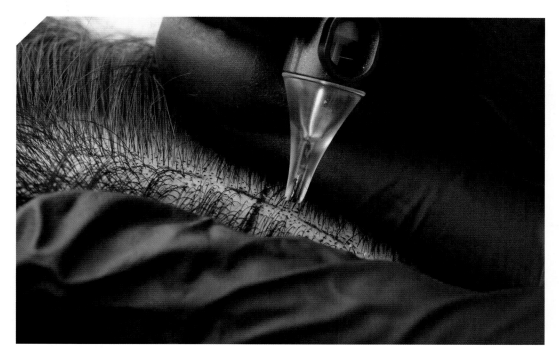

4 간격을 촘촘하게 작업 해야하는 경우 중지와 검지 사이 스트레치를 주어 정교하게 들어간다.

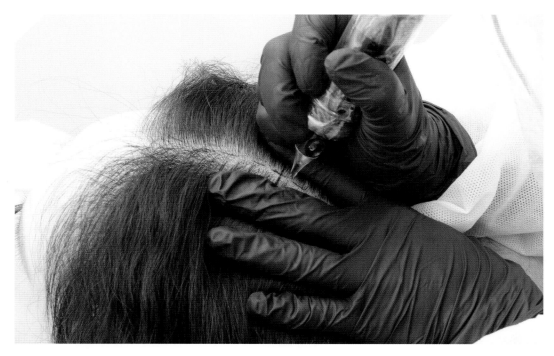

5 시술 부위 가르마 주변으로 자연스럽게 그라데이션 하면서 들어간다.

4　여자 두피문신 시술 마무리

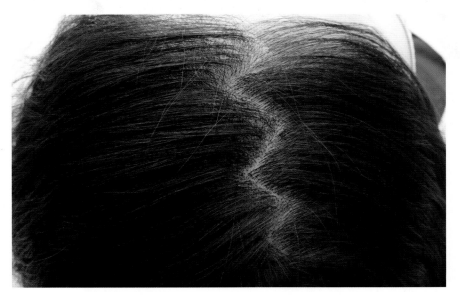

1　그라데이션 존 작업 후 모습이다. 가르마 주변으로 자연스럽게 그라데이션 되었다.

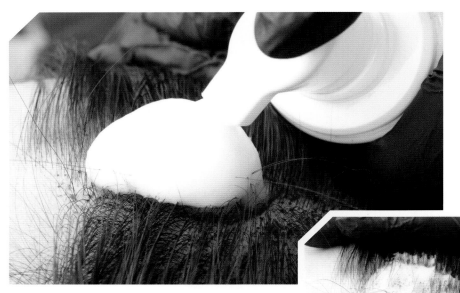

2　시술 부위는 그린솝을 이용하여 색소를 깨끗하게 닦아준다.

3 여자 가르마 두피문신 1차 작업 직후이다. 시술 직후보다 다음 날 색이 더 진하게 보이며, 미세 각질이 5~7일 정도 발생할 수 있다. 여성 가르마 밀도 작업은 두피 상태에 따라 2~3주 간격으로 2~3회 진행한다.

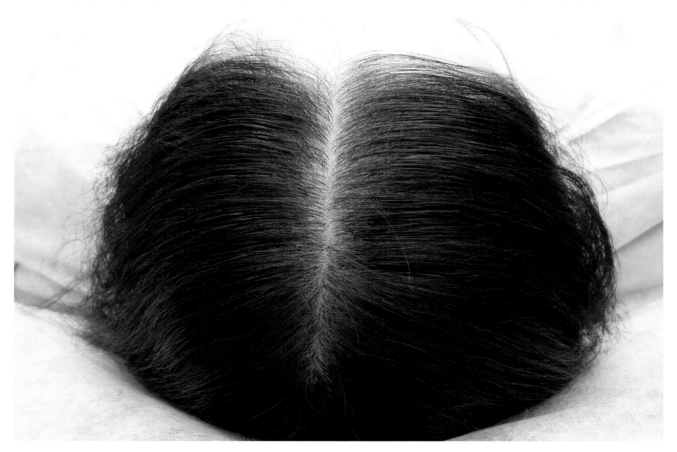

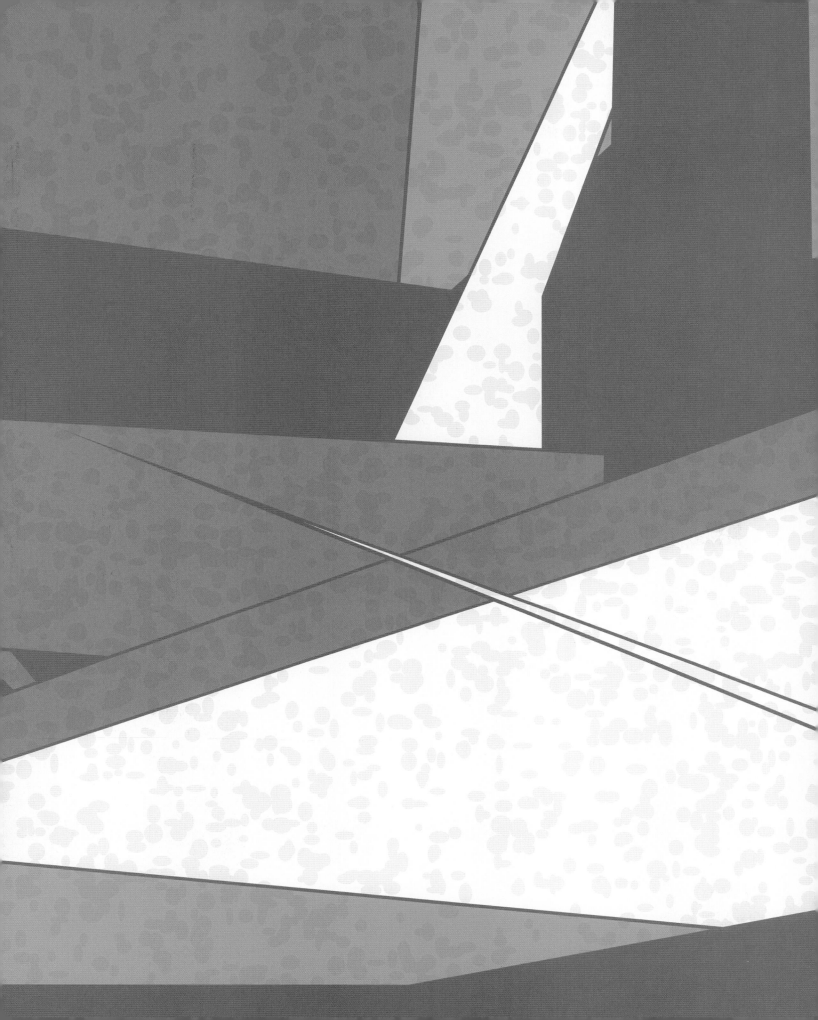

PART

III

반영구화장 패턴 연습장

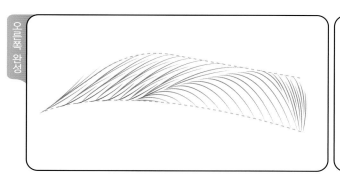

오른쪽 완성

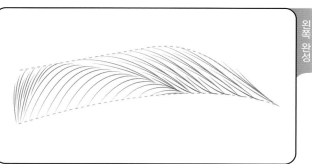

왼쪽 완성

오른쪽

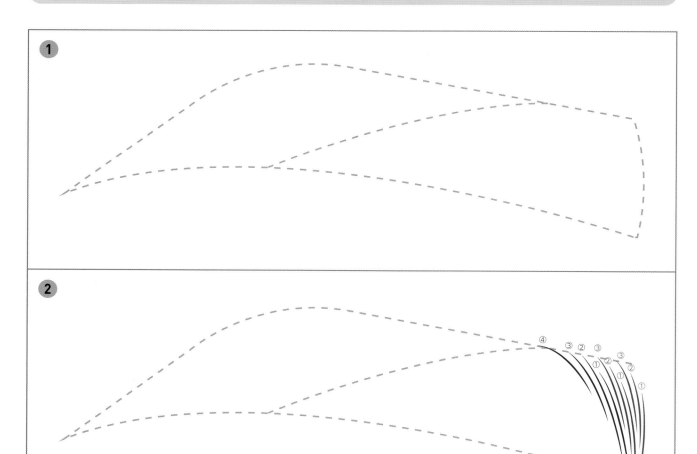

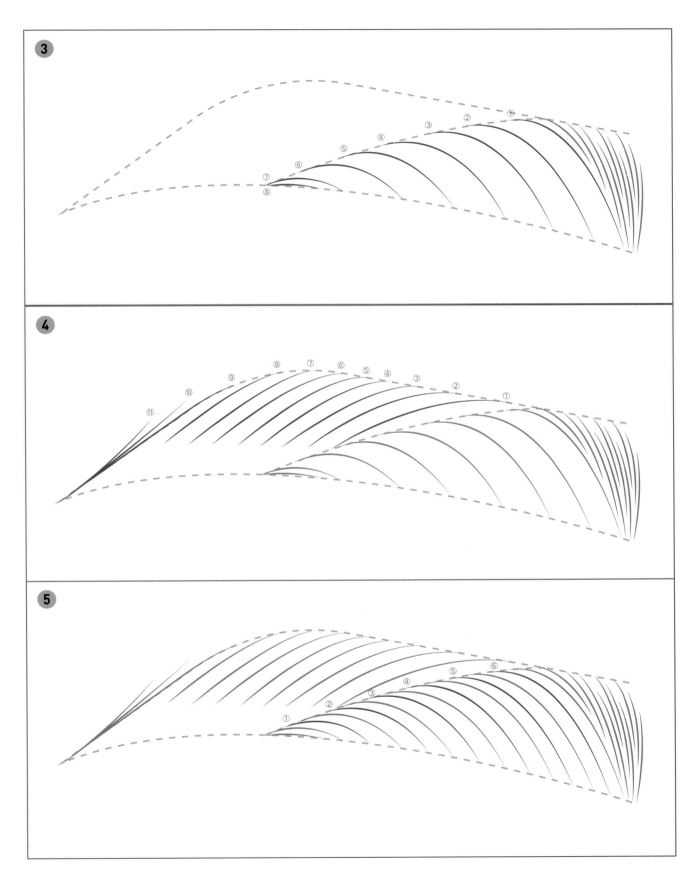

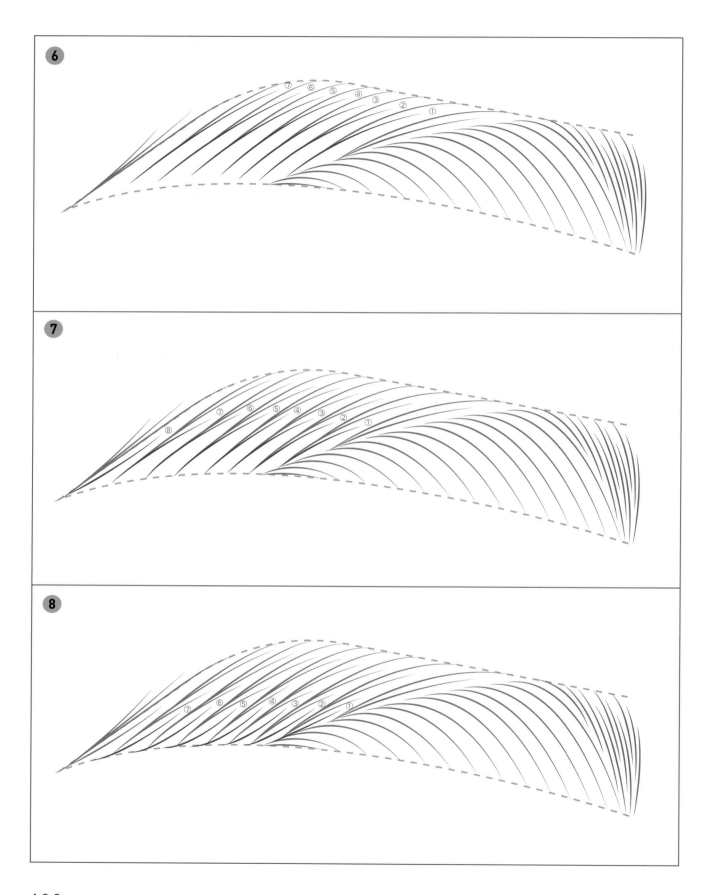

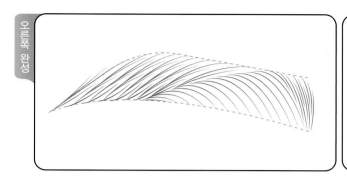

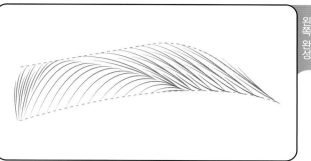

오른쪽 완성

왼쪽 완성

왼쪽

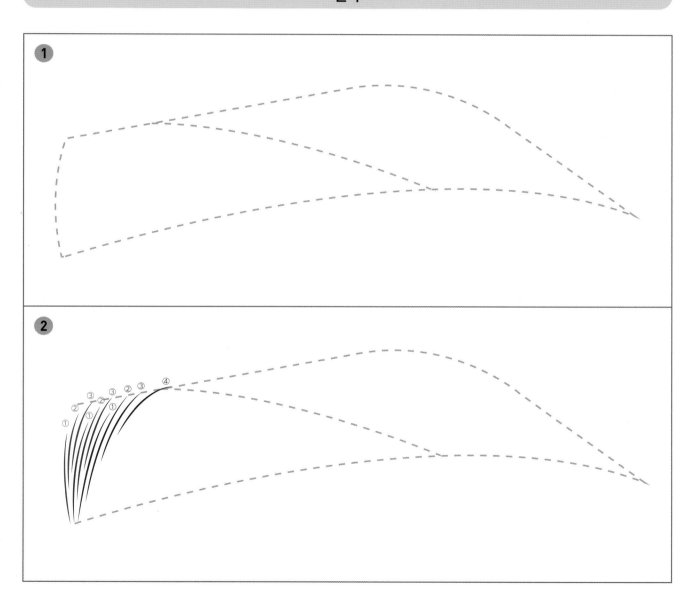

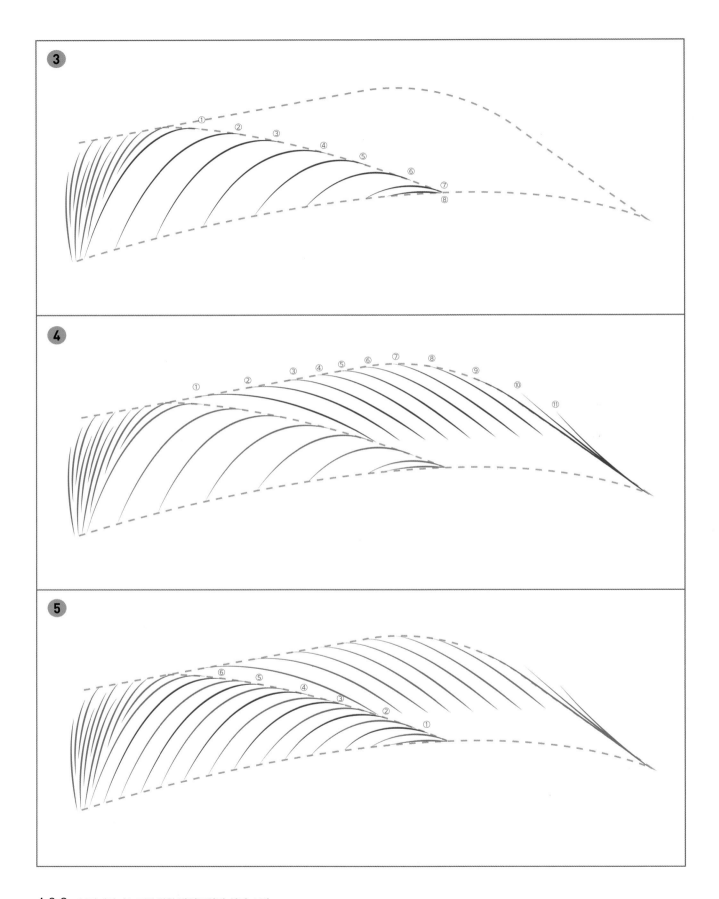

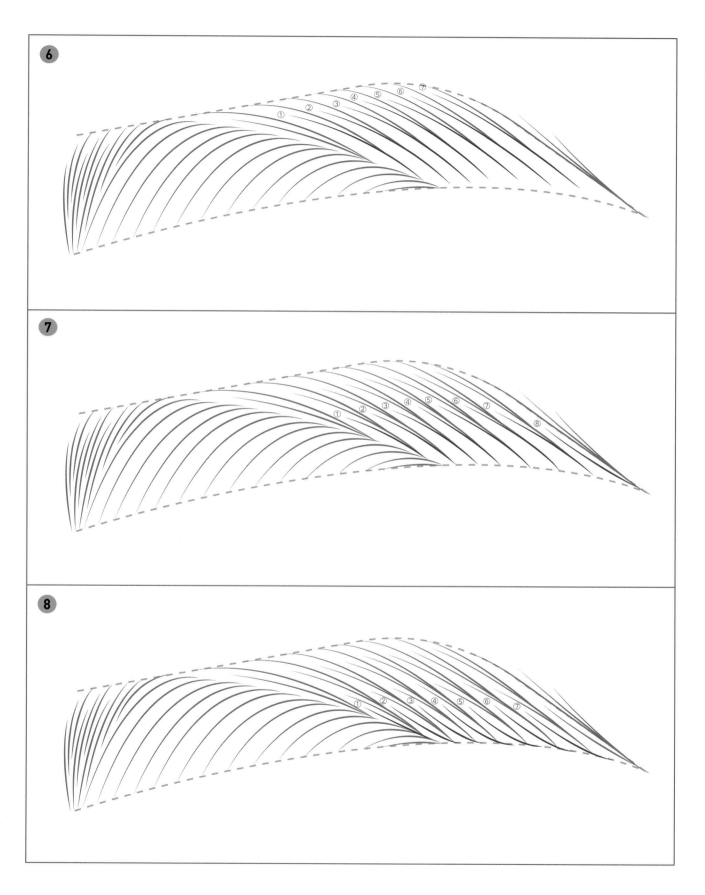

엠보 기법 패턴 **따라 그려보기**

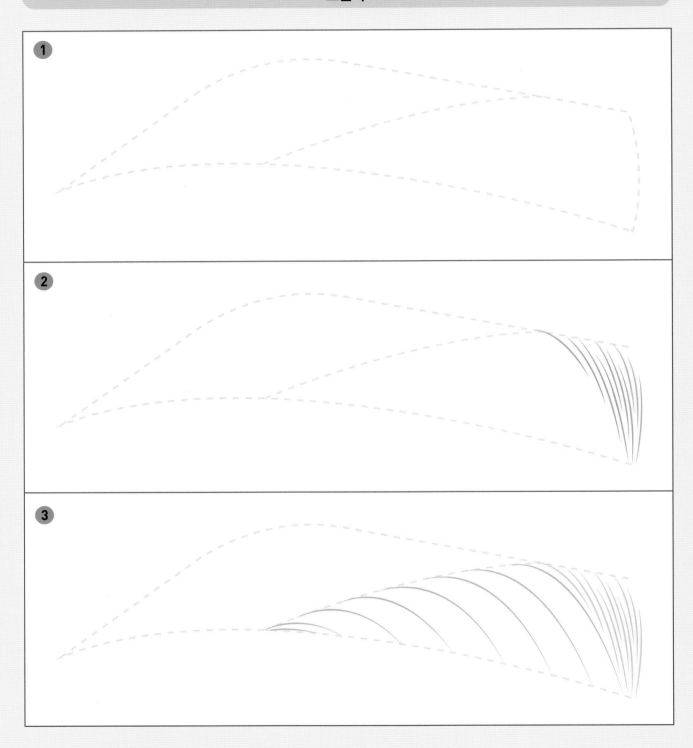

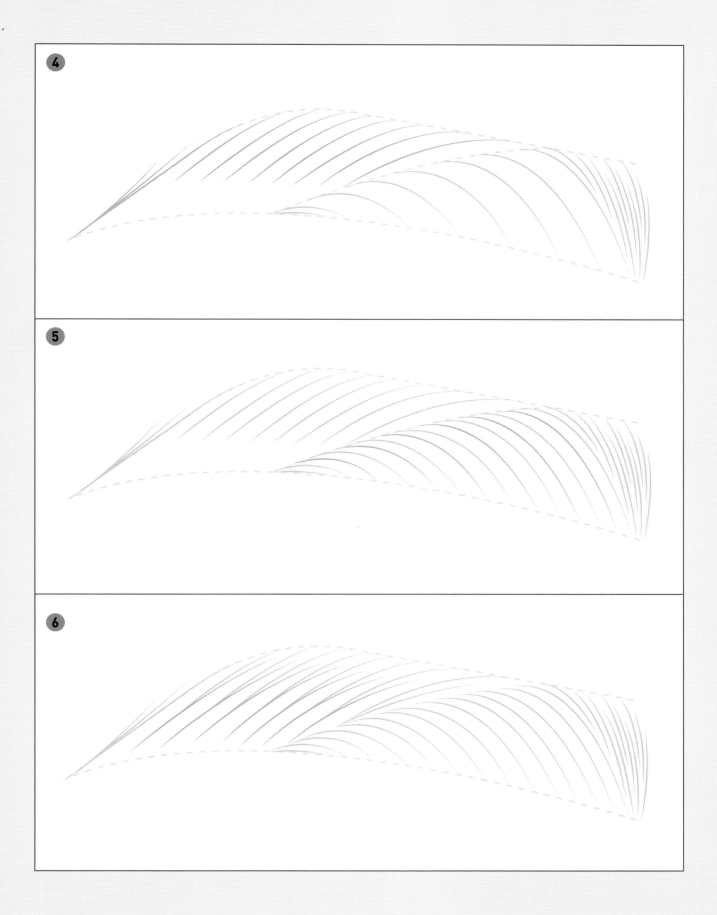

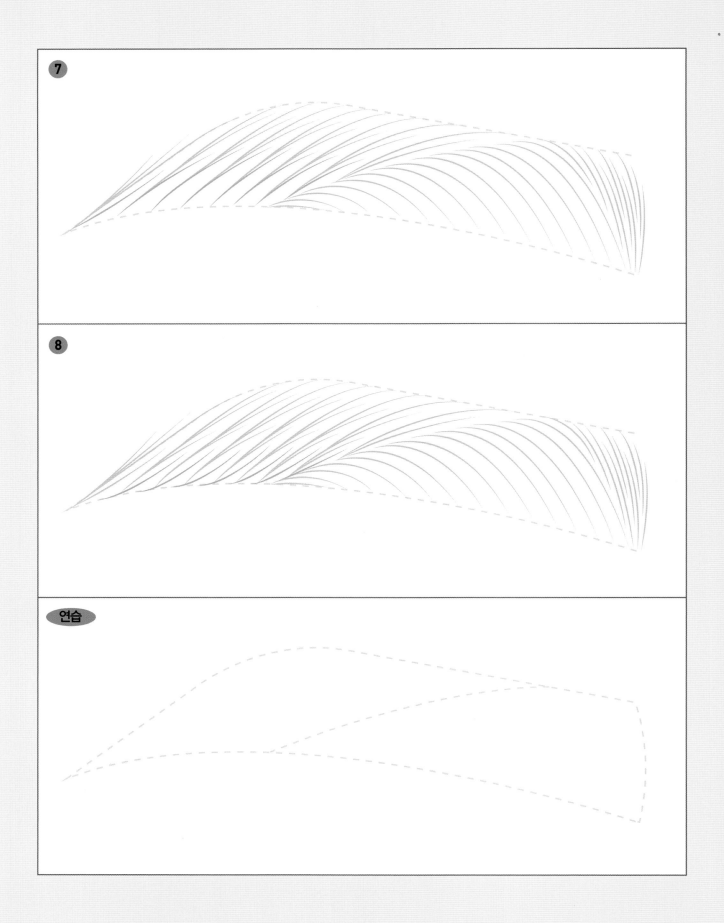

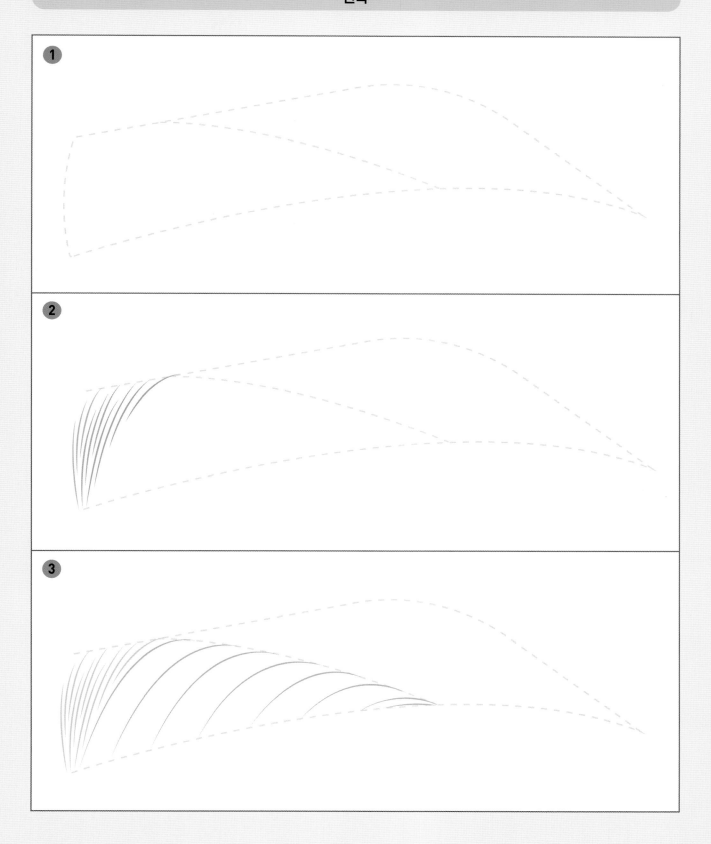

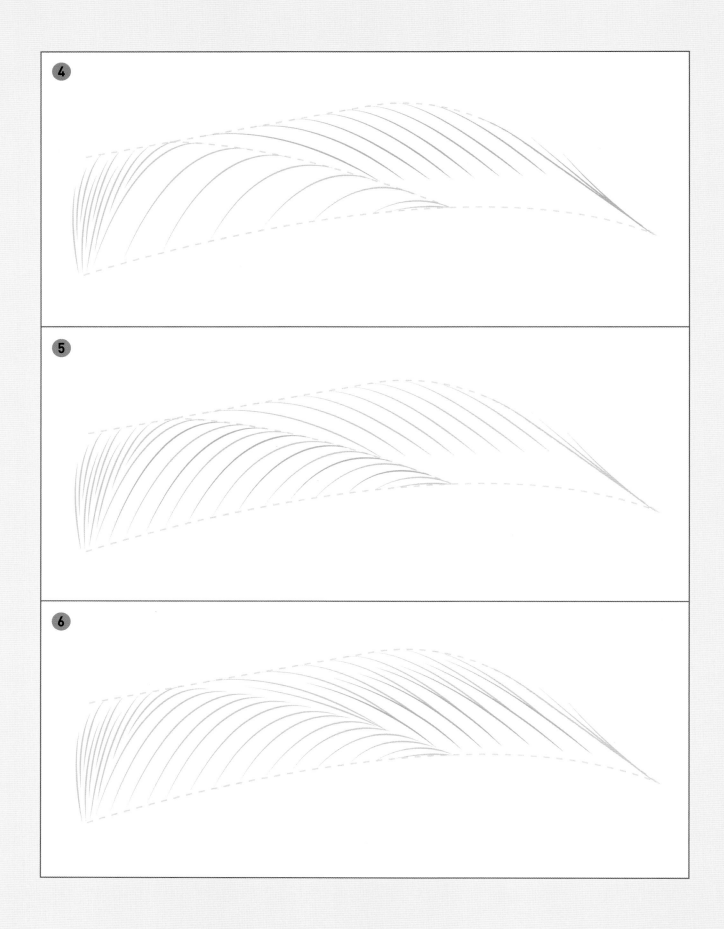

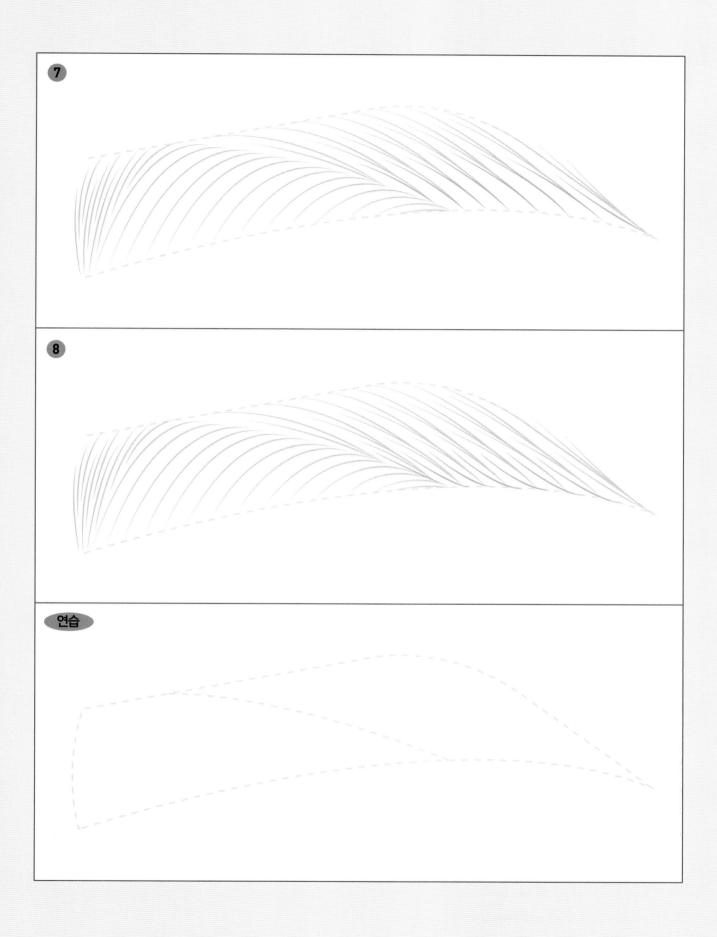

7

8

연습

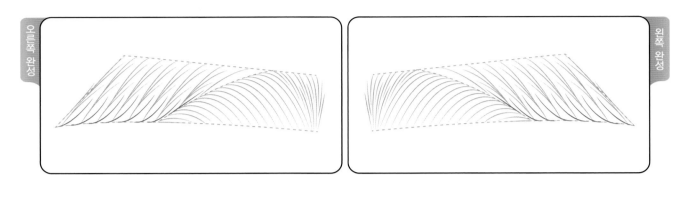

오른쪽

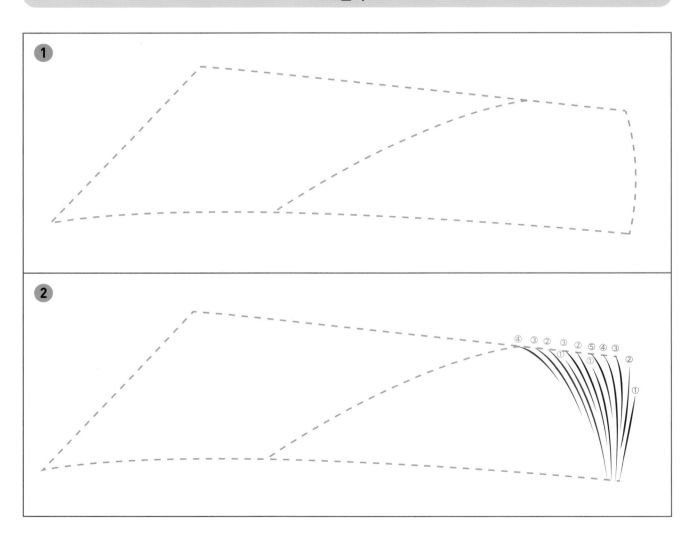

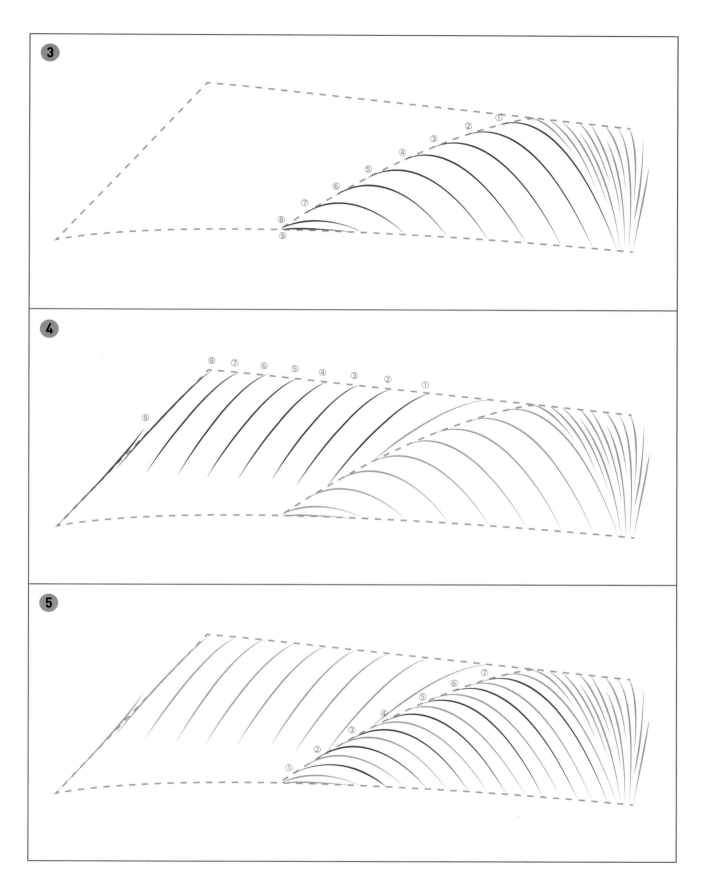

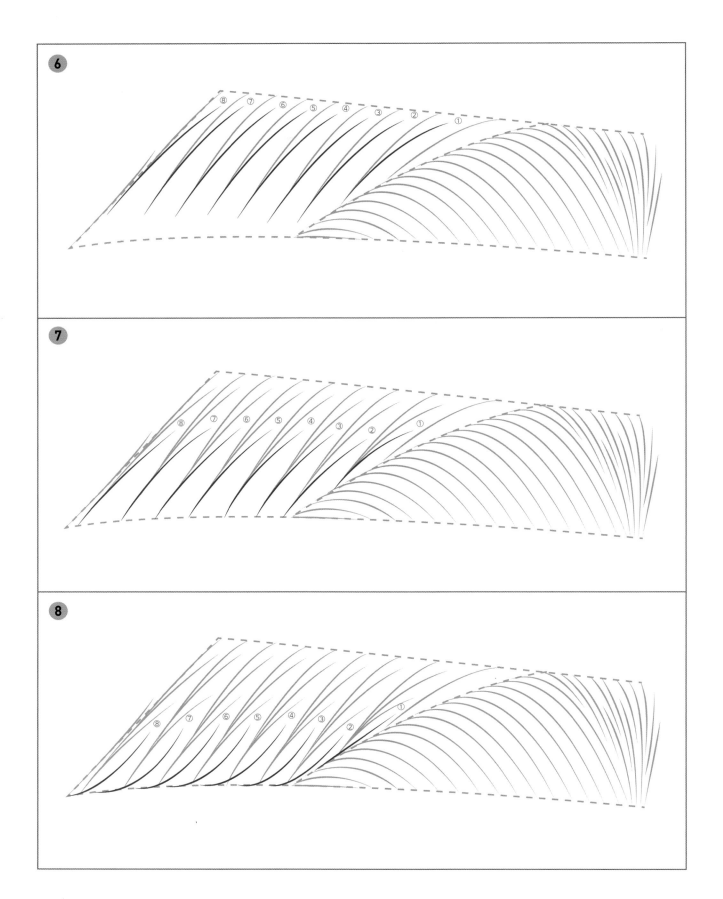

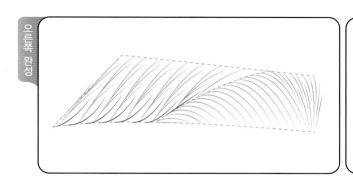

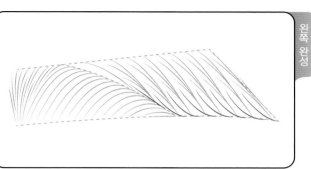

왼쪽

1

2

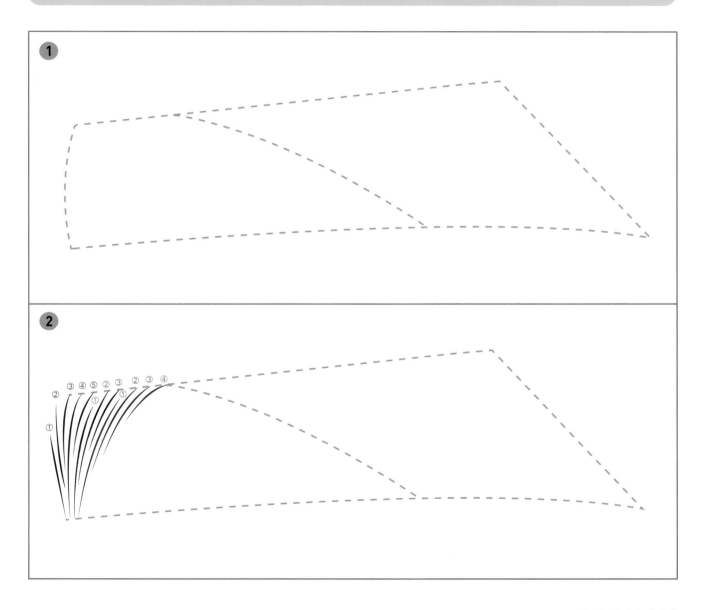

왼쪽

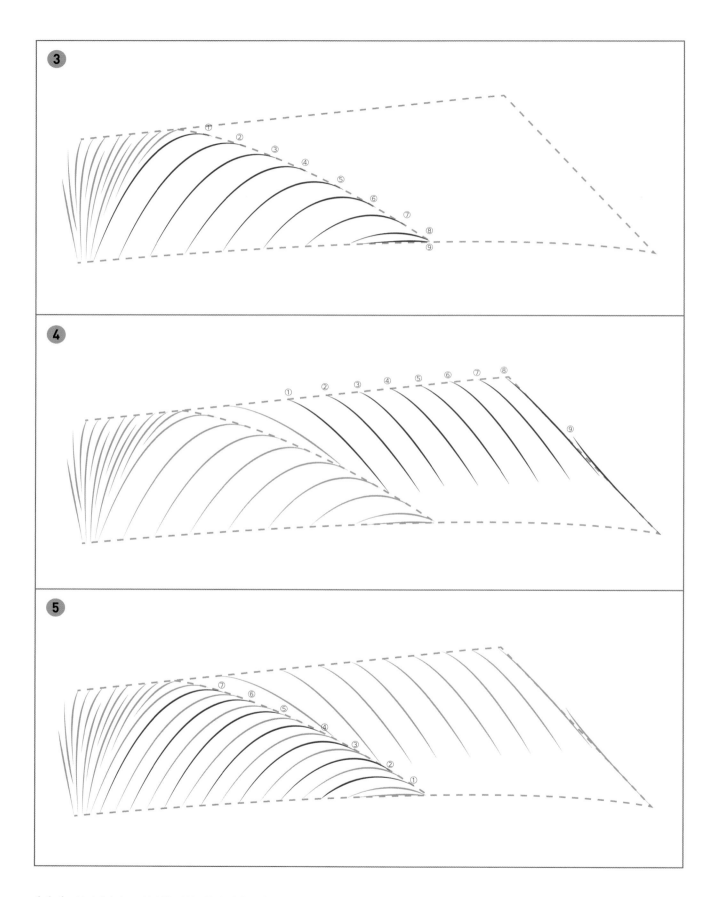

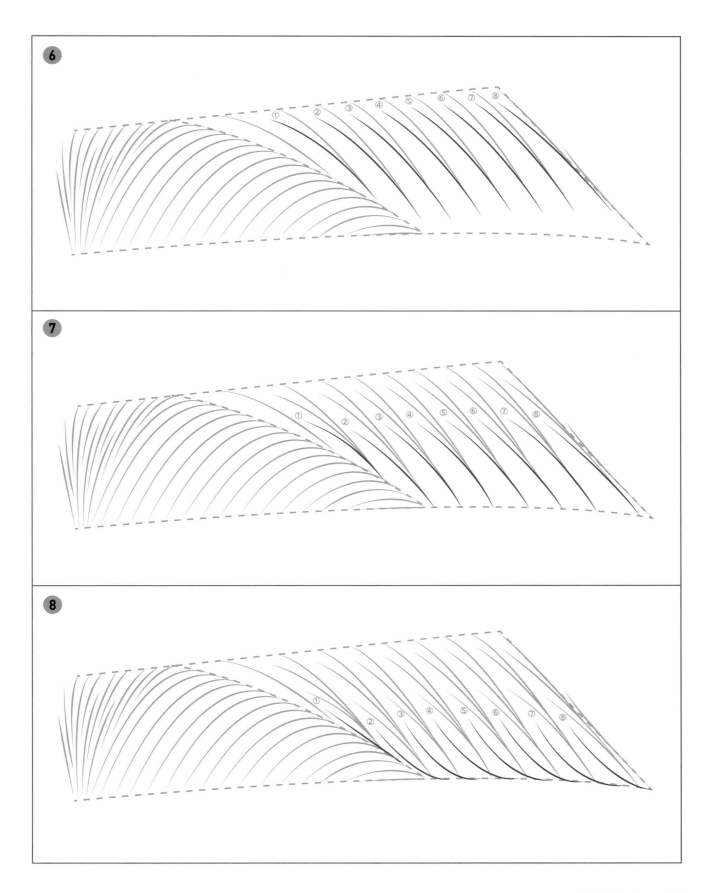

남자 눈썹 패턴 **따라 그려보기**

오른쪽

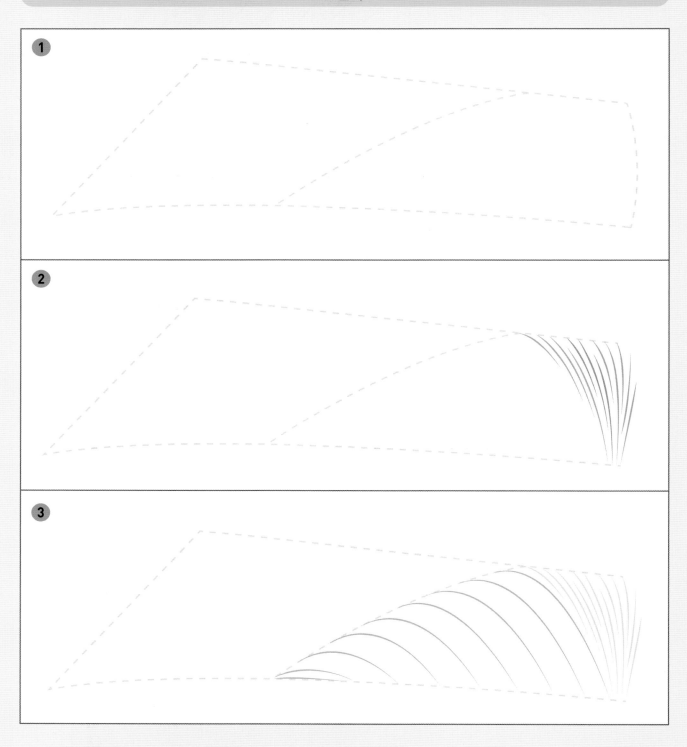

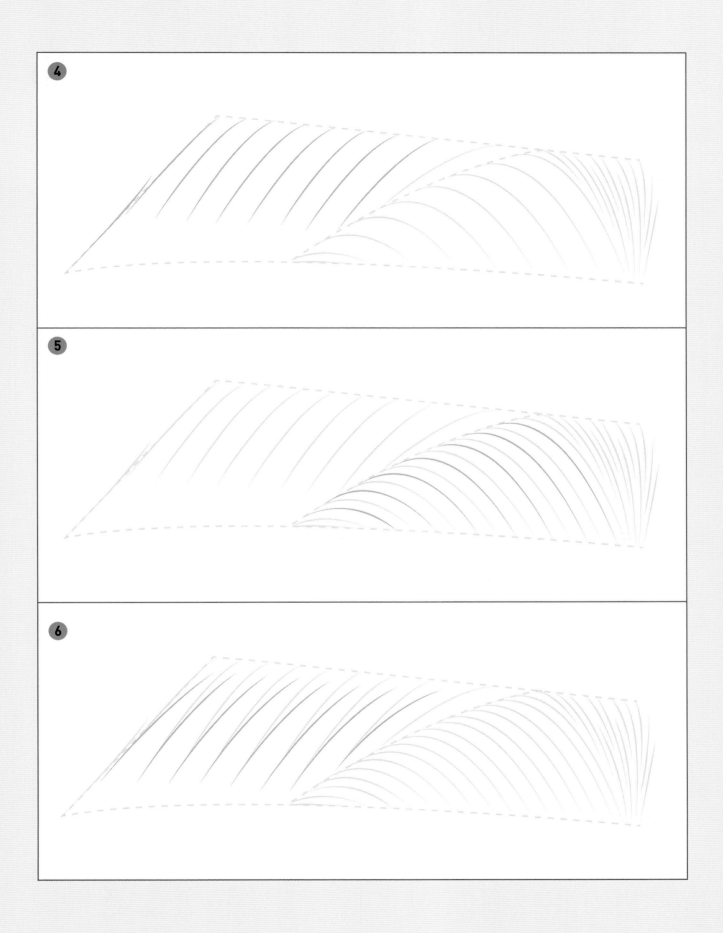

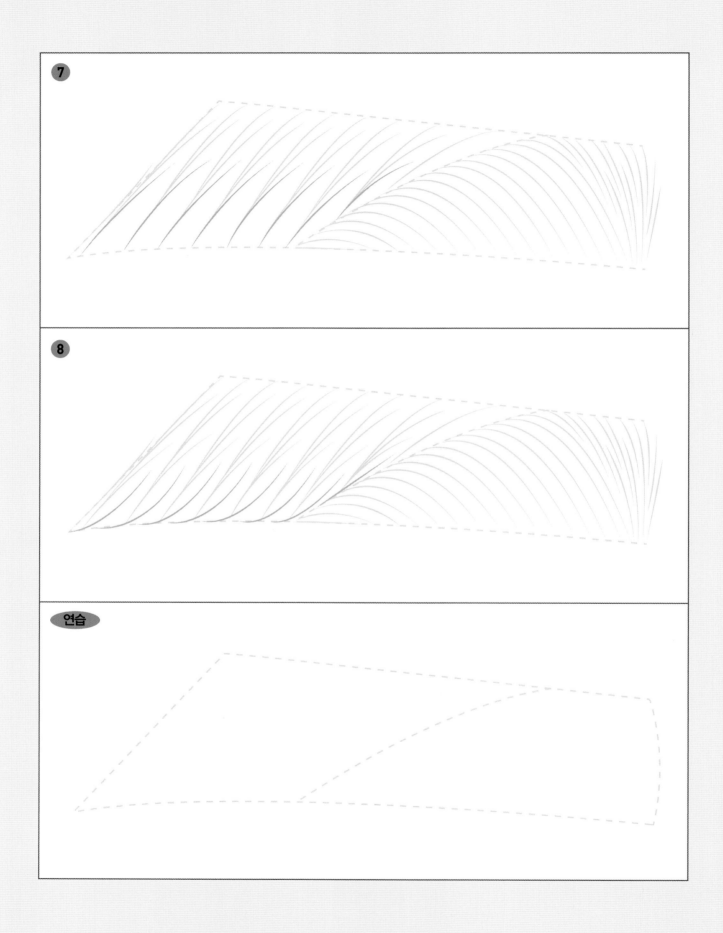

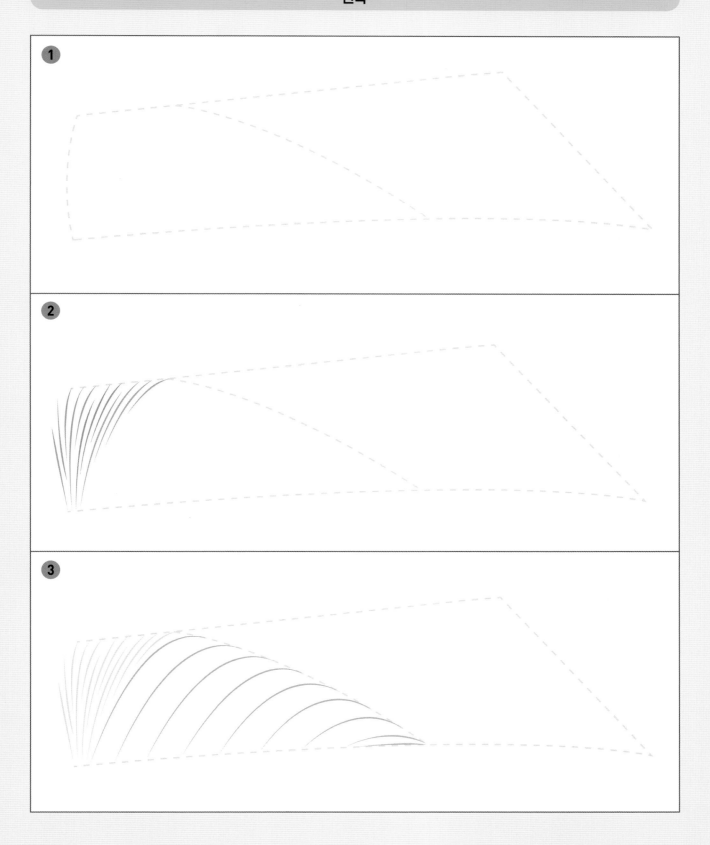

왼쪽

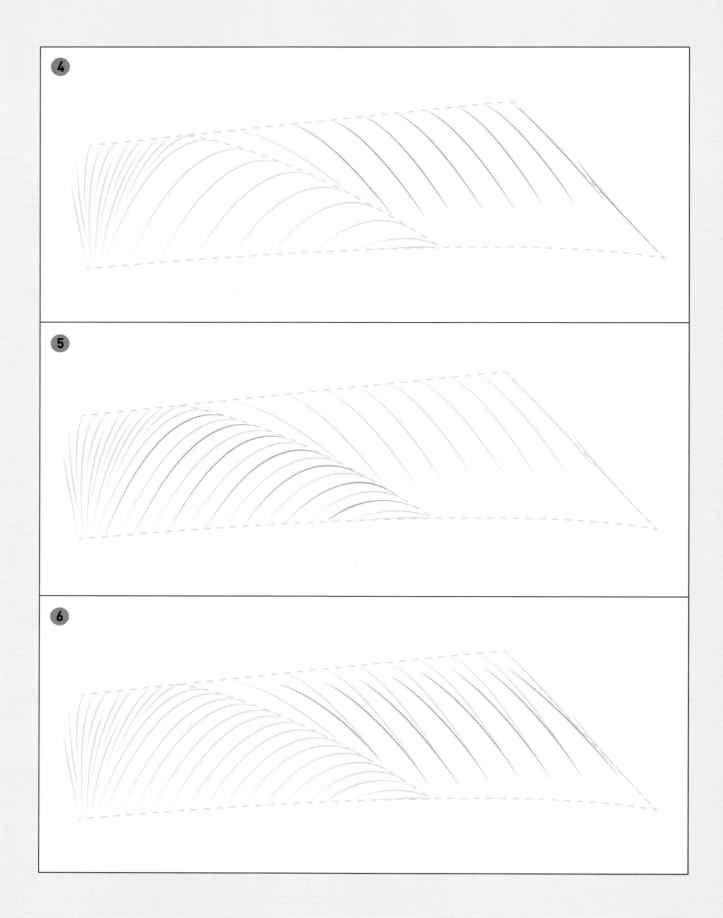

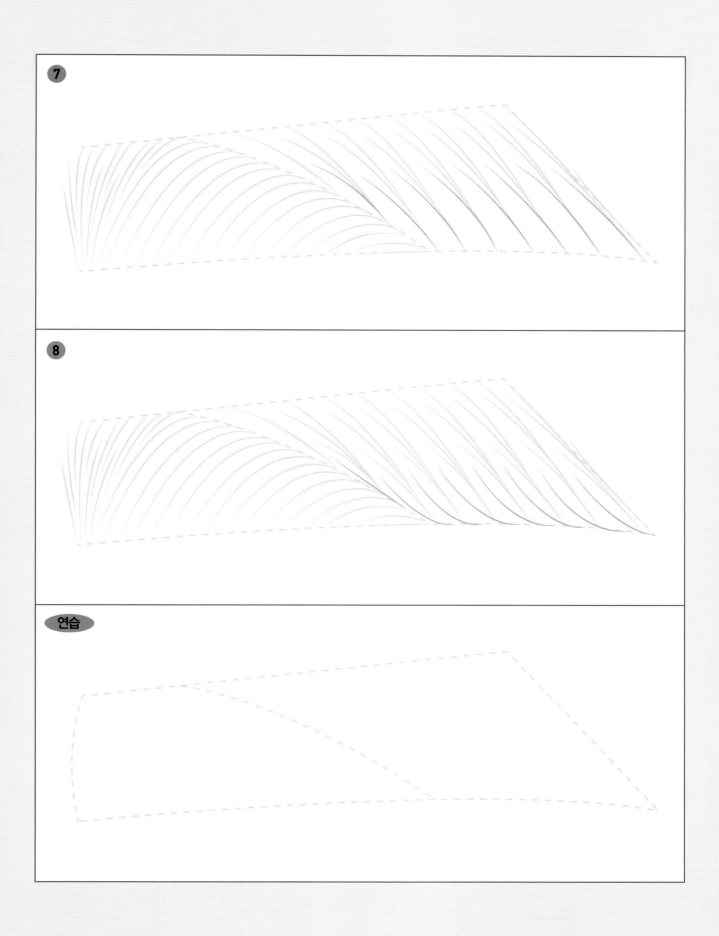

7

8

연습

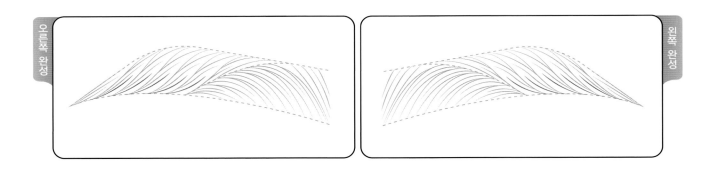

오른쪽

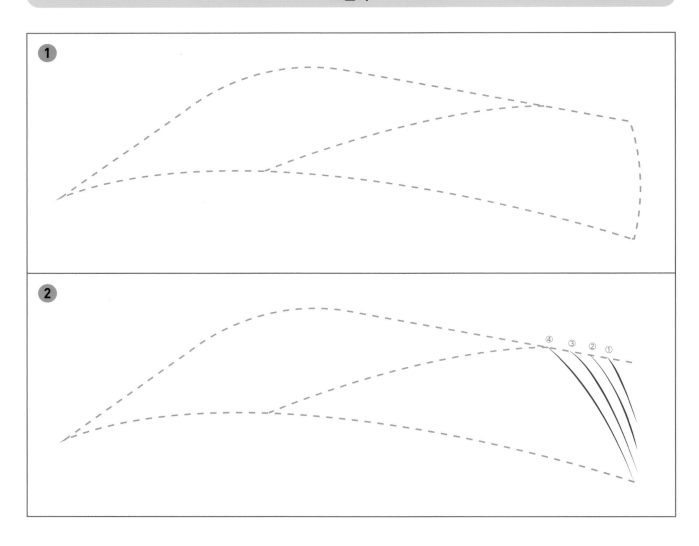

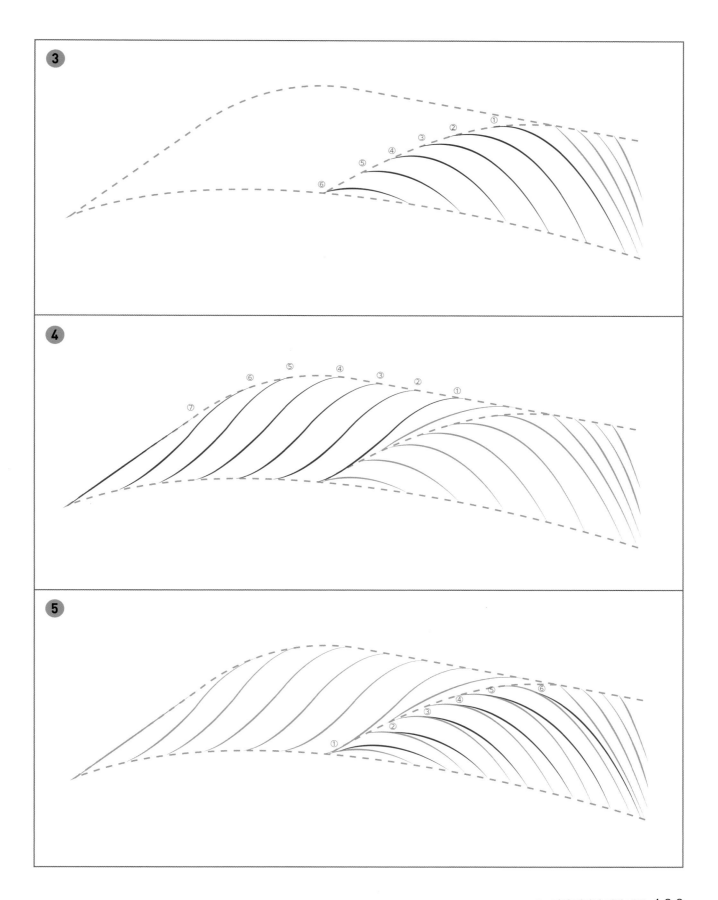

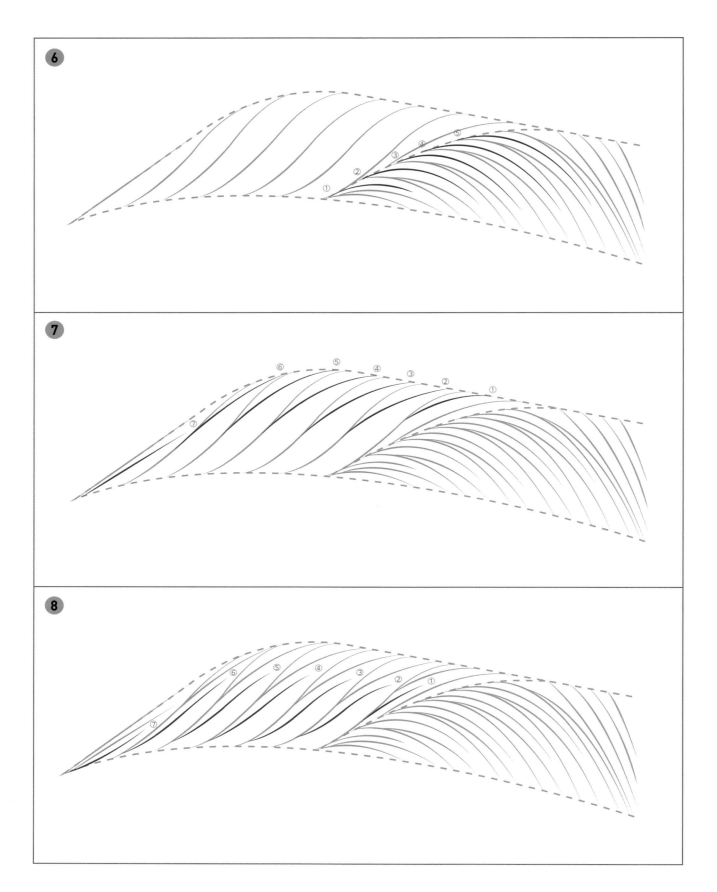

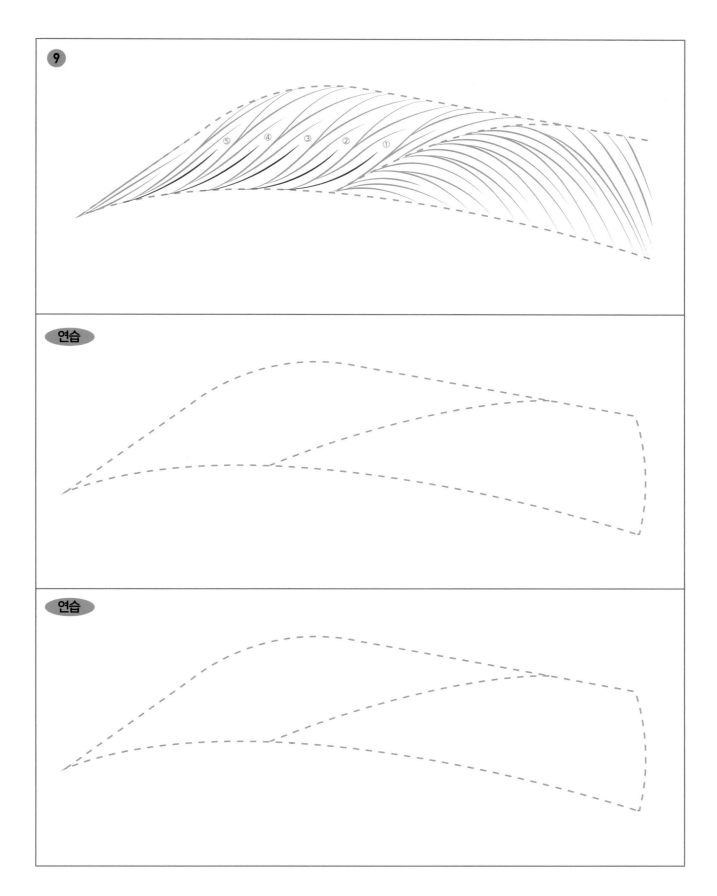

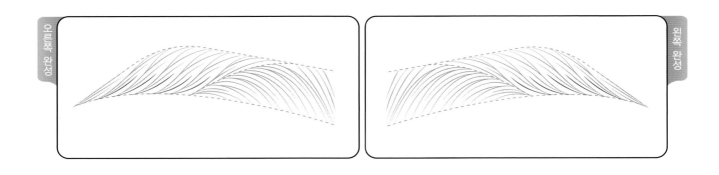

왼쪽

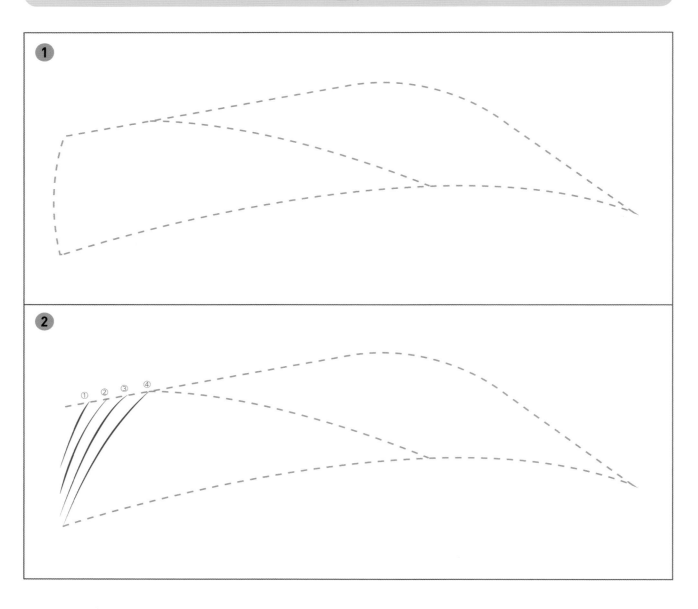

① ② ③ ④

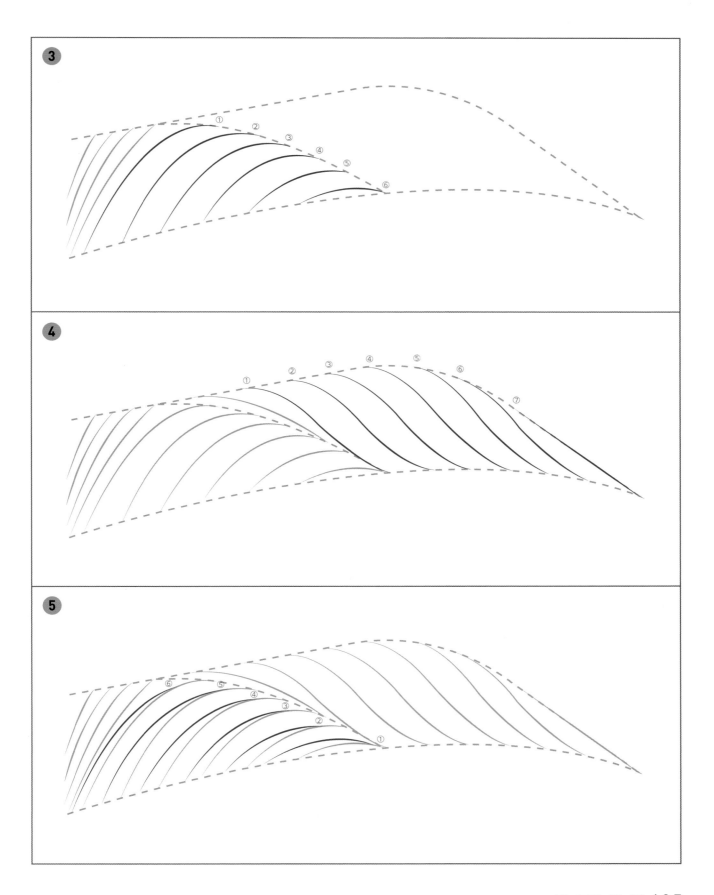

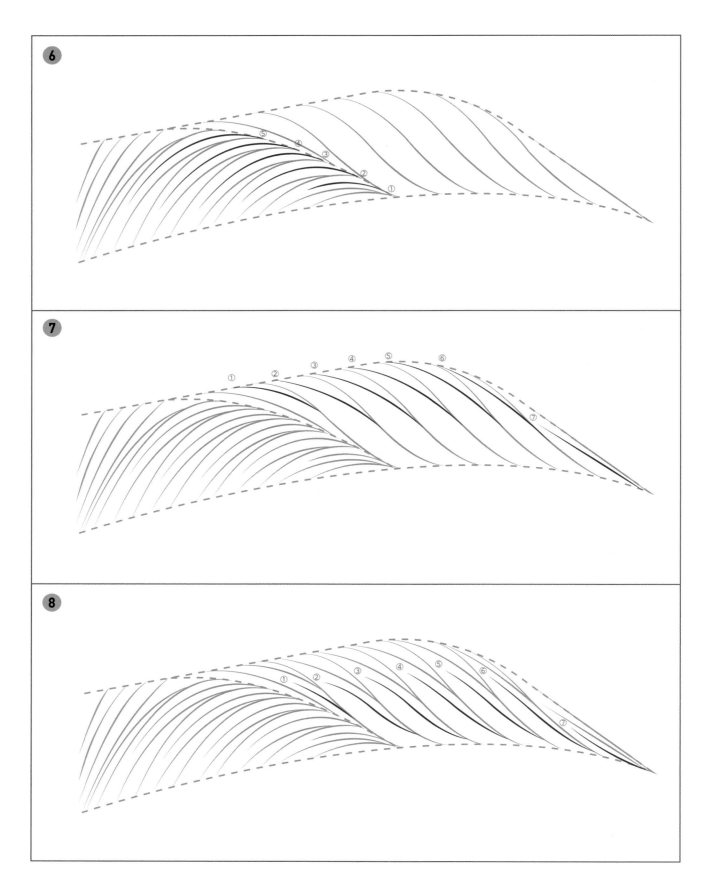

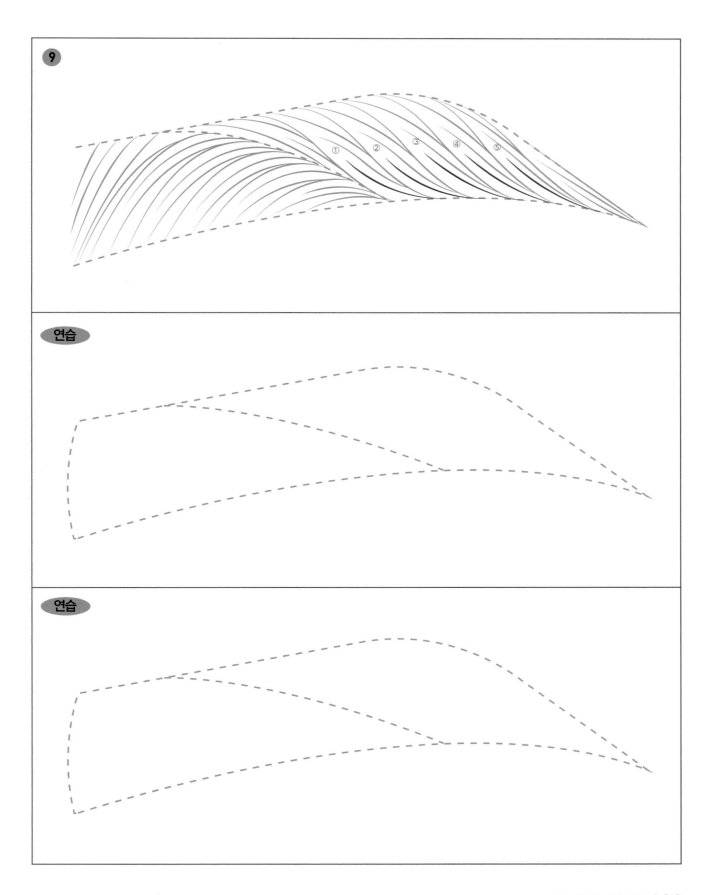

9

①　②　③　④　⑤

연습

연습

머신 페더링 기법 패턴 **따라 그려보기**

오른쪽

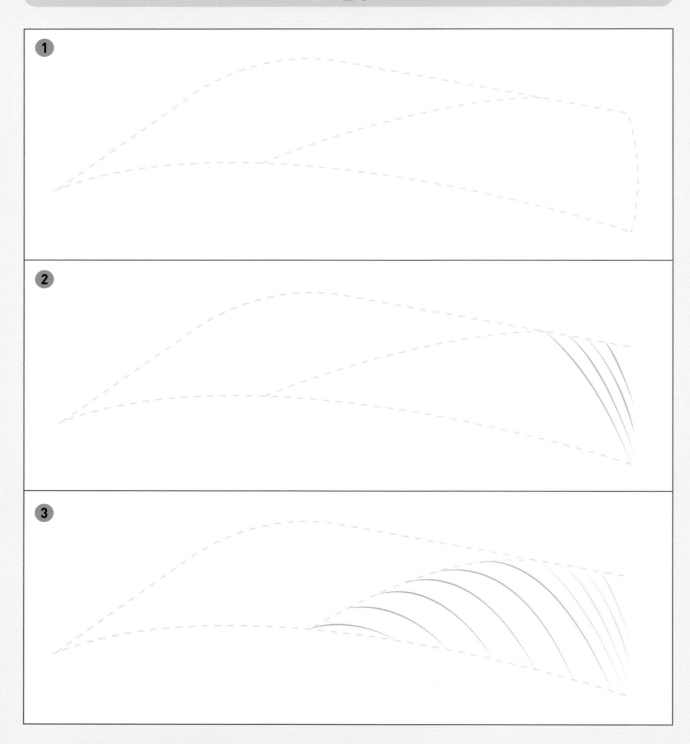

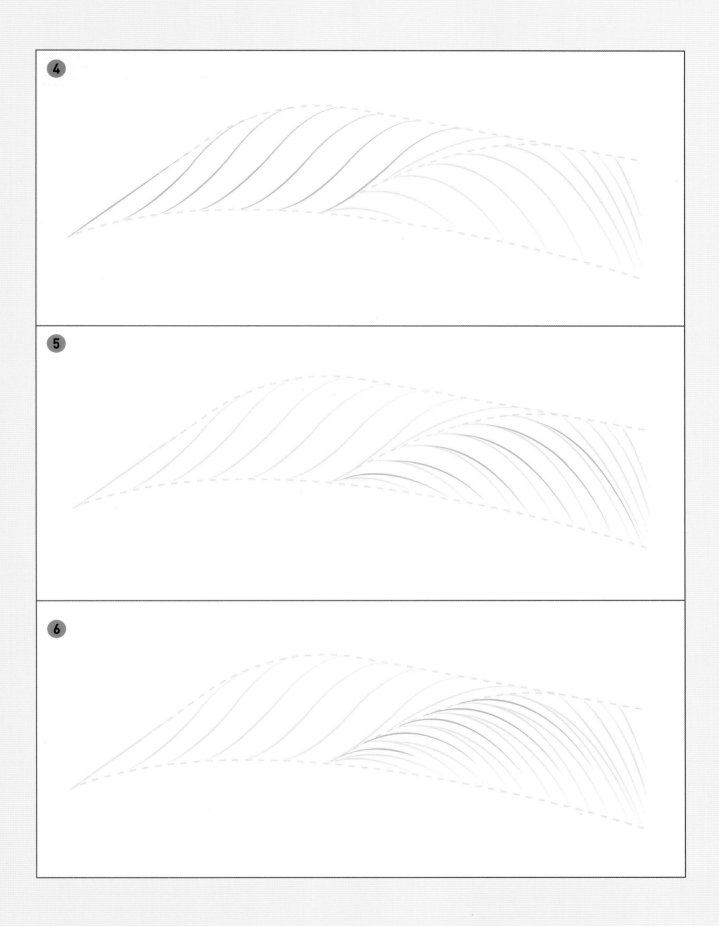

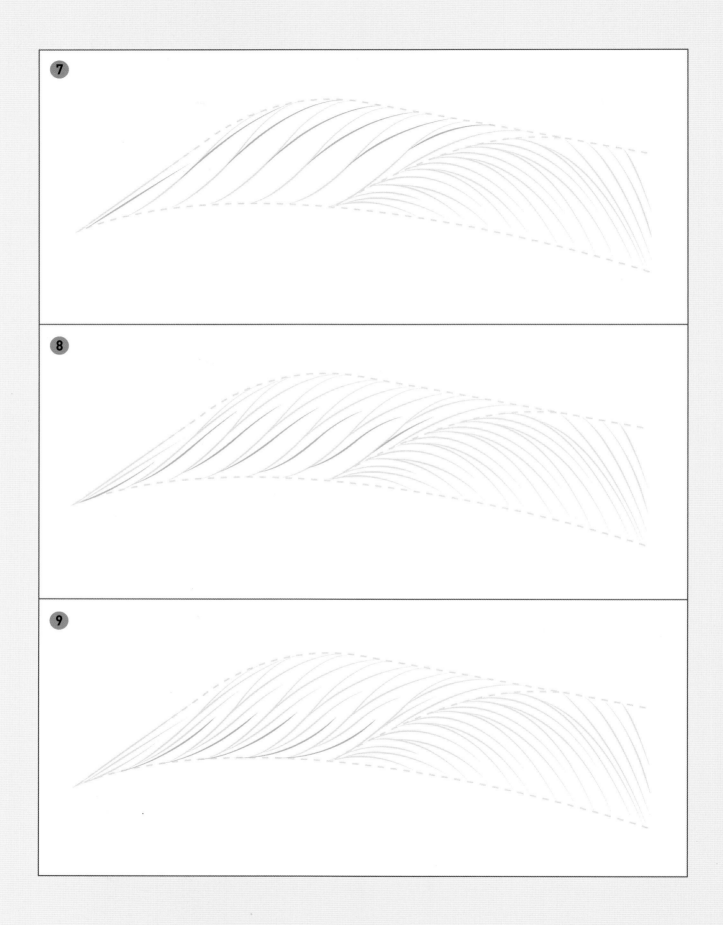

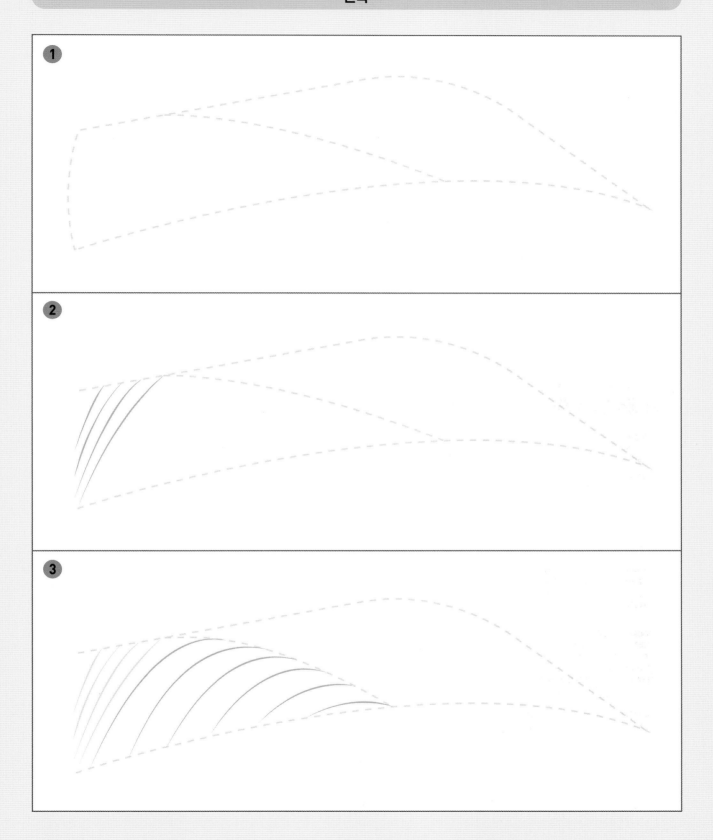

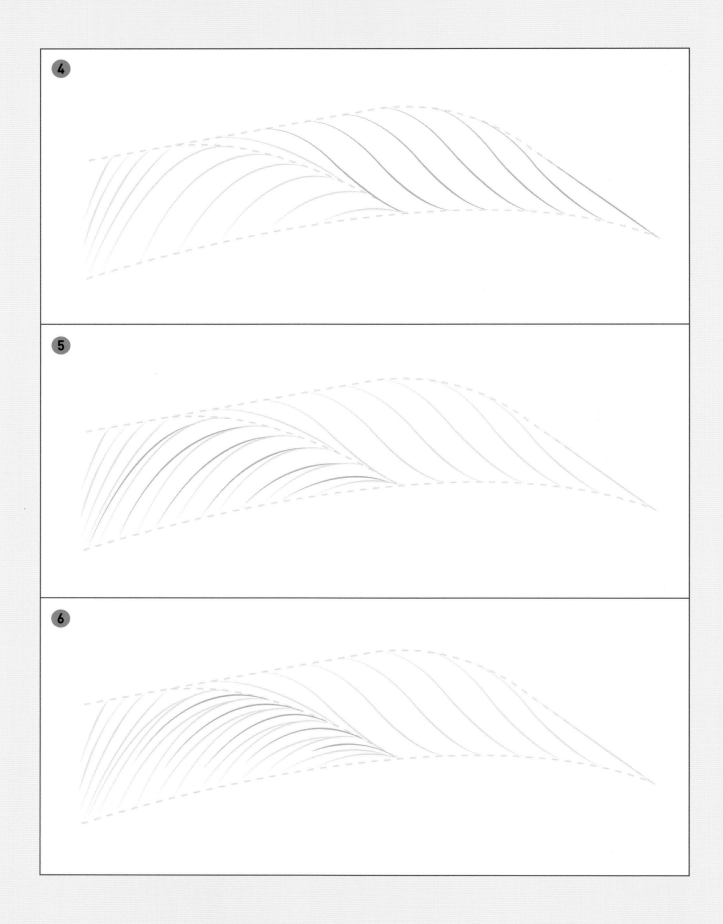

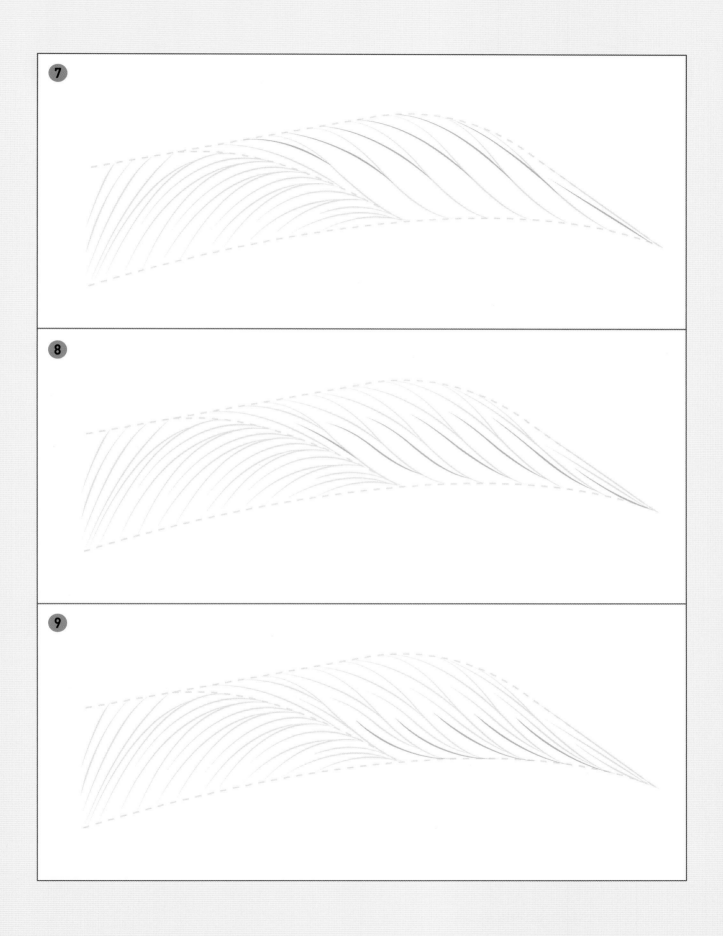

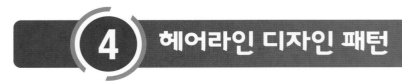

4 헤어라인 디자인 패턴

패턴 1

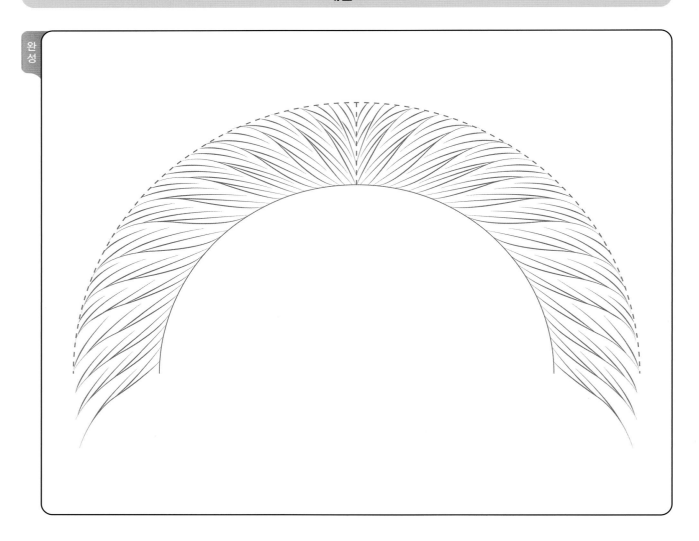

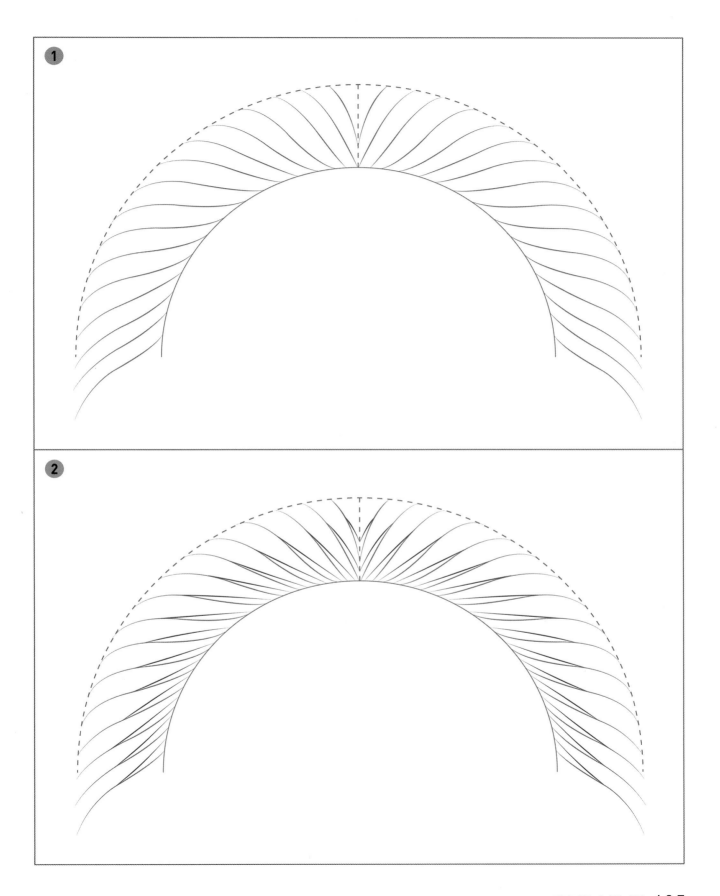

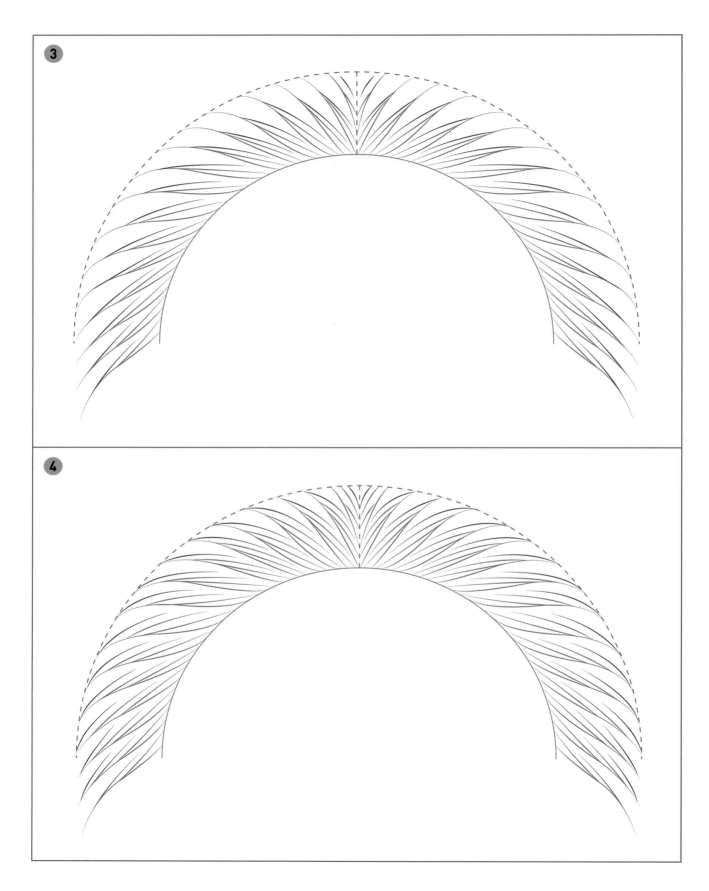

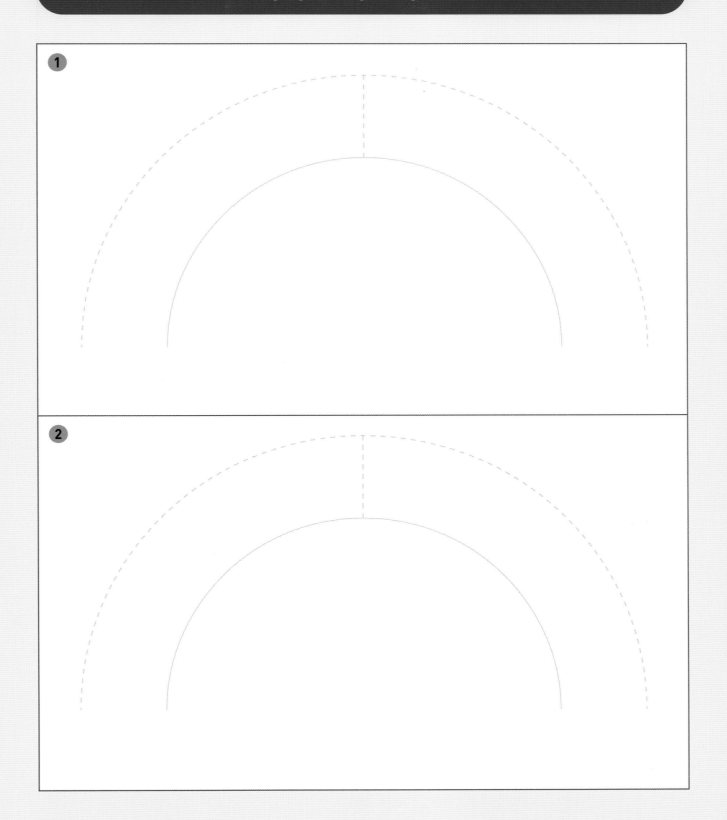

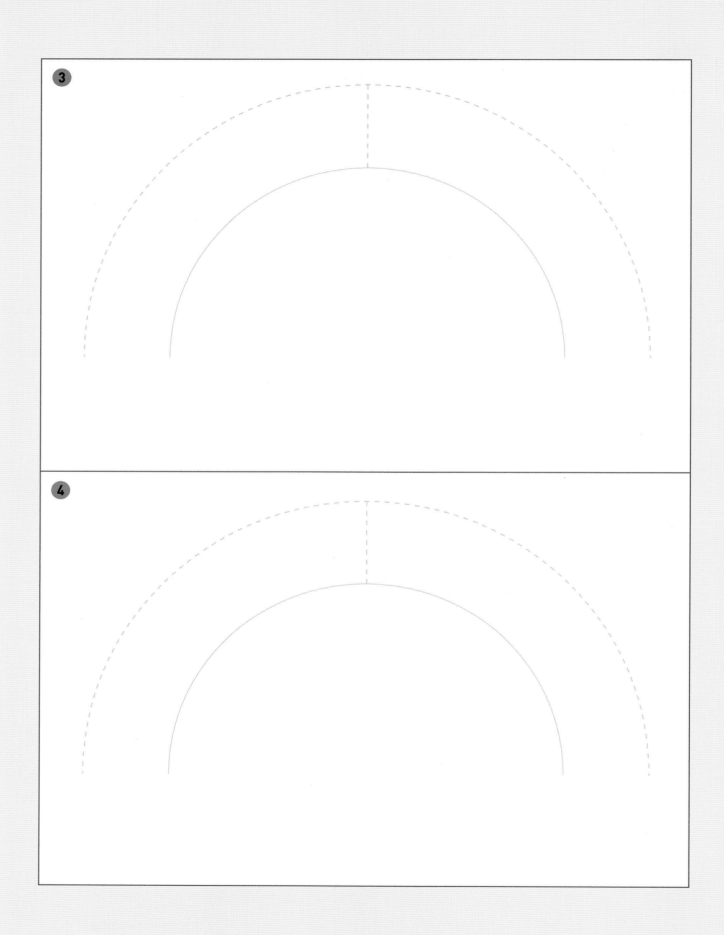

완성

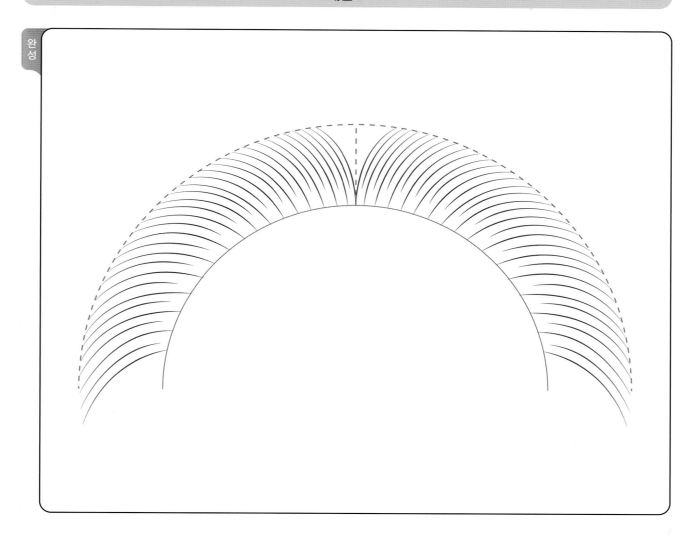

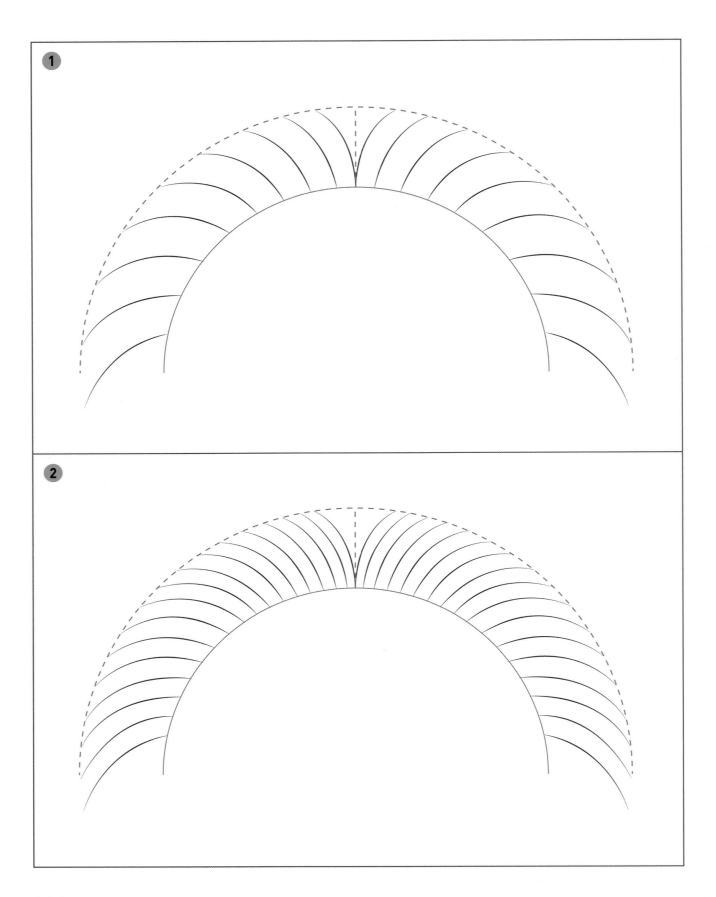

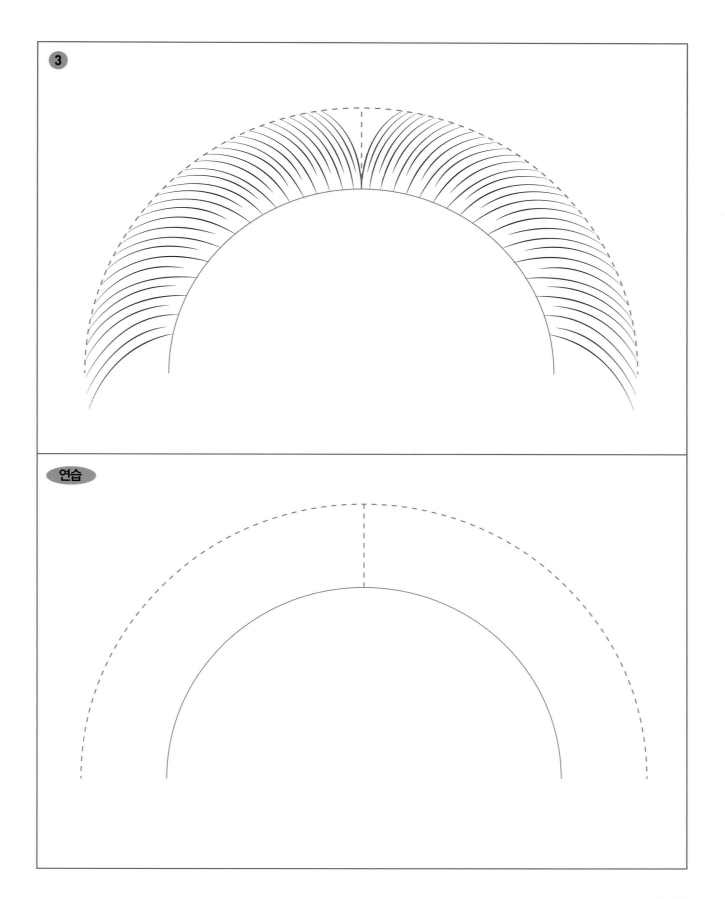

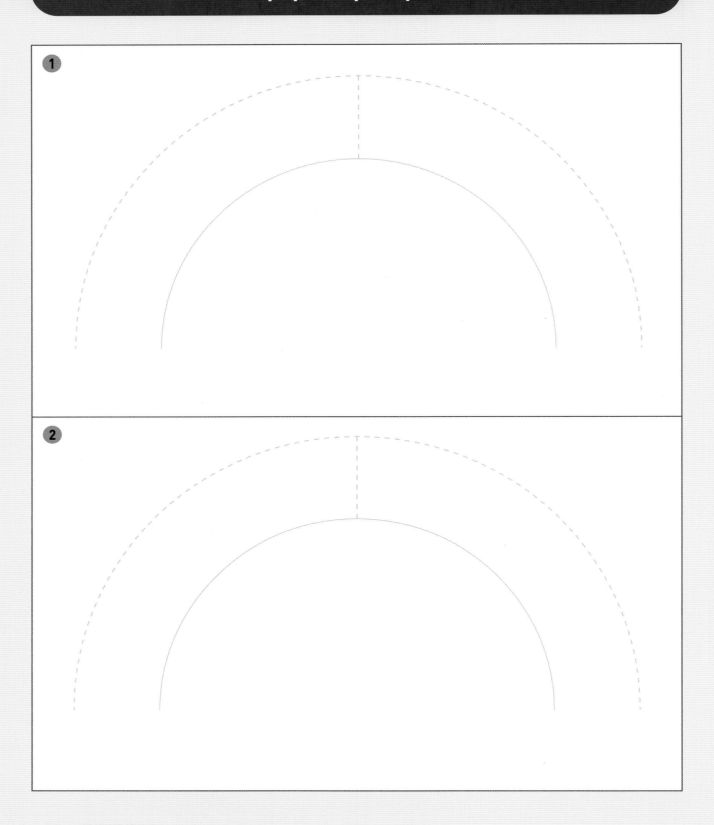

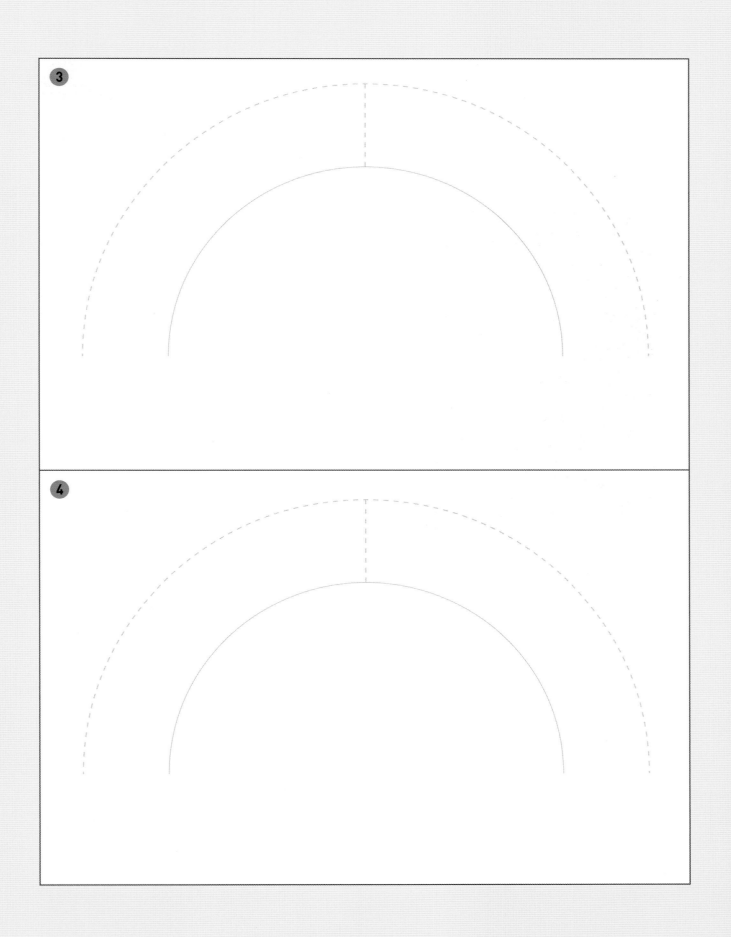

저자 소개

김 윤 희

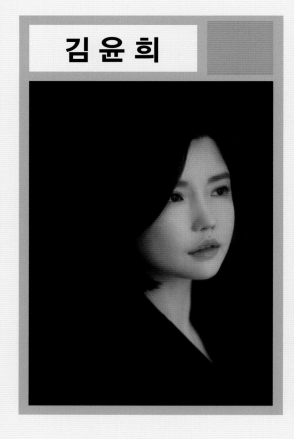

건국대학교 향장생물공학 박사

현, ㈜미우랜드 대표이사

　　미우아카데미 대표원장

전, 신성대학교 보건행정학과, 미용예술학과 출강

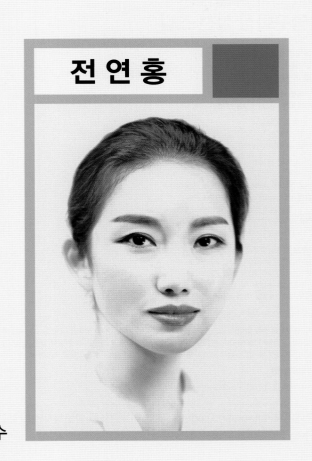

전 연 홍

건국대학교 향장생물공학 이학박사

뷰티크리에이티브 디렉터

현, (사)국제뷰티크리에이티브협회 협회장

　　㈜ PI.Lab 연구소장

　　IBCmedia 대표

　　연성대학교 뷰티스타일리스트학과 겸임교수

뷰티테라피스트를 위한
반영구화장 실전 스킬

지은이 김윤희, 전연홍
펴낸이 정규도
펴낸곳 (주)다락원

초판 1쇄 인쇄 2022년 8월 30일
초판 1쇄 발행 2022년 9월 15일

기획 권혁주, 김태광
총괄편집 이후춘
책임편집 윤성미

디자인 정현석, 윤미정
마케팅 백수하
일러스트 박대진 jiinsee@naver.com, 김용아
사진촬영 IBCmedia | 010-2503-4258
　　　　　 촬영감독 정시우 withibcmedia@gmail.com
촬영장소 미우아카데미 | 02-6207-6630

다락원 경기도 파주시 문발로 211
내용문의 : (02)736-2031 내선 291~296
구입문의 : (02)736-2031 내선 250~252
Fax : (02)732-2037
출판등록 1977년 9월 16일 제406-2008-000007호

정가 120,000원

ISBN 978-89-277-7230-9 93510

● 홈페이지-miwooland.com, 유튜브 - 미우랜드를 방문하시면 반영구화장에 관한
　여러 가지 정보를 얻을 수 있습니다.